こころの医学入門

医療・保健・福祉・心理専門職をめざす人のために

近藤直司
田中康雄
本田秀夫

編集

中央法規

はじめに

　本書は，心理，福祉，看護，リハビリテーション，教育などの学部生・大学院生を対象に，精神医学と精神科臨床の基礎的な内容を伝えるために企画されました。きっかけは，編者のうち近藤が心理や福祉の学部生・大学院生を対象にした精神医学の講義を担当するようになったことです。そこで，長く教育学部で教鞭を執り，教育経験の豊かな田中康雄氏と，信頼感抜群の仕事仲間である本田秀夫氏に協力をお願いしました。

　中央法規出版の編集担当，澤誠二さんを含めて四者で話し合ったのは，第一に，デザインを工夫した，読みやすい講義形式の教科書にしようということ，第二に，各領域で第一線の臨床家に執筆を依頼し，一般的な医学知識と同時に，経験した症例や重視している臨床的なポイントについても書いてもらおうということ，そして第三に，精神科医療は基本的にチーム医療であり，さまざまな職種の貢献によって成り立っていることを関係領域の学部生や大学院生にわかりやすく伝え，精神医学と精神科医療に関心や魅力を感じてもらえるような読み物にしようということです。さらに，精神科医療の現場だけではなく，保健，福祉，教育などの関連領域も念頭に置き，「こころの医学」「こころの臨床」という用語を使うことにしました。各専門領域の国家試験対策にも役立つ教科書でありたいという誘惑も感じましたが，これについては編者らの力量を越えると判断し，潔く諦めました。

　編者は三人とも精神科医ですが，精神科医療機関よりもそれ以外の領域，例えば療育機関や公的相談機関での勤務経験，他職種との共同作業の経験が長いことも共通点であり，そのことが本書に活かされていれば，まことに幸いです。

2017年8月

編者を代表して
近藤 直司

こころの医学の多軸的理解と本書の読み方

こころの医学は，学際的で多軸的です。本書では，基礎編と応用編で合わせて31項目がとくにカテゴリー分けされることなく並べられていますが，その表題を見ながら，こころの医学の多軸的な構造について考えてみましょう。

1. 「診断」と「治療」の軸

医学は，もともと実践の学問です。まず何かの病気にかかった人が存在するところから始まります。その人がかかっている病気は何かを診断することと，治療すること，これが，医学の最も基本的な構造です。

本書では，こころの医学に特化した診断と治療の考え方の総論を「講義1」で，診断の考え方の基礎を「講義3」および「講義14」で，現在のコンセンサスに基づく診断概念の分類に沿った診断と治療の考え方を「講義4」から「講義13」までの各項目と「補講1」および「補講7」で，治療に関するさまざまな方法論を「講義15」から「講義21」までの各項目および「補講2」から「補講6」までの各項目で，それぞれ扱っています。

2. 「脳」-「こころ」-「行動」の軸

こころの働きを担う臓器は脳ですが，われわれは脳の活動そのものを直接見ることができません。また，こころの働きそのものも，実は直接見ることができません。こころの医学において，われわれに見ることができるのは行動だけです。こころの医学では，主として行動を通じてその背景にあるこころの動きを考え，必要に応じてさらにその背景にあるかもしれない脳の活動を想定する必要があります。本書では，「講義1」および「講義2」を読む際にこの軸を想定しておくとよいでしょう。

3. 「個体」と「環境」の軸

人の行動は，「脳」-「こころ」という個体の内面的な要因だけでなく，環境にも左右されます。こころの医学では，「社会（環境）のなかの個人（個体）」という視点が常に必要です。本書では，診断においては，主として環境よりも個体特有の要因が想定されるもの（「講義4」「講義6」「講義7」「講義10」「講義12」），主として環境要因が想定されるもの（「講義8」「講義9」「講義13」），個体と環境の両面の関与が想

定されるもの（「講義5」「講義11」「補講1」）について項目を設けました。また，治療においては，個体に対する生物学的治療論（「講義16」）だけでなく，個体と環境との相互作用も念頭においた心理-社会的治療論の項目（「講義17」）を設けました。さらに，環境と個体との相互作用に関する理論や留意点を紹介する項目を設けました（「補講2」「補講3」「補講5」）。

4. 「心理」と「精神病理」の軸

医学の一領域である以上，こころの医学の対象はこころの病理現象（精神病理）です。しかし，多くの人にみられるこころの動きで，特に治療を必要としない心理現象と精神病理との境目は，実は明確ではないことが少なくありません。現代のこころの医学では，正常または通常と異常との中間の状態も含めて検討する必要のある領域がいくつかあります（パーソナリティ障害（「講義11」），発達障害（「講義12」），自殺関連行動（「補講1」）など）。

5. 「発症」と「発達」の軸

従来のこころの医学では，誰にでも備わっている正常な心理構造を想定し，ある時点でそこから逸脱して病理的な心理構造へと移行すると想定されていました。これが「発症」です。しかし，20世紀後半から発達障害の理解が深まったことによって，生来的な心理構造の異常（この場合は「正常」ではなく「通常」の対義語として考える方がわかりやすい）が発達していくというモデルが加えられました。現代のこころの医学では，「発症」と「発達」の両面から個々の人たちの診断と治療を考えていくことが求められます。

6. 「治療」と「予防」の軸

ほかの多くの医学領域と同様に，こころの医学における治療論もその進歩とともに「発病後の治療」から，より予防医学的な視点が導入されるようになってきました。本書では，「補講4」で予防的介入について詳しく触れています。

7. 「多領域チーム・アプローチ」の軸

こころの医学は，狭い意味の医療環境だけでは完結しません。教育，福祉，労働，司法などの領域が常に密接にかかわります。それどころか，学校と発達障害との関係のように，状態像の変化に大きく影響し，最も重要な治療的関与の場となることすら

あります。したがって，こころの医学にかかわる専門家は，多くの領域についてある程度の知識をもち，多領域チーム・アプローチの視点を常にもっておく必要があります。本書では，「講義15」「講義18」から「講義23」の各項目および「補講6」と多くの項目を設けており，多くの領域の人たちの役に立てるよう配慮してあります。

　本書を読む際には，大学の講義のように「講義1」から通読するだけでなく，以上の軸に沿って整理して読み直してみると，理解がよりいっそう深まると思います。試みていただければ幸いです。

本田秀夫

「こころの医学入門」目次

はじめに……001
こころの医学の多軸的理解と本書の読み方……002

基礎編

講義 01	精神医学の方法論と成因論	田中康雄	008
講義 02	脳科学とこころの臨床	岡田俊	021
講義 03	症候学と状態像	岡村泰・針間博彦	029
講義 04	症状性・器質性精神疾患	埴原秋児	040
講義 05	アディクション（依存症）	松本俊彦	051
講義 06	統合失調症とその周辺	宮田量治	062
講義 07	双極性障害（躁うつ病）とその周辺	義村さや香・十一元三	073
講義 08	神経症とその周辺	生地新	086
講義 09	トラウマとこころの臨床	松本俊彦	096
講義 10	生理的障害，身体要因による行動障害	西園マーハ文	106
講義 11	パーソナリティ障害	白波瀬丈一郎	116
講義 12	発達障害	本田秀夫	126
講義 13	児童期・思春期と精神医学的問題	本田秀夫	133
講義 14	こころの臨床と心理・知能検査	川俣智路	139
講義 15	ケースのアセスメントとマネジメント	近藤直司	148
講義 16	生物学的治療論	岡田俊	157
講義 17	心理・社会的治療論	渡辺俊之	168
講義 18	地域精神科医療の現状と課題	阿瀬川孝治	177
講義 19	精神障害のある人の地域生活支援	坂本智代枝	187
講義 20	チーム医療としてのこころの臨床	森岡由起子	199
講義 21	コンサルテーション・リエゾン精神医学	三上克央・須藤武司	208
講義 22	司法精神医学	安藤久美子	217
講義 23	精神科医療と関連法規	新保祐光	229

応用編

補講 01	自殺関連行動	小石誠二 …… 242
補講 02	精神力動的精神医学とこころの臨床	近藤直司 …… 252
補講 03	アタッチメント理論とこころの臨床	三上謙一 …… 261
補講 04	精神疾患への予防的早期介入	三角純子・針間博彦 …… 270
補講 05	こころの臨床とスティグマ	田中康雄 …… 279
補講 06	特別支援教育における合理的配慮	安達潤 …… 286
補講 07	包括的な不適切な関わり	田中康雄 …… 296
補講 08	精神科医療の歴史	山田和夫・山田和惠 …… 305

おわりに …… 317

索引 …… 318

執筆者一覧 …… 329

編者略歴 …… 330

基礎編

講義 01 精神医学の方法論と成因論

田中康雄 ● こころとそだちのクリニック　むすびめ

1. 医学としての精神医学

　まず，医学とは何かについて考えてみましょう。

　そもそも医学とは，人間の身体臓器の機能を研究し，その機能に先天的あるいは後天的に何かしらの問題（＝症状）が認められたとき，その解決を求めて面接（＝診察）を受けた人（＝患者）に対して，専門的な対応（＝治療）が必要な状態（＝疾患）かどうかを判断（＝診断）し，対応（＝治療）を行おうとする学問です。さらに，その問題（＝症状）を生じさせにくくする研究と働きかけ（＝予防）も行う学問です。

　また，身体臓器を対象に理論的（科学的）な研究を行うのを基礎医学，実践的（有用的）な働きかけを行うのを臨床医学，予防対策を計るのを公衆衛生学とする分類方法もあります。

　さらに，対応（治療的行為）方法として，手術を主に用いるのが外科系の医学，生活指導や薬物療法を駆使するのを内科系の医学と大別することもできます。

　これにならい，脳神経という臓器を対象にした臨床医学には，外科系に脳神経外科学，内科系に神経内科学という医学分野があります。ここに精神医学は位置していないのです。

　では，精神医学とは，いったいどのような学問なのでしょうか。

　精神医学も医学の一分野である以上，上記の定義に沿った学問であることに間違いはないのですが，純粋に脳神経のみを対象とする医学ではないのです。

　上記の定義にならい精神医学を定義すると，精神医学とは人間の精神の機能を研究し，その機能に先天的あるいは後天的に何かしらの問題（＝症状）が認められたとき，その解決を求めて面接（＝診察）を受けた人とすべての関係者（＝患者）に対して，専門的な対応（＝治療）が必要な状態（＝病い）かどうかを判断（＝診断）する学問です。さらに，その問題（＝症状）を生じさせにくくする研究と働きかけ（＝予防）も行う学問，ということになります。

　ここで，二つの問題を筆者は提示しています。その一つは，対象を精神の機能という「精神面」にしていることと，もう一つは，あえて疾患(disease)とせずに病い(illness)と表現したことです。ここに，精神医学の特殊性があるように思います。

2. 精神と脳，そして「こころ」について

　精神医学（Psychiatry）という言葉は，語源を遡ると，「たましいの癒し」とか「こころの治療」という意味になります。本書のタイトルは，その間をとって「こころの

医学」という言葉を用いています。これは，精神医学というよりも，こころの医学というほうが語感として柔らかく，感覚的にも抵抗が少なく，あるいは心地よさもあり，どこかほっとするような言い回しに聞こえるようにとの願いからです。精神医学というと，古くから「奇妙で恐ろしい言動」，「不治の精神病」という誤った連想が生まれやすいようです。実際，精神科を標榜する医療機関もこころのクリニックと表現したり，心療内科という名称を，精神科と一緒に標榜し，精神という言葉が持つイメージを避けているような部分もあります。こうした偏見や差別意識に関する点については，補講5の「こころの臨床とスティグマ」を参照してください。

　そもそも精神医学（Psychiatry）とは，霊魂，たましいに対する癒しを意味していました。実際かなり古くは，精神疾患は悪霊や魔女の仕業といった，超自然的な影響によるものと理解されていました。その対策も呪術，祈祷などが用いられていたくらいです。こうした歴史的展開は補講8の「精神科医療の歴史」を参照してください。

　つまり，精神医学が対象にしている精神の機能という「精神面」は，本来脳という臓器ではなく，実態の見えない「こころ」を指していたようです。

　では，その「こころ」はどこにあるのでしょうか。

　当然，それは脳にあると言われるかもしれません。でも「こころ」が脳と完全に重なるものであれば，すでに脳という身体臓器を対象とする医学が存在していますので，そこで解決しているはずです。それなのに，精神医学が医学的にも社会的にも，その存在意義が認められ求められているのは，どうしてなのでしょう。

　おそらく，「『こころ』は脳である」とひとくくりにしては解決しない問題があるのでしょう。

　身体臓器である脳が，実態の見えない「こころ」を生み，その「こころ」が「わたし」という存在を作り続けます。この「わたし」は日々の生活経験のなかで，わたしのこころを動かします。周囲の人や環境状況からも，わたしのこころは動かされます。そのわたしのこころの動きにより，わたしの生活に支障が生じたと自己判断したり，周囲から心配されるとき，このわたしのこころの働き具合が「精神症状」なのかどうかを，精神科医は判断します。

　精神科医はこころの具合に悩む方，あるいは周囲が心配した方の「わたし」に「あなた」として対面し，あなたのこころと脳の働きを「わたし」が診て，「あなた」を理解しようとします。「わたし」の理解を越えて，「あなた」のこれからの生活をより良き方向に進む手助けをする対策（＝治療）を講じる医療を精神医療とよび，そのための理論構築に役立つ学問を精神医学といいます。

　つまり精神医学とは「あなた」を理解しようとする学問といってよいでしょう。「わたし」の理解を越えて，広く人間と社会，世界，さらに発達といった時間的変化，さらに文化的差異といった環境状況などが関連するため，脳科学研究や行動科学を筆頭に心理学や哲学，さらに社会学や教育学，歴史学や文化人類学なども役立つはずです。

精神医学は，これらの学問とつながりながら発展していく学問ともいえます。

3. 疾患と病いと寄り添い

医療人類学者であるクライマン（Kleinman, A.）は，「疾患は治療者の視点から見た問題」[1]と述べました。その一方で病いを「病者やその家族メンバーや，あるいはより広い社会的ネットワークの人びとが，どのように症状や能力低下（disability）を認識し，それとともに生活し，それらに反応するのかということを示すものである」[2]とし，患者や家族の視点からみた問題と位置づけました。

筆者はあえて，一般の医学の定義に疾患を用い，精神医学では病いという用語を用いました。医学一般すべてで重要なことは，疾患を治療し病いに寄り添い続けることなのです。医療現場には古くから「時に癒し，しばしば支え，常に慰む」という言葉があります。これは，病いに寄り添う姿を意味しています。

筆者が駆け出しの研修医時代の経験です。当時筆者が担当したのは50歳代の男性でした。彼はうつ病のため，自営していた自動車修理工場を閉め，入院して治療に専念していました。過去2度の再発と1度の自殺未遂がありました。彼と病院内を散歩していたとき，彼は「会社のシャッターがずっと下りたままなんです。仕事もできなくなってしまって。でもシャッターを開けたいとずっと思っているんです」とぽつりと語りました。

憂うつで無気力，前向きな気分になれない彼は，自分を責め続けています。でも，そんな彼にもいつかはシャッターを開けたい，仕事を再開したいという切なる思いがあることを聞き，筆者は「仕事，好きなんですね」としか言えませんでした。彼は，ちょっとはにかみ黙っていました。筆者たちはまたゆっくりと散歩を続けました。

彼は元来仕事熱心で，凝り性で，責任感が強い方でした。最初のうつ病は，友人の連帯保証人になり大損害を受けたあとです。二回目は，不景気のあおりから仕事が立ち行かなくなったことが関係したかもしれません。几帳面で正義感も強いため，適当な仕事ができないこともあだになりました。

疾患としては，うつ病となります。幸い薬物療法も効果的でした。ただ，病状がよくなり退院しても，いつか再発するのではないだろうかという不安や，彼の仕事熱心さが時に頑固なまでの職人肌として，仕事として成り立ちにくい部分もあるため，彼と家族には先行きの不安が消えません。そこに結婚していた長男の家に孫が生まれる話や長女の結婚の話なども重なり，彼と家族は，彼の病いとこれからもかかわり続けないとなりません。

精神医学とは，こうした日々の生活者に寄り添い続ける医学です。そのためには，疾病だけでなく病いに向き合うことが求められています。そのために筆者は彼と家族それぞれの「あなた」のこころを理解しなければなりません。

精神医学とは徹底的に「あなた」に近づこうとし続ける医学です。

彼らが示す何かしらの問題（＝症状）とは，生活を脅かすものです。その解決を求め，診察が始まります。診察とは，「わたし」がこころを開き，「あなた」のこころに向き合うこと，その人間としての交流のなかで，相手の有り様を理解しようと努め続けることです。そこには「わたし」のこころの有り様もさまざまに関与します。

4. 「あなた」を理解する方法

精神医学の方法論とは，結局は「あなた」を理解しようとするために用いられる手法といってもよいかもしれません。

事例1

精神的に興奮されており統合失調症の可能性がある，と内科から紹介されて受診された中年の男性は，面接中，椅子から立ち上がったり，座ったりと落ち着きを欠き，こちらの問いかけには一切答えずに，「あいつがやって来る」と何度も口走り，怯え，時に声を荒げました。

同伴された妻は，急に今朝からこんな調子でと，とても心配し困惑しています。20年近い結婚生活で，今回のような状態は一度もなかったといいます。最近の様子を妻に尋ねると，3日前から風邪を引いて，38度前後の発熱があり，風邪薬を飲んでも熱が下がりにくかったと言います。

軽い意識障害の可能性もあり，髄液検査を行ったところ，脳炎が強く疑われ，今一度内科医と相談し，脳炎の治療を行いました。一命は取り留めましたが，歩行障害と軽い人格変化を残しました。

一見こころの問題のようにみえた「あなた」の様子が，ウィルスにより脳そのものの大きなダメージから生まれた疾患だった，という例です。同時に，軽快後も続く日常生活の困難さという慢性の病いへの対応が求められます。

事例2

怯えた表情の女子高校生が，診察室で筆者を前にしてブツブツと小さい声で独り言を言っていました。

ここ数日，突然家から飛び出したり，一人で自分の部屋にいるのに，誰かと話をしているように大声を上げているということで，心配した親が連れてきました。

親によると，高校の文化祭の準備を一生懸命にやっていて，睡眠不足の日々が続いていたといいます。

もともと，引っ込み思案でおとなしい彼女が，文化祭の実行委員になると言ったとき，母はとても驚いたと言います。いつもよりもやや元気がよく，家でも自分から積極的に話をするので，よほど準備などが楽しいのかと思っていたと言います。

講義01　精神医学の方法論と成因論

　　これまで特に生活に問題はなく，学校でもいじめなどにあうこともなく，成績は努力家の彼女を物語るように堅実な結果を出していました。
　　本人に挨拶をして「頭のなかが騒がしいかな」と問うと，目を見開き「男の声がうるさい」と言います。数日前に，起床して洗顔していたとき，耳元で「おまえのことは，ばれているぞ」という男性の声がしてびっくりした，その後は複数の男女の聞き覚えのない声が，時々聞こえていたと言います。
　　「それはつらいだろう，休まらないだろう」と言うと，初めてほっとした表情をみせ頷きました。その後，入院治療を行い，最終的に統合失調症という診断がつきました。
　　秘めた頑張り屋さんだった「あなた」が，筆者には経験したことのない幻の声に突然襲われ，とても恐ろしい日々を送っていたのだろうと，筆者も納得することができました。それが「それはつらいだろう，休まらないだろう」という言葉で「あなた」への筆者のとりあえずの理解を伝えることができました。
　　入院後は，娘のこれからを心配しつづける家族に疾患を正しく伝え，これから，病いと共に過ごす生活について，一緒に考え支える必要が生まれました。

事例3

　　ここ1か月ほど，不眠に悩んでいた女性が診察室にやってきました。その女性は，「仕事がうまくいかなくて」と，疲れきった表情で話をします。
　　聞くと，その女性は，眠れなくなる数週間前から，大きなプロジェクトを任せられました。この仕事の重圧からこころが疲れて眠れなくなったのかと，筆者は思い始めます。でも，これまでも大きな仕事をいくつか仕切り，相応の成果を上げてきた女性であると聞くと，ちょっと待てよ，となります。
　　なぜ，今回のプロジェクトを契機に，と思い，家庭での生活状況を聞くと，最近そのプロジェクトを引き受けることで，夫と口論になったと言います。これまでも精力的に仕事をこなす妻に対して，できるだけ家事を分担し理解を示してきた夫ですが，ちょうど自分自身の仕事も立て込んできて，職場でのイライラをぶつけてしまったようです。妻はそのことに怒りをもったのではなく，これまで理解してくれた夫に対して，「そんなに仕事がつらいなら，主夫をしてくれれば，私がもっと仕事ができる」と口にしたことを，後悔していると言います。
　　それ以来，なんとなく気まずい雰囲気でつらい気分が続き，その一方でプロジェクトの責任から，仕事も手が抜けず，この一件に対して，きちんと謝罪や説明をしていないことが，こころにトゲのように刺さっていると言います。
　　あなたが，今望んでいることはなんでしょうか，と筆者が尋ねると，「きちんと謝りたいんです」とその女性は話しました。

受診のきっかけは不眠ですが，この女性が望んでいるのは，夫と和解したいという思いです。「きちんと謝りたいんです」と話されて，夫への思いを語り続けるなか，この面接は，謝罪のための準備と予行練習のためのこころの整理ということだと，筆者は理解することができました。
　「あなた」を理解するために，よく話を聞くと，この方の夫への愛情と仕事への熱意がくみ取れます。夜一人になって寝ようとすると，日中は仕事などで考えないようにしていた夫への申し訳なさがこころに浮かび，なんとか早く解決したいと悩んでしまう「あなた」のこころのつらさを納得し，理解することができました。「今回の一件で，今後も似たようなときの対処方法を身につけることができます。雨降って地固まるとなりますね」と診察室で筆者は話しました。

　「あなた」を理解するには，「あなた」が表出する言動や様子を観察し，聞き取ることが第一歩です。会って，話を聞き，尋ね，周囲の方からの情報も集め，総合的に判断する必要があります。
　事例1は，髄液検査から脳にダメージがあることが明らかでした。**事例2**は，何かしらに極度に怯えている客観的な所見と，誰もいないのに，頭に響く声によって本人自らが苦しんでいるという主観的な所見が明らかになりました。**事例3**は，一般的に考えて，納得できる経緯があって，結果不眠に悩む姿が確認できました。
　精神医学は，こうした客観的状況と主観的な訴えから，こころの様子を思い浮かべ，さらにそのこころに何か影響を直接与えている脳のダメージや身体の病気（例えば，甲状腺ホルモンの分泌異常による甲状腺機能亢進症の場合は，頻脈や高血圧といった身体症状に加え，イライラや不安，気分の落ち込みなどを認めることがあります）を検索して，総合的に判断するわけです。
　そこには，生物学的方法と心理学的方法の2つの接近法が用いられます。脳のダメージや身体の病気の検討は前者で，客観的状況と主観的な訴えから，こころの様子を想定することが後者となります。難題は後者です。
　「あなた」を理解しようと面接している筆者は，「あなた」のこころをどのように判断すればよいでしょうか。そのためには何かしら判断基準となるようなツールを準備しておく必要があります。
　事例1では，彼の混乱とこころの関係は不明でした。ただ，脳という身体臓器がウィルスに冒されたことで，脳炎症状が生じたと「説明」することはできます。**事例2**では，この子が非常に不安がり怯えているこころの状態は了解不能で，幻の声により生じたものと「説明」することができました。**事例3**は，それ以上に生活の連続性のなかで悩みが解消されず，とうとう夜も眠れなくなるほどこころが疲れきってし

まったと「了解」することができます。

この説明と了解で「あなた」のこころを把握する方法は，ヤスパースが提案した現象学的方法といいます。

ほかにも「あなた」を理解する方法があります。例えば，表面には現れていないけれど実はこころの奥底にふたをし続けてきたものが，面接のなかでふたが緩み語られることで，「あなた」の理解に近づくことができる場合もあります。

事例4

事例3とまったく同じく不眠に悩んでいた別の女性とのやりとりです。

その女性は，確かに眠れなくなる数週間前から，大きなプロジェクトを任せられましたし，最近そのプロジェクトを引き受けることで，夫とも口論になったといいます。ただ**事例3**と違い，この女性は，日頃から夫とよく口論し，最後まで自分は間違っていないと意地を張り続けるものですから，結局は夫が先に謝るか，うやむやになって終結するようです。

その彼女が，今回のプロジェクトでは，「難儀しています。年上の部下である女性の一挙手一投足がとても気になる」というのです。よくわからないけれど，時々不安というよりも恐怖感を感じるともいいます。あれほど強気の彼女が，その部下にはとても気を遣っている様子がうかがえました。自宅での夫との口論は，その八つ当たりとも自覚していて，さすがに夫には申し訳ないと思っているといいます。

どんな感じの女性なのですかと尋ねると，一転表情が曇り，部下の様子をたどたどしく語ります。何回かの面接の後で，その部下の方，あなたに関係しているどなたかと似てませんかと尋ねると，「実は，前回までの面接で，なんとなく，うすうす感じ始めていたのですが，私の母に似ているんです」と語り始めました。

その女性の母は，彼女を厳しく養育し，批判しても褒めることはなかったと言います。彼女はまるで目の前に母がいるかのように悔しい表情をして「やっと解放されたのに」とつぶやきました。

事例3と異なり，この事例では，ずっと意識の下に隠し続けていた母との確執が，たまたま仕事で母に似た部下と出会うことになり浮上したのではないだろうかと思えました。彼女は職場で，その部下に母の影を見て怯え，厳しく批判されないかと，不安をもっていたことが少し明らかになってきました。

これは，母との確執が，あるきっかけで生々しく浮上したものですが，ある意味，そろそろ彼女は母との確執に向き合い，こころをおさめる時期に来たということなのかもしれません。

5. まず「わたし」を理解する

　事例で述べてきたように「あなた」を理解するには、すべて「わたし」のこころと脳を通過します。

　説明は、知識と経験で対応、符合することが少なくないでしょうが、了解となると「わたし」のこころを「あなた」に寄り添わせる作業が求められます。

　「あなた」を理解するため通過する「わたし」には、常に何かしらの判断基準を装備する必要があります。これは次節で述べます。ここでは、こころを通過するために、配慮すべき「こころがまえ」を述べておきたいと思います。

　それは、まずはわたしが「わたし」を理解しようと努力し続けることです。

　精神医学を駆使する「わたし」のこころも、さまざまな課題や特性を抱えているはずです。またその日その日の体調によっても、「わたし」の相手に寄り添う感度に差が生まれる場合もあります。「あなた」を理解するときの「わたし」のこころの状態に、わたしは常に敏感であらねばなりません。

　何事も、他者を知ろうとするためには、まず自分自身と向き合い続ける必要があるので、自分自身への振り返りや自己研鑽を常に怠らないことです。まさに彼を知り己を知れば百戦殆うからず、です。

6. 正常と異常について

　「わたし」のこころと脳を経過するとき、それは問題なのか、あるいは異常なのか、そもそも問題視すべきでないのか、に指標はあるのでしょうか。

　何が健康で、何が病的か、あるいは何が正常で、何が異常かを判断することは極めて難しいものです。この難題を大きく抱えているのが精神医学の特色でもあります。

　難題であっても、精神科医は、何かしらの判断基準をもち、この区別を仮にであっても、見極めることが求められています。どのような手段をとったとしても不確かさは残りますが、およそ以下のような3つの基準が考えられると思います。

1）**平均という基準**

　　　血圧や血糖値のように、医学的見解をもとに、科学的に実証された平均的な範囲を正常とし、その数値から外れた場合を異常と評価するものです。しかし、実際は常に曖昧な境界線が存在します。

2）**発達という基準**

　　　先の平均基準に時間的変化を組み入れたものです。例えば、成長曲線では年齢により、身長、体重の基準が示されています。そしてそこから外れた場合を問題視します。当然、これにも例外や幅があり、時間的変化が一様でなく、停滞や急激な変化もあります。まして個体差としての時間的変化までは測れません。

3）価値観という基準

これは、もっともやっかいな物差しだと思います。例えば美的基準や、その人の人柄の評価などは、判断する側によって変化してしまいます。その意味でとても曖昧な物差しによる評価といえます。さらに個人的な価値観だけでなく、時代的、社会的影響やそのときのブームなども関係します。

この最後の価値観という基準がとてもやっかいなものなのです。特に精神医学の世界では、大きな変化を作り出すことになります。例えば、学校は行くべき所、社会には参加するべき、という社会的価値基準が強固になると、そこから逸脱した不登校やひきこもりという行為は、最初は「問題行動」として、社会的に好ましくないと判断されます。これが精神医療モデルにより疾患（例えば学校恐怖症、適応障害、社会不安障害）として置換されると、精神医学として治療の対象となります。ただ例えば、非常に活発で、じっとしていることが苦手な少年が、それでもなかなか機転が利いたムードメーカー的な役割を担っていると評価されていた昔と、非常に活発で、じっとしていることが苦手なADHD（注意欠如・多動症）という発達障害があると判断される現代では、単純にいずれの評価がその子にとって益あるかは判断ができないと思います。つまり疾患として置換されるか否かの基準はとても曖昧なものといえます。

精神医学は、そもそも、「わたし」のこころの有り様を他者である精神科医が「あなた」のこころの有り様と判断するわけです。他者である精神科医を複数用意して判断させると、おそらく多少の齟齬が生じてしまうでしょう。それほど不確実で揺らぎやすい判断に、さらに時代、社会的変化が加わると、異常と判断される境界線が確固としたものであるとはとうてい思えません。この不確実さ、曖昧さは、精神医学が常に直面している課題でもあると自覚しておかねばなりません。

それでも、精神医学が一定の役割を果たすためには、医学モデル化することに相応の有用性がないといけないわけです。つまり、精神医学は当事者とその関係者の生活の質が、高まらないまでも貶められることのないように寄与せねばならない医学なのです。

7. 精神医学の成因と分類

（1）成因について

精神医学がかかわる疾病は、脳に原因を求めるものと、こころの関与を重視するものと、脳とこころが相乗的に関与しているもの、と考えることができます。

古くから精神医学では、その原因を、身体的原因（身体因）と精神的原因（心因）とに分け、さらに身体因を内因と外因に分けて理解してきました。外因とは、脳に直接ダメージが加わり生じたもので、症状との関係が「説明」可能なもの、心因とは、

脳へのダメージを確認はできないのですが、ある出来事や悩みにより心が疲れ傷ついたことで生じたものと「了解」できるものと考えられています。内因とは、明らかな心因が確認できず、あったとしてもその出来事を原因とするには、言動や体験があまりにも奇異で「了解」が難しく、脳に明らかなダメージ等の外因も突き止められず「説明」困難なものです。統合失調症と躁うつ病がその代表と理解されていました。

内因は、かつて遺伝素因が強調され過ぎたり、その一方で原因不明とされたりし、その不確実性から過度に不安が煽られていたように思います。私たちは、一般に、原因がはっきりしないもの、よくわからないことに対して強く不安感をもちやすく、回避あるいは差別しようとしがちです。それでも内因の代表であった躁うつ病は、「うつは心の風邪」と表現され、偏見や不安感が軽減しているように思います。そのためか近年広く知れ渡り、診断される方が増えてきています。一方で統合失調症は、うつ病ほどにはそれほど親近感は得られていないようです。

前述の**事例1**は外因、**事例2**が内因、**事例3**と**4**が心因ということになります。

(2) 分類について

最近の精神医学がかかわる疾病の分類法は、上記のような外因、内因、心因という病因に近づく方法ではなく、症状で判断する診断基準が重視されるようになりました。その一つは、米国精神医学会が改訂を重ねてきた「精神疾患の診断・統計マニュアル (Diagnostic and Statistical Manual of Mental Disorders)」通称 DSM というものです。最新のものは2013年に出版されたDSM-5[3]です。もう一つの診断分類はWHO (World Health Organization：世界保健機関) が出しているICD (International Classification of Disease：国際疾病分類) です。こちらは現在ICD-10[4]が最新版で、わが国では厚生労働省が疾病や死因の統計分類に活用しているため、福祉行政的にはICD-10が用いられます。ただしDSMは診断基準が明快に設定されているので、臨床的にはDSM-5を参考にしている場合も少なくないと思います。表1-1は、そのICD-10とDSM-5の関係を示したものです。

筆者はいまでも、外因、内因、心因という分け方を念頭におき、了解と説明という方法で、「あなた」のこころに近づく努力が有効だと考えています。そのときに筆者は、ある事象をまず外因の有無で考え、次いで内因を視野に入れ、最後に心因で考えるようにしています。そのうえで、ある言動を精神症状として位置づけるかどうか、ということについては、時代的、社会的影響にさらされているため、診断基準により判定される診断名（疾患）をカタログ、ガイドブック的に活用するようにしています。こうした基準としてのガイドブックがあることで、筆者は森に迷わずにすみます。しかし、精神医学は「あなた」のこころの状態を「疾患」にのみ当てはめるのではなく、「あなた」とその関係者の生活の困難さという「病い」に向きあうものである、という大原則を見失わないようにしたいと思います。

表1-1　ICD-10とDSM-5の主たる関係

ICD-10 精神および行動の障害		DSM-5	
F0	症状性を含む器質性精神障害	17	神経認知障害群
F1	精神作用物質使用による精神および行動の障害	16	物質関連障害および嗜癖性障害群
F2	統合失調症, 統合失調症型障害および妄想性障害	2	統合失調症スペクトラム障害および他の精神病性障害群
F3	気分（感情）障害	3	双極性障害および関連障害群
		4	抑うつ障害群
F4	神経症性障害, ストレス関連障害および身体表現性障害	5	不安症群
		6	強迫症および関連症群
		7	心的外傷およびストレス因関連障害群
		8	解離症群
		9	身体症状症および関連症群
F5	生理的障害および身体的要因に関連した行動症候群	10	行動障害および摂食障害群
		12	睡眠-覚醒障害群
		13	性機能不全群
F6	成人のパーソナリティおよび行動の障害	14	性別違和
		18	パーソナリティ障害群
		19	パラフィリア障害群
F7	精神遅滞（知的障害）	1	神経発達症群
F8	心理的発達の障害		
F90-F98	小児期および青年期に通常発症する行動および情緒の障害	11	排泄症群
		15	秩序破壊的・衝動制御・素行症群
F99	特定不能の精神障害	20	他の精神疾患群
関連障害		21	医薬品誘発性運動症群および他の医薬品有害作用
G40	てんかん	22	臨床的関与の対象となることのある他の状態

8. 精神医学の限界と役割

神谷美恵子は「たった一人の患者の心でも，ほんとうに知るのはなんとむつかしいことか」[5]と記しています。精神医学がどれほど発展しようと，「こころ」を解明し，「あなた」を完全に理解することは不可能だろうと思います。

例えば，説明と了解という方法論も，「あなた」に寄り添おうとする，こちら側の経験が積み重なることで了解できる幅が拡張していくこともあります。その背景には，説明を促す経験値や科学的結果などの蓄積だけでなく，他者に向き合うこちら側のこころの柔軟性が高まることがあるかもしれません。あるいは，「あなた」と「わたし」がおなじみの関係になったからかもしれません。説明と了解とは二項対立ではなく，説明を一部包摂した形で了解が成り立っていると考えることもできます。

曖昧で揺らぎ続ける精神医学において，方法論や成因論，そして分類方法は常に賛否両論のなか，議論され続けています。

筆者は，精神医学における方法論や成因論，あるいは分類法は，「わたし」と「あなた」との交流を深め，より良き生活の構築を目指す共同作業を成立させることができる，あるいはそこに近づけることのできる，有益な思考方法とツールであればよいと考えています。どこにも真の揺るぎない知は存在しないのです。どこにも教条やバイブルは存在しないのです。あるいは，存在してはいけないのです。

精神医学を修めるものは，「わたし」の行為だけでなく，現在公表されている科学的根拠に対してさえも，常に批判と疑いのまなざしをもち続けるべきです。そして「わたし」の判断を過信することなく，「あなた」と出会い，「あなた」を理解しようと寄り添い続けることであろうと思います。

精神医学を修めるものが忘れていけないただ一つのことは，病いに対する謙虚さではないでしょうか。

【文献】

1) Kleinman, A., *The illness narratives : Suffering, Healing and the Human Condition*, Basic Books, Inc., New York, 1988（アーサー・クラインマン，江口重幸・五木田紳・上野豪志訳『病いの語り——慢性の病いをめぐる臨床人類学』誠信書房，p.6, 1996.）
2) 同上，p.4
3) American Psychiatric Association, *Diagnostic and Statistical Manual of Mental Disorders Fifth Edition; DSM-5,* APA, 2013.（日本精神神経学会 日本語版用語監修，髙橋三郎・大野裕監訳『DSM-5 精神疾患の診断・統計マニュアル』医学書院，2014.）
4) WHO, *The ICD-10 Classification of Mental and Behavioural Disorders : Clinical descriptions and diagnostic guidelines*, WHO, 1992.（融道男・中根允文・小見山実ほか監訳『ICD-10 精神および行動の障害——臨床記述と診断ガイドライン』医学書院，1993.）
5) 神谷美恵子「医師が患者になるとき」『ケアへのまなざし』みすず書房，p.92, 2013.

さらに学習したい方への読書ガイド

基礎編
❶中井久夫『治療文化論―精神医学的再構築の試み』岩波現代文庫，2001．
❷神谷美恵子『生きがいについて（神谷美恵子コレクション）』みすず書房，2004．
❸西丸四方『異常性格の世界―「変わり者」と言われる人たち』創元こころ文庫，2016．

講義 02 脳科学とこころの臨床

岡田　俊 ● 名古屋大学

1. はじめに

　本書の読者は，何らかの理由でこころの働きについて知りたい，こころの支援に携わりたい，と思っている方々でしょう。「こころの医学」という書名の本を手にされるぐらいですから，こころを知ることは脳の働きを知ることであり，こころの不調は脳機能の不全である，と端的に理解しているかもしれません。こういった「こころ」＝「脳」という考え方は，近年では最も普及している考え方であり，科学的な真実に最も近いといえます。しかし同時に，そのような科学的理解では見落とされがちな，こころと脳の複雑な関係と，そこで語り尽くせないこころの深遠さを知ることも大切です。ここでは，こころがどのように考えられてきたかを振りかえってみましょう。

2. 「こころ」が指し示すもの

　わが国では，精神科治療や心理療法の対象を「こころ」と表現することが増えていることからもわかるように，こころは心の内面を重視した言葉です。中国の「心」は象形文字で，古くは心臓が生命の根源であるとともに思考する場所であると考えられており，そのことは金文の時代に遡ることができるということですから，「心」という文字の成立の頃に端を発するといってよいでしょう。鼓動があることが生きていることであり，緊張したり，興奮すると鼓動は高まります。心臓に「心」があると考えられたことも頷けます。

　一方，欧米ではギリシア神話の*Psyche*（霊魂の化身）に端を発しており，心はそれ自身が独立した存在ですし，心の働きである思考や意志などのmind，感情や情緒などのheart（くしくも心臓の意味もあります）とは区別されています。*Psyche*そのものを科学の対象とするpsychology（心理学）は，あくまでも欧米的な心の実態性のうえに成立しているものと言えます。

　そのように考えますと，「こころ」は，心，いまの言葉でいえば，脳の働きの現れであり，その一方では「こころ」には他者性があり，意のままにならないものでもあります。この二面性こそが，こころの魅力でもあり，また，こころがいかんともしがたい悩みの種となり，臨床的介入の対象とされてきた理由なのです。

3. 「知」「情」「意」からなるこころ

　哲学者のカントは，人間のこころの働きを「知」「情」「意」に分けました。「知」は，

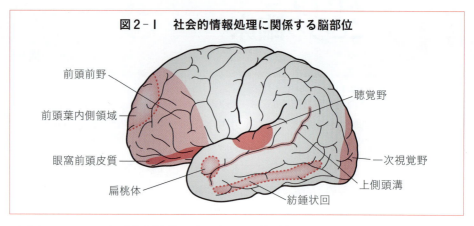

図2-1　社会的情報処理に関係する脳部位

五感をつかってさまざまな情報を受け取って（知覚），その情報を処理して認識すること（認知），そして，その蓄積（記憶）です。私たちは，周囲の状況をありのままに受け止めているのではありません。目で見た情報は，はじめはビットマップのようなシグナルですが，私たちの脳のフィルターで処理され，情報が抽出されているのです。

人は社会的な動物です。何気なく風景を眺めていても，人，それも目や口といったところに視線を向けています。赤ん坊も，無意味な幾何学模様より，目や顔を示した線画の方に注視時間が長いことが知られています。目の前の人がぱっと横を見ると，つい視線の方向に注意が向いてしまうものです。こういった社会的な情報処理は，扁桃体と呼ばれる神経核を通って，表情の処理は紡錘状回，視線の処理は上側頭溝といった場所で処理されます。私たちは，早い段階から社会的な情報を処理する脳のメカニズムが備わっているのです。

このように考えていくと，認知こそが人間を人たらしめているゆえんと考えるかもしれません。しかし，それもまた，ちょっと違うのです。扁桃体を介する情報処理は極めて素早く，大脳皮質を介した認知プロセスを介しない反応をもたらします。私たちは，頭の上から丸まった紐が落ちてきたら飛びのいてしまいますが，これは蛇を見たら逃げる，という動物に共通したメカニズムですし，視線の方向に注意を向けるのも獲物のありかや敵の存在を知るためのものですから，動物に古くからある脳内システムを人はより高度な社会的情報処理に活用しているといえるでしょう。

人は情のある生き物です。情にほだされてふだんと異なる判断をすることもあります。また，失恋して，何もかもが味気なく感じられることがあるでしょう。とてもうれしくて，なんでもかんでもできそうに思えることもあります。冷静に考えれば納得できる指摘であっても，感情のほうが先になってしまい，情は，私たちの認知を歪め，同時に，意志決定や行動選択を大きく変えるものなのです。情がなければ，私たちの世界は合理的になってしまいます。そうならないところに，人の世の深さがあるのです。

情動は，喜怒哀楽だけではありません。もっと細かな機微もありますし，不安もあります。今日では，不安のネガティブな側面が強調されがちです。確かに，過剰な不安は人を身動きできなくしてしまいます。しかし，不安がなければ，私たちは危険な状況にどんどんと近づいていき，身を滅ぼしてしまいます。適切な不安は，近づいている危険に対するアラート（危険信号）で，適応的なこころの営みなのです。情動は，扁桃体と辺縁系とのネットワークのなかで処理されることが知られています。人は，このネットワークを用いて，より複雑な情緒を発展させてきました。

　最後に意志決定について考えてみましょう。人間は，高尚な意志のもと主体的に生きていると考えがちです。しかし，もっとシンプルに，より大きな報酬，快楽を得るために生きているのも事実です。報酬は，即座に与えられる場合にその価値が最も大きく，そのタイミングが先になればなるほど，価値が低くなっていきます。そうなると，今の1万円か，1年後の1万1000円かを選択するとき，ある人は1年後の1万1000円を選択しますが，ある人は目の前の1万円を選択するということが生じてくるのです。賭け事にもリスクがつきものです。リスクの低い状況では賭ける選択をする人が多いですが，リスクの高い状況では賭けを控えるのが普通です。しかし，リスクに応じて賭けを控える程度は一人ひとり異なります。また，失敗という状況に直面すると，ある人は次からの賭けに慎重になりますが，ある人は損失を取り戻そうとして，さらに賭けるということがあるのです。これまで金銭報酬のような強い報酬を考えてきましたが，それ意外にも私たちにはさまざまな報酬があります。自分が誇らしく思える，周囲から賞賛を受けるというのも報酬です。しかし，何がどの程度の報酬となるかは一人ひとり異なってくるのです。

4. こころの働きの違いと生きづらさ

　こころの働き方は一人ひとり違いますが，その違いが大きいと日常生活の支障になったり，こころのバランスを保つのが難しくなります。発達障害と呼ばれる状態は，脳の働き方が異なることで，物事のとらえ方や行動のパターンが異なる状態のことをいいます。

　例えば，自閉スペクトラム症では，言葉を双方向的に交わしたり，視線，表情，ジェスチャーといった言葉以外の手段で自分の考えていることを伝えたり，相手のメッセージを読み取るのが苦手です。また，想像力が働きにくく，そのためにいつもと違う場所にいたり，ふだんとは異なる行動が求められると不安になります。注意欠如・多動症の人は，ある目的を達成するために，行動を順序立てて行うことが苦手です。また，待つことが苦手で，目先の報酬を優先しがちですし，じっくりと考える前に感情が昂じてしまうことがあります。これらは生まれもった，その人の「知」「情」「意」の働き方のパターンなのです。

これらのパターンは幼少期より持ち合わせているものです。その人の人となりは，発達障害とともに生きるなかで形づくられていきます。発達障害があることで，不安や困惑と隣り合わせで生活したり，しくじることが多くて周囲から十分な評価が受けられないこともありましょう。発達障害は，ときにその人の強みでもあり，他方では生きづらさにもつながり得るものです。発達障害のある人の育ちを支えるのも臨床のあり方なのです。

5. こころの育ちを支えるということ

　自閉スペクトラム症のある子の育ちについて考えてみましょう。自閉スペクトラム症のある子は，親に対して愛情を求めるサインを送ることが少なく，また親からの働きかけにも応じることが少ないものです。このような状況では，親は自分の子育てがうまくいっていると感じにくく，他方，発達障害のある子も，親が夕食の支度をしているときの包丁がまな板を叩く音を聞いて温かみを感じる，というわけにもいかず，親が絶え間ない愛情を注いでいても，その事実を感じ取りにくいことがあります。

　また，親子の分離に際しても，自閉スペクトラム症のある子は，極めて分離が容易か，分離に際してまとわりつくように離れないかの両極端になりがちです。子は，親を安心基地としながら，少し離れては不安になって戻ってくる，ということを繰り返しながら距離を離していき，分離を果たすものですが，自閉スペクトラム症のある子は，見守られているという実感が得られにくいため，物理的分離がそのまま強い不安へと結びつきやすいといえます。また，想像力を働かせにくいため，保育所や幼稚園に自分を送り届けた後，自分のことを思い浮かべながら家事や買い物をしてくれている，また時間になったら迎えに来てくれる，といった見通しがもてません。

　社会性が発達してくると，ほかの子と同じように仲間がほしい，という気持ちになります。しかし，仲間関係を形成するスキルに乏しく，ちょっかいを出す，同じものを持っている，徒党を組む，など，ときに不適切な行動に加わったり，形式的な「仲間」関係になりがちです。そのなかで微妙なずれを感じたり，しばしば周囲から利用されたり，からかわれたりするなかで傷つきを深めることもあります。自閉スペクトラム症の子どもたちは，得てしてレジリエンス（回復力）が低く，傷つきをひきずりやすいものです。定型発達の人では，危うく死ぬようなトラウマに対して起こるような，フラッシュバック，抑うつや過覚醒，その体験を想起させる刺激の回避などが，危うく死ぬとまではいえないトラウマティックな体験によって引き起こされます。

　二次性徴を迎えると，大人に成り行く身体像を受容するとともに，社会的に求められる男性性，女性性を受け入れ，性同一性を確立していきます。しかし，自閉スペクトラム症の子どもは，ばらばらの身体像にとどまり，身体全体が自らの意思のもとに動く一体感のある存在であるという感覚が乏しいことがあります。そのため，身体的

な変化はそのまま違和感として受け止められやすく，さらにそこに性役割を受け入れるなかでの混乱や，異性との交流のなかでの傷つきが加わると，自己不全感を募らせることになりがちです。

問題行動のある発達障害の子どもは，しばしば「大人に言ってもどうせ理解されないし無駄だ」と言ったり，「親にも嫌われているし，自分のことが嫌い」「居場所がない」と言います。自分がそのような感情や行動に至った理由を確認されることもなく頭ごなしに叱られたり，きちんと対応してもらえなかったことから大人に対して失望していることも多くみられます。このようなケースでは，自分が本当に追い詰められたときに，大人に相談せず，「自分が死ぬか，大きなことをして状況を変えるか」という思いになり，本来，その子を追い詰めたものと必ずしも結びつかない突飛な行動に至ることもあるのです。エリクソン（Erikson, E. H.）のライフサイクル論に照らしてみると，自閉スペクトラム症の子の抱える問題は，乳児期から青年期までに至る発達課題におけるつまずきであり，そのことが成人期以降につながっていることがうかがえます。特性に対する援助だけでなく，自閉スペクトラム症のある子の育ちを踏まえた援助が求められているといえましょう。

次に，ADHD（注意欠如・多動症）のある子の育ちについて考えてみます。注意欠如・多動症のある子は，まだ身体的に未熟で，親と密着した存在である間は，安定した親子関係を築くことができます。しかし，徐々に運動能力が向上してくると，周囲のさまざまな感覚刺激に過度に反応し，落ち着きがなかったり，癇が強いといった特性が見え始めます。熟慮する前に行動が，行動するよりも先に感情が立つので，先を見通して行動を決定することができず，目先のことにとらわれたり，リスクを顧みない行動をとって失敗をしたり，非を指摘されると，理屈のうえでは納得できるはずのことであっても，感情を収めることができません。些細なことに気が散りやすく，周囲を適切に見渡して，適切に注意を絞るということもできません。こういった注意欠如・多動症の特性は，本人にとって，自分がコントロールできず，同時に周囲のことが把握できないという不安と困惑をもたらします。また，衝動的な振る舞いがある子もいます。力加減のわからないまま衝動的に母親を突き飛ばしてしまったりして，その後は母親がびくびくとして子どもの顔色をうかがってしまうこともあります。子どもは，父親から懲らしめられるのではと怯えたり，自分を包み込んでくれるような母親像が崩れ去ってしまい，その喪失感と罪責感にさいなまれることになるのです。注意欠如・多動症には，うつ病や不安症などの内在化障害や，反抗挑発症や素行症などの外在化障害を伴いやすく，それらは二次障害と呼ばれることもありますが，その背景には心理的問題が少なからず関与しているのです。

発達障害のある子の育ちを支えることは，自分なりであることを肯定的に受け止められることを支えることです。しかし現実には，普通であることを本人，家族ともに切望し，そのことがますます当事者を苦しめていることがあります。人それぞれに個

性があり，人それぞれに育ち方があります。それと同じように発達障害のある人にも，その人らしい育ち方があり，そこは強みでも，ときに生きにくさでもあるわけです。自分らしさを知り，さまざまな工夫やスキルを身につけたり，その人が暮らしやすく，また能力を活かせるように環境調整をしていきます。このことは根本治療ではないかもしれませんが，その人の苦手なところを別の能力に基づくスキルで補ったり，その人の持ち味を生かしながら生きていけるよう，その人とともに見つめ，ともに歩むことが治療の営みといえます。

6. 意のままにならないこころに向き合う

冒頭で，こころはときに意のままにならないものだ，ということをお伝えしました。抑うつ状態のときには，すべてのことに興味がもてず，何かやろうという気力もわきません。何を考えても悲観的で，涙ばかりが出てきます。居ても立ってもいられず，死にたいという気持ちさえ湧いてきてしまいます。こんなことではいけない，しっかりしなければ，と思うのですが，そう思うほど余計に情けなく思えてしまいます。このような状態は，「情」が制御不能となり「知」や「意」にも混乱が及んでいる状態です。このような状況で陥りがちな思考のパターンがあり，それが悪循環を招いていることが少なくありません。そのパターンに気づき，悪循環から抜け出す方法を探ることは，認知行動療法の手法であり，「情」と「知」と「意」のバランスを再構築する営みであるといえます。

不安症は，過剰な心配と不安や緊張によって特徴づけられます。強迫症の場合には，完璧でないように思えて幾度も何度も同じ行動を繰り返したり，確認をしてしまったりします。いずれも合理的に考えればそこまで心配になったり不安に思うのは過度だとわかっていても，どうしようもありません。どれだけ確認しても不安はゼロにはなりませんし，途中で止めようとすると余計に不安が募ります。森田療法を提唱した森田正馬は，あるがままに構えることの大切さを説いています。なぜ不安になるのだろう，と考えても答えが出ませんし，そう考えるほどに不安は強まっていくものです。不安を消そうとするのではなく，不安のままに漂わせることで，不安そのものが軽減するのですが，この考え方は不安への対処として言い得て妙といえましょう。恐怖症や強迫症に対しては，曝露反応妨害法を用いることがあります。

恐怖症のある人は，不安を惹起する対象を避けてしまいます。しかし，ただ単に避けているだけでは解決しません。曝露反応妨害法では，不安の小さな対象から段階的に，あるいは，短時間から少しずつ曝露し，不安が小さくなっていくと次のステップに進むという形で症状を軽減していきます。強迫症のある人は，こんなことを考えても意味がない，こんなことをしても意味がないとわかっていても，その考えや思考をせずにはいられません。もし，それをしないととても不安になってしまうのです。あ

えて，別の思考に切り替えたり，その行動をしないことで，段階的な不安から曝露し，それを少しずつ慣らしていき，より大きな不安に対処できるようにする，という治療を行うのです．

　このようにみていくと，「知」や「意」は「情」を超越しうるものだという印象をもつかもしれません．しかし，そういった「知」や「意」で意識的にコントロールし得るこころはごく一部なのです．私たちの考えや行動の多くは，幼少期における被養育体験や仲間関係，その後の生活経験など，その人の育ちの歩みによって規定されています．しかし，それは無意識のこころの働きで，私たちはそれがどのようなもので，いまの考えや行動をどのように規定しているのかを知る由もありません．私たちは，そのような規定のなかで生きるしかない存在なのです．精神分析的な心理療法は，無意識がこころを規定すると考え，そこに焦点を当てた精神力動的な治療を行う方法です．

7. 脳科学はこころの臨床に寄与するか，こころの臨床は脳科学に裏づけられるか

　脳の働きを調べる手法の進歩とあいまって，こころの働きを視覚的に理解することができるようになりました．その結果，認知心理学や実験心理学によって知られてきた知見の多くで，その脳基盤が明らかになり，心理学と脳科学は相乗的な進歩を遂げています．高解像度のMRI（Magnetic Resonance Imaging：核磁気共鳴画像法）が普及し，それを電算的に処理する技術が発達するにつれ，成長・発達に伴う脳の構造的な変化などもとらえられるようになりました．

　発達心理学で提唱されてきた仮説の多くは行動観察から得られた知見にとどまり，脳科学からの裏づけは行われていません．しかし，心理療法の効果の一部，例えば，認知行動療法の効果などは画像研究でも裏づけられています．こころが脳の働きに還元されるとすれば，私たちが経験してきたこころの臨床の影響は，原理的には可視化できると考えられます．

　しかし，このような研究を進めていくうえで問題となってくるのは，私たちの援助対象，介入方法，その効果の評価を統一した方法で評価できないということなのです．脳科学における研究対象は，米国精神医学会のDSM（Diagnostic and Statistical Manual of Mental Disorders：精神疾患の診断・統計マニュアル）などの評価尺度で精神疾患が診断されていたり，構造化面接SCID（Structured Clinical Interview for DSM-IV：精神科診断面接マニュアル）によって精神疾患が診断あるいは除外されています．また，信頼性と妥当性が検証された評価尺度によって症状が数字化されています．しかしながら，個々のクライエントの生来の特性や育ちのプロセス，現在の困り事といったものは，これらの診断や症状評価では漏れてしまうものなのです．脳科

学では，全体としてみたときのこころの働きが，こころの臨床では個々のこころの問題が対象となります。両者は，相補的なものなのです。

　こころの臨床が脳科学に裏づけられていないからといって，治療手法としての価値を損なうものではありません。しかし，こころの臨床の効果を脳科学から理解することは，心理学的理論の妥当性の検証，病態・治療仮説の構築に大いに寄与するものと思われます。脳科学とこころの臨床が完全に重なり合うべきものではありません。しかし，両者は常に重なり合いをもちながら，同時にその違いを意識しながら歩むことが，それぞれの領域の深化を達成するうえで重要なことであると思われます。

> **さらに学習したい方への読書ガイド**
> ❶理化学研究所脳科学総合研究センター編『つながる脳科学「心のしくみ」に迫る脳研究の最前線』ブルーバックス，2016．
> ❷功刀浩『精神疾患の脳科学講義』金剛出版，2012．

講義 03 症候学と状態像

岡村　泰 ●東京都立松沢病院
針間博彦 ●東京都立松沢病院

1. はじめに

　精神医学における症状には，客観的所見である表出症状と，主観的訴えである体験症状があります。表出とは，表情など文字どおり「表に出ずるもの」であり，観察を通じて評価されます。体験症状とは，患者がこころのなかで体験していること，すなわち内的体験であり，面接のなかでの会話を通じて明らかとなります。通常，患者に認められるさまざまな症状は，一定のまとまりをもった一つの全体像として現れます。これを状態像といいます。

　精神科の面接では，患者の話に耳を傾けながら，患者の表出を観察し，また体験症状を的確に抽出することにより，患者の状態像を評価する必要があります。

2. 表出

　患者から観察される個々の表出には，礼容，身だしなみ，服装，姿勢，表情，会話（話し方）などがあります。面接場面だけでなく，患者が待合室で待っている時や面接室に入室する際の様子も，重要な所見です。

(1) 身だしなみ・服装

　顔面・手足・頭髪・爪などの手入れの具合や，服装，靴，アクセサリー，化粧，所持品などが清潔か，無頓着か，派手か，チグハグかなどを，患者の社会的背景や状況を考慮に入れて観察します。これらは周囲にどの程度の関心をもっているか，自身の身体にどの程度気が配られているかの目安になります。これらは直ちに正常・異常と判断できるものではないため，所見をそのまま記載しておくことが重要です。

(2) 礼容，姿勢，振る舞い

　歩き方・座り方・動作・仕草（自然なまとまりの有無，動きの硬さ・ぎこちなさ，落ち着きのなさなど），態度（協力的，拒否的，警戒的，猜疑的，拒絶的，依存的など）を観察します。

　正常な場合，入室するとあいさつをし，促されると着席し，適度にかしこまり，面接に協力的です。しかし特に若年者の場合，本人の意に反した受診であれば，こうした礼節が保たれずに，ふてくされた態度や反抗的な態度がみられることがあります。投げやりな態度や非協力的な態度は，統合失調症の無関心，精神遅滞（知的障害），軽度の意識障害などでみられることもあります。また，医療を受けることを拒否し，

その不当性を主張する場合，何らかの妄想に基づいていることがあります。

うつ病では，前傾前屈姿勢で，視線を落とし，動作緩慢，億劫そう，うちひしがれた様子ですが，患者は問われるとわずかでも応答しようとします。じっとしていられず落ち着きがないうつ病（激越うつ病）もあります。

躁状態では，態度は身振り手振りが多く，横柄，自信満々，自己中心的です。思いどおりにならないとすぐに攻撃的となるタイプの躁状態もあります。

統合失調症の姿勢・振る舞いには，ぎこちない，唐突，緩慢，硬い，仰々しい，不自然，ひねくれ，尊大などさまざまな特徴があります。とくに破瓜型統合失調症では，遠慮がない，距離がない，児戯的（子どもっぽい），脱抑制的，わざとらしい，などの特徴が目立つことがあります。

（3）表情

表情に生気はあるか，自然な柔らかさはあるか，視線を合わせるか，表情変化は十分か・適当かなどを観察します。感情表現の程度や方法は，文化や個人による差が大きいので，患者の背景や元来のあり方と比べる必要があります。

正常な場合，面接当初は緊張した面持ちであっても，面接が進むにつれ表情は多少ともほぐれ，話題に応じて自然な笑みが浮かぶなどの表情変化がみられ，疎通性は良好です。

抑うつ状態では，生気に乏しい，表情に乏しい，沈んだ，憔悴した，伏し目がち，などの所見が認められます。

躁状態では，過度に表情豊かであり，上機嫌なこともあれば，怒りっぽいこともあります。

統合失調症では，硬い表情，冷たい感じ，弛緩した表情，表情変化に乏しい，視線を合わせない，斜に構えた感じなどがよくみられます。しかめ顔，空笑（理由の不明な笑い），場にそぐわない笑いがみられることもあります。

（4）会話（話し方）

声の大きさ・質，話の速度，緩急・抑揚の有無，会話は自発的か／質問に答える形か，話にまとまりがあるか，話し出した後は連続的か／断続的かなどを観察します。

正常な場合，声には張りがあり，話し方には適度な緩急抑揚があり，発語量は問いに対して適切であり，話のまとまりは保たれます。

うつ病では，低く張りのない小声で，話のテンポが遅く，ポツリポツリ話します。うつ病性の昏迷に至ると，じっと黙っていて，問いかけられてもなかなか言葉が出ず，わずかな断片的返答しか得られません。

躁病では，高く張りのある大声で，早口，多弁で，淀みなくしゃべり続けます（会話心迫）。

統合失調症では，一方的に幻覚妄想体験についてまくし立てることもあれば，小声で抑揚に乏しく，口数が少なく話が続かず，発言は断片的で文章にならない，あるいは説明が足りないなどの特徴がみられることもあります。

会話に集中せず，応答が的を射ずとりとめもない場合は，意識混濁が疑われます。

意識清明下において，単なるふてくされや拒否のために口をきかないのではなく，発語が全くなくなっている状態は，無言症と呼ばれます。この場合，緊張病性，うつ病性あるいは解離性の昏迷などが疑われます。

患者が作り出す新語，あるいは日常語ではあるが患者が特別な使い方をする語は，言語新作と呼ばれ，統合失調症でしばしばみられます。

3. 体験症状

(1) 意識の障害

精神症状の把握に際してまず重要な点は，意識障害の有無・程度の確認です。正確な精神科的評価を行うためには，意識障害がないことが基本的な前提となります。意識障害は，意識の量と質の障害に分けられます。

A. 量的な意識障害

意識の深さや清明度の障害であり，意識混濁と呼ばれます。これは程度によって軽度のものから傾眠，嗜眠，昏睡に分けられます。

B. 質的な意識障害

意識変容と呼ばれ，以下のようなものがあります。

a．もうろう状態

軽度の意識混濁に加え，意識の広がりが狭くなり，徘徊などの異常行動を伴うものです。急性薬物中毒，てんかんなどのほか，解離性障害で生じることもあります。

b．せん妄

意識混濁，注意の障害，錯覚，幻覚，睡眠－覚醒周期の障害などからなり，異常行動を伴うものです。高齢者，認知機能障害，感覚障害，中枢神経疾患，感染症や電解質異常のほか，ICU（集中治療室）などの環境要因によって生じることもあります。

(2) 知能の障害

知能とは新しい課題を解決する総合的な思考能力のことです。知能の障害を生じる疾患には，知的障害と認知症があります。

(3) 記憶の障害

　記憶は，過去の情報の記銘，保持，追想，再認の4段階に分かれます。臨床上重要なものを以下にあげます。

a．記銘の障害
　新しいことを心に刻めないことです。認知症など器質性精神障害などでみられます。

b．追想の障害
　記銘し保持された記憶を思い出せないことです。特に，一定期間内の出来事や特定の事実を追想できないことを健忘といいます。睡眠導入剤内服後などに前向健忘（それ以後の期間に及ぶ健忘）が，頭部外傷時などに逆向健忘（それ以前の期間に及ぶ健忘）が生じることがあります。解離性健忘では，自分に関連した，ストレスの多い出来事に関する特定の情報が思い出せなくなります。

c．再認の障害
　追想されたものが記銘されたものと同一であると確認できないことです。実際の体験と追想された内容が異なるものを記憶錯誤といいます。追想内容が変形されることは，軽度のものであれば誰にでもありますが，著しいものは誤記憶といいます。境界性パーソナリティ障害では，自分の不幸を家族に責任転嫁するような誤記憶がしばしば認められます。統合失調症では，妄想に基づく誤記憶がみられることがあります。また，過去に起こらなかったことを実際に経験したと追想することは，偽記憶といいます。これは暗示によって作り出されることもあります。偽記憶を自覚なしに語ることは作話と呼ばれ，老年期認知症や健忘症候群にみられます。一部のパーソナリティ障害や統合失調症などでは，自分の空想に合うように変形された記憶を語ることあり，これは空想虚言と呼ばれます。

(4) 知覚の障害

　精神医学では，末梢の感覚器の異常がないのに生じる知覚の障害を扱います。これは実在の対象に対する知覚の変化である感覚変化と，実在の対象が存在しない幻覚に大別されます。

A. 感覚変化

　感覚（聴覚や視覚）の強度が増大する感覚過敏と，感覚（とくに視覚）が質的に変化する知覚変容に分けられ，いずれも統合失調症や物質使用による急性中毒にしばしばみられます。

B. 幻覚

　幻覚とは，実際の知覚対象が存在しないが，知覚として体験される心的現象を指し

ます。

1）幻聴

幻聴には，雑音など単純な音が聞こえる要素幻聴，メロディーなど音楽が聞こえる音楽性幻聴，人の声が聞こえる言語性幻聴（幻声）があります。

要素幻聴と音楽性幻聴は，器質性精神障害，物質使用による精神障害，統合失調症で出現しますが，軽度のものはときに正常者にもみられます。

言語性幻聴には，以下のさまざまな種類のものがあります。

a．二人称幻聴（話しかけられる形の幻聴）

「お前はバカだ」などと患者に話しかける幻聴であり，さまざまな精神障害でみられます。重症のうつ病では，自分を非難，中傷する幻聴がしばしばみられます。統合失調症では，「首をつれ」などの命令幻聴が多く，患者はそれに従った行動を起こすことがあります。

b．三人称幻聴（対話性幻聴）

「あいつはバカだ」などと患者のことを三人称で話し合う複数の声が聞こえる幻聴です。

c．患者の行動に実況解説を加える幻聴

「いまトイレに入った」「またネットをしている」などと患者の行為をそのつど言葉にする幻聴です。

d．考想化声

自分の考えた内容が声となって聞こえる幻聴です。

対話性幻聴，行動に解説を加える幻聴，考想化声の3種の幻聴は，器質性精神障害や物質使用による精神障害でも生じることがありますが，そうした身体的原因がなければ，統合失調症に特徴的とする考え方があります（シュナイダーの一級症状）。

2）幻視

存在しないものが見えることであり，意識障害時に生じることが多く，とくにアルコール離脱せん妄では小動物幻視や小人幻視がしばしば生じます。レビー小体型認知症（45・46頁参照）では，ありありとした具体的で詳細な内容の幻視がみられます。

3）幻嗅，幻味

存在しないにおいや味を感じることです。統合失調症ではしばしば被毒妄想と結びついて出現します。自分から発する不快なにおいを感じる自己臭症は，「他人がそのことをほのめかし，自分を避ける」という妄想を伴うことが多く，これは思春期によくみられる精神病症状の一つです。

4）体感異常（セネストパチー）

これは「脳が溶ける」など奇妙でグロテスクな表現で訴えられる，質的に異常な身体感覚です。

「電磁波で頭の中をいじられる」など，「（誰かによって，あるいは何かの手段で）

させられる」という要素の加わった体感異常は，とくに身体的被影響体験と呼ばれ，シュナイダーの一級症状の一つです。

5）幻覚周辺の症状

a．錯覚

実在する知覚対象が，別のものとして知覚されたものであり，いわゆる「見間違い」「聞き違い」です。正常な場合にも不注意や不安が原因で生じますが，意識障害時に増加します。

b．実体的意識性

「誰かが背後にいる」など，人や物の「気配」がありありと感じられることです。

c．人物誤認

カプグラ症候群（よく知っている人が瓜二つの別人に取って代わられている），フレゴリ症候群（周りの人たちは皆，同一人物が変装して姿を変えたものである）などがあります。

（5）思考の障害

思考の障害には，思考形式の障害と思考内容の障害があります。

A．思考形式の障害

1）思考制止

思考の進行が遅く，考えようとしても考えが浮かばず，話そうとしても言葉が出てこないものであり，内因性うつ病の基本症状です。判断力，集中力，記憶力の低下を生じ，認知症に似た状態を呈することもあります（うつ病性仮性認知症）。

2）観念奔逸

思考の進行が速く，次々と考えが沸き起こりますが，観念のつながりは表面的であり，思考の道筋が脇道に外れていきます。躁状態や酩酊状態でみられます。

3）連合弛緩

観念同士の関連が密接でなくなり，思考の道筋にまとまりがなくなります。著しい場合は滅裂思考と呼ばれ，その際の無関係な語が並ぶ発語は「言葉のサラダ」と呼ばれます。連合弛緩は統合失調症に特徴的です。

4）思考途絶

思考の進行・会話が突然に中断し停止するものです。明らかな途絶は統合失調症に特徴的ですが，軽度の場合は評価が困難です。

B．思考内容の障害

1）妄想

妄想とは患者の社会的・文化的背景と一致しない，訂正不能な誤った確信のことで

す。形式面では一次妄想と二次妄想に，内容面では被害妄想，微小妄想，誇大妄想などに分けられます。

＜妄想形式による分類＞

ａ．一次妄想（真正妄想）

心理的に一次的である，つまりほかの心理的なことが原因となって発生したという了解（発生的了解といいます）が不能な妄想であり，以下のものがあります。

- **妄想気分**：「何かとんでもないことが起こりそう」といった不気味な気分です。世界が滅亡すると感じられることもあります（世界没落体験）。
- **妄想着想**：何の原因もなく突然「自分は天皇の子だ」などと思いつき，確信されるものです。
- **妄想知覚**：「家の前に車が止まっているのは，自分をねらう組織があるのだ」などと，実際に知覚したことに対して発生的了解が不能な意味づけがされるものです。シュナイダーの一級症状の一つです。

ｂ．二次妄想（妄想様観念）

ほかの異常体験，気分状態（躁状態での誇大妄想，抑うつ状態での微小妄想など），性格特徴，状況などから生じたものとして，発生的了解が可能な妄想です。職場になじめないという不安をもつ人が，同僚からいじめられるという妄想をもつようになるなど，状況や体験に反応して二次的に妄想が生じることは，とくに妄想反応と呼ばれます。

＜妄想内容による分類＞

ａ．被害妄想

自分が他者から嫌がらせを受ける，害を加えられるという妄想の総称であり，以下のものがあります。

- **関係妄想**：自分に関係ない出来事を自分に主に被害的に結びつける妄想（被害関係妄想ともいいます）です。例えば，周囲の人の言動が自分のことをほのめかしていると確信します。
- **注察妄想**：周囲から見られている，監視されているという妄想です。
- **追跡妄想**：誰かに跡をつけられるという妄想です。
- **被毒妄想**：食べ物や飲み物に毒を入れられているという妄想です。
- **物盗られ妄想**：自宅内のものが誰かに盗られてなくなっているという妄想です。

ｂ．微小妄想

自己の能力や価値を過小評価する妄想の総称であり，以下のものがあります。

- **心気妄想**：自分が不治の病にかかっているという妄想です。
- **貧困妄想**：事実はそうでないのに，自分は極端に貧乏で，自分と家族は困窮しているという妄想です。
- **罪業妄想**：自分は悪いことをした，あるいは周囲に迷惑をかけたという妄想です。

c．誇大妄想

自己の能力や価値を過大評価する妄想の総称であり，以下のものがあります。
- 血統妄想：自分は天皇の血縁であるなどの妄想です。
- 宗教妄想：自分はキリストであるなどの妄想です。
- 発明妄想：自分は世界を変えるような重大な発明・発見をしたという妄想です。

d．他の妄想
- 憑依妄想：霊などに取りつかれているという妄想です。
- 嫉妬妄想：配偶者や交際相手が浮気しているという妄想です。
- 被愛妄想：有名人など特定の人に愛されているという妄想です。

2）妄想周辺の症状

a．自生思考

とりとめのないさまざまな考えが，かってに浮かんでくることです。思考のほか，記憶，言葉，空想場面，音楽などが浮かんでくることもあります。

b．優格観念（支配観念）

強い感情を伴い，頭から離れない観念のことです。妄想のように内容が誤っているとはいえず，訂正不能ではないものをいいます。

c．念慮

周りの人から見られている（注察念慮），悪口を言われている（被害念慮）と感じるが，事実ではないと思い直すことができる場合のように，半信半疑でその場所限りのものは，念慮と呼んで妄想から区別されます。

d．強迫観念

「…と考えずにいられない」と感じられるもので，強迫症状の一つです。

（6）自我体験の障害

A．離人・現実感喪失症候群

a．離人症

自己の存在感や，行為に際しての自己能動感が失われる体験であり，「自分に実感がない」などと訴えます。

b．現実感喪失

周囲の人・物や自分の身体が現実のものとして思えないという体験であり，「周りの物事に実感がない」などと訴えます。しばしば自分の周りにベールがかかったように感じられます。

B．自我障害（させられ体験，被影響体験）

狭義の自我障害とは，自己の行為や思考がほかの人や力によって「させられる」と

感じる体験を指します。これはすべてシュナイダーの1級症状です。思考，感覚，意志，行動，感情などに関するものがあります。思考に関するものには，次のものがあります。

a．考想吹入（すいにゅう）

「ほかの人の考えが自分の頭のなかに入れられる」などと訴えます。

b．考想奪取

「ほかの人に自分の考えを頭のなかから抜き取られる」などと訴えます。

c．考想伝播（でんぱ）

「自分が考えていることが，(直接的に) 皆に知られている」などと訴えます。

d．考想転移

「人が考えていることが，自分には (直接的に) わかる」などと訴えます。

(7) 気分・感情の障害

気分とは，抑うつ気分にように一定期間持続する情動のベースラインであり，感情とは，気分の上にそのつど生じる反応性の情動の動き，いわゆる「喜怒哀楽」です。

a．抑うつ気分

憂鬱な物悲しい気分であり，うつ病以外にもさまざまな障害で生じます。うつ病では，自分を責める態度，控えめな訴え方がみられる一方，抑うつ反応（適応障害の一型）では，ほかの人を責める態度，過剰な訴え方がしばしばみられます。

b．爽快気分

過剰な自信に満ちた上機嫌であり，しばしば脱抑制的な行動を伴います。躁病では爽快気分が前面にみられることもあれば，喜怒哀楽が激しくなって，怒りっぽさや涙もろさが前面にみられることもあります。

c．感情易変性

些細なきっかけで感情が急激に変化することで，情緒不安定性パーソナリティ障害などでみられます。

d．感情失禁

通常は保たれている感情のコントロールが失われるものであり，ごく些細なことで泣き出したりします。

e．感情鈍麻

刺激に対して感情が生じにくくなっている状態であり，自己や他者への関心が欠如し，感情は平坦化して，配慮や倫理観に欠けた態度となります。

f．不適切な感情

悲しい出来事に際して楽しく感じたり，あるいはその逆であったりすることです。些細な出来事をきっかけとして感情の爆発が生じることもあります。

g．易刺激性

不快な感情を抱きやすく興奮しやすい状態であり，些細なことで不機嫌になり激怒します。

4. 状態像

状態像とは，個々の精神症状の組み合わせからなる，精神的な全体像のことです。個々の状態像はいくつかの特定の疾患でみられるため，精神医学での診断は，状態像診断ののち，疾患の鑑別診断に進みます。精神医学の臨床現場でよくみられる状態像には，抑うつ状態，躁状態，妄想状態，幻覚妄想状態，緊張病状態，精神運動興奮状態，昏迷状態，せん妄状態，認知症状態，情意減弱状態などがあります。こうした名称は，最も目立ち全体像を支配する症状が何であるかによって決まります。ここでは特に，そのうち精神運動興奮状態と昏迷状態の鑑別診断について述べます。

1）昏迷状態

意識清明だが意志の発動性が停止し，外からの刺激に対して反応しない状態です。多少の反応があるなど，より軽度のものは亜昏迷といいます。うつ病性，緊張病性，解離性のものがあります。

a．うつ病性昏迷

活動性が極端に低下して動作が遅くなり（精神運動制止），拒否的な態度ではないにもかかわらず，話しかけても反応がほとんどなくなっている状態です。

b．緊張病性昏迷

硬く緊張した状態で動きが停止した状態であり，硬く冷たい不自然さが目立ちます。拒絶症（周囲からの指示や意図に対して理由なく拒否・抵抗する状態，拒食・拒薬にもなる），無言（話しかけても全く沈黙して応じない），常同姿勢（奇妙で窮屈な姿勢を保持する），カタレプシー（他動的に一定の姿勢を取らせると，それを保持する），などを伴います。緊張病性興奮と緊張病性昏迷はしばしば突然入れ替わるため，緊張病状態と総称されます。

c．解離性昏迷

心因性に生じるので，心因の存在から疑うことも可能です。身体の緊張は弛緩し，死んでいるような印象や，ある種の優美さの印象を与えます。失立失歩（立てない，歩けない）や後弓反張（全身を弓のように曲げて後方に反り返る）がみられることもあります。

2）精神運動興奮状態

精神的にも身体的にも興奮している状態であり，それ自体は全く非特異的なものです。特徴的な興奮状態には，以下のものがあります。

a．躁病性興奮

　爽快気分が基盤となり，多弁，過活動です。尊大な態度，場にそぐわない快活さがみられます。

b．うつ病性興奮（激越うつ病）

　精神運動制止は著しくないが，不安・苦悶が強い場合に，焦燥が著しい興奮となります。じっとしていられず動き回り，自殺企図の危険も高くなります。

c．緊張病性興奮

　行動は無目的で暴発的なものであり，激しく動き，大声で叫びます。その表現の仕方も極めて不自然であり，常同症（同じ動作や言葉を繰り返し続ける），反響言語・反響動作（相手の言葉や動作を反射的に模倣する），無意味にみえる衝動行為が現れることがあります。

5. おわりに

　以上，精神医学における主要な症状・状態像の概略を述べました。臨床診断においては，症状を特定したうえで状態像診断を行い，その後に疾患診断が行われるため，ここで示したものはそうした診断過程の出発点となります。臨床診断とは治療を始めるにあたっての「診立て」であるので，症状を評価し診断することは，治療的対応の基盤としても不可欠です。

さらに学習したい方への読書ガイド

❶針間博彦「診断のための症候・症状学」上島国利監修，市橋秀夫編集担当『症候からみた精神医学（精神科臨床ニューアプローチ1）』メジカルビュー社，2007．

❷ケージー，P.，ケリー，B.，針間博彦・中安信夫監訳『フィッシュ臨床精神病理学 —— 精神医学における症状と徴候』第3版，星和書店，2010．(Casey, P., Kelly, B., *Fish's Clinical Psychopathology, 3rd Edition,* Royal College of Psychiatrists, 2007.)

❸シュナイダー，K.，針間博彦訳『新版臨床精神病理学』文光堂，2007．(Schneider, K., *Klinische Psychopathologie, 15th Edition,* Thieme Georg Verlag, 2007.)

講義 04 症状性・器質性精神疾患

埴原秋児 ● 長野県立こころの医療センター駒ヶ根

1. 症状性・器質性精神障害とは

　症状性精神障害は，脳以外の臓器や身体疾患，例えば代謝性疾患や内分泌疾患のために脳が二次的に障害された結果起こる精神障害をいいます。

　一方，器質性精神障害とは，脳に一次的な障害を起こす疾患，例えば認知症や頭部外傷，脳血管障害などによる脳損傷の結果直接起こる精神障害を指します。

　しかし，全身性の疾患による精神症状と考えられる場合でも，身体臓器と脳が一緒に侵されることもあり，両者の区別は厳密にはつけがたく，ICD-10（国際疾病分類）では「F0：症状性を含む器質性精神障害」として一括して扱っています。

　器質性精神障害にみられる症状は，一般に認知機能障害と呼ばれます。ここでいう認知とは，記憶，思考，見当識，理解，計算，言語，判断などを含む高次の大脳皮質の機能です。器質性精神障害の類型として，認知症，せん妄，健忘症候群などがあり，これらは認知機能障害に加えてさまざまな精神症状や行動障害を伴います。器質性精神障害の症状は一般に急性型では意識障害（せん妄）や注意障害を呈し，経過は可逆性であり，慢性型では認知症や性格変化を呈し，経過は不可逆性です。ただし，甲状腺機能異常症などの内分泌症状群の場合は基底気分の変調としてうつなどの気分障害の形をとることもあります。

2. せん妄

　せん妄は急性の脳障害に基づく病態です。せん妄は原則的には急性に発症し，経過は一過性です。原疾患の治療により完全な回復が期待できます。せん妄の中心は顕著な注意障害で，さまざまな認知機能障害，知覚の異常，思考の障害，精神運動性の亢進／減弱，睡眠覚醒障害，症状の変動などにより特徴づけられます。かつてはせん妄に意識混濁という表現が使われましたが，曖昧なため現在は用いません。

　せん妄患者は注意障害のため，周囲の適切な対象に注意を維持できず，かつ必要な刺激に注意を転換できなくなります。患者は注意散漫にみえ，長い時間集中して会話が続けられず，質問を理解し適切に応答することが困難になります。無秩序な観念が浮かび，思考は混乱します。注意が必要とされる検査，例えば数字の順唱や逆唱，100－7の連続計算などで顕著な障害を呈します。書字障害はせん妄の初期から観察されます。

　知覚面では錯覚や幻覚，特に幻視がしばしばみられます。幻視は要素的なもの（形や模様）から具体的な形をもつもの（人や動物や虫）などさまざまで，しばしば動揺

します。アルコール離脱時の振戦せん妄で幻視は特に活発です。睡眠覚醒リズムも障害され日中の傾眠や夜間の覚醒がみられます。

精神運動性の症状では過活動ないし低活動の両端の症状がみられます。過活動型では興奮や無目的な行動がみられ，患者はしばしば多弁で刺激に過度に反応し，ときに暴力的となります。発汗や頻脈などの自律神経系の症状を伴うこともあります。低活動型では患者はぼんやりとみえ，感情面では当惑や不安があり，傾眠傾向もみられます。過活動型と低活動型には相互の移行があり，低活動型の患者が急に興奮や多動を呈して過活動型に変化したりします。

せん妄の原因は，非常に多岐にわたりますが，代謝性や中毒性のものが多いです。また，薬剤などの医原性やベンゾジアゼピン系睡眠薬の離脱が原因となることもあります。

せん妄と認知症の鑑別

せん妄と認知症は器質性精神障害のなかで最も一般的な病態であり，高齢者ほど頻度は上昇します。せん妄と認知症は臨床的にはどちらも何らかの認知機能障害を呈する点で類似しています。しかし，両者の原因，治療を含めた対応，予後などが異なるため鑑別は極めて重要です。（**表4-1**）

3. 認知症

現在，認知症は「ほぼ正常に発達した知能が後天的に器質的原因によって持続性に障害され，日常生活や社会生活技能に支障を来した状態で，その原因は意識障害でない」と定義されます。ここでいう知能は，記憶や見当識や実行機能などの認知機能のことであり，認知症の中核症状はこれらの認知機能障害を指します。

表4-1　せん妄と認知症との比較

	せん妄	認知症
発症	急性・亜急性	潜行性・慢性
期間	数時間から数週間	数か月から数年
臨床経過	動揺性（特に夜間夕方に悪化）	持続性
注意	維持・転導困難	減退
知覚	錯覚・幻覚（特に幻視）	目立たない
認知機能		
見当識	障害（広範囲に障害）	障害（特に時間の見当識）
記憶	即時再生の障害（注意障害）	遅延再生の障害
思考	錯乱・夢幻様	内容の貧困化
睡眠覚醒リズム	日中傾眠・夜間覚醒	障害されにくい

診断基準によって必要とされる認知機能障害の領域に違いがありますが、おおむね二つ以上の領域の障害が必要とされています。これは認知症の原因となる病態ではたいてい病変が多巣性ないしびまん性であることを反映しています。また、障害の程度は日常生活や社会機能の障害を認めるほど重症です。認知症とは多様な原疾患によって引き起こされる症候群であり、認知症の臨床症状や病態も原疾患によって異なります。

（1）認知症の症状

認知症の症状は、従来から中核症状と周辺症状に分類されてきました。記憶障害、見当識障害、失語、失行、失認、実行機能障害などの脳障害の直接の結果である認知機能障害からなる中核症状と、身体機能、本人の心理的状態、介護状況と中核症状との相互作用で生じる精神症状・行動障害からなる周辺症状に分類されてきました。

現在、周辺症状に対して、認知症のBPSD（Behavioural and Psychological Symptoms of Dementia：行動・心理的症状）という用語が使用されます。これは、周辺症状という用語が副次的な印象を与えることと、BPSDには本人なりの理由があるという考えに基づいています。BPSDは、①本人だけでなく介護者のQOLを損なう、②入院・入所を早める結果になる、③医療経済的にも負担が増大する、などの点で極めて重要です。また、BPSDは適切な介入や薬物療法によって改善が期待できる症状です。問題行動という言葉は介護者側からの視点であり使用を控えるべきです。中核症状もBPSDも認知症の原因疾患によって特徴があり、各々の疾患について理解する必要があります。

（2）認知症の原因疾患

認知症の原因疾患の多くは変性疾患と血管障害です。

変性疾患とは何らかの病因により神経細胞が脱落し脳機能に障害を呈する疾患を指します。変性疾患の場合は脳内に病理学的観察で異常構造物を認めることが多く、最近は異常構造物の構成タンパクを中心に疾患概念の再分類が進んでいます。アルツハイマー病、レビー小体型認知症、前頭側頭葉変性症（ピック病）などの診断名には神経病理学的所見や異常構造物を発見した神経病理学者の名を冠しているものが多いです。

血管性認知症とは血管病変のため二次的に脳が損傷され認知症を呈します。（**表4-2**）

表4-2　認知症を来す疾患

頻度の高い疾患
アルツハイマー病
血管性認知症
レビー小体型認知症
前頭側頭葉変性症（ピック病を含む）
治療できる可能性のある疾患
正常圧水頭症
甲状腺機能低下症などの内分泌疾患
ビタミンB_1，B_{12}などの欠乏症
脳炎・髄膜炎などの感染症（HIV脳症，梅毒を含む）
脳腫瘍（特に良性腫瘍）
慢性硬膜下血腫
アルコール性認知症
うつ病性仮性認知症
その他
進行性核上麻痺・皮質基底核変性症・ハンチントン病など変性疾患
クロイツフェルト・ヤコブ病などのプリオン病
頭部外傷

(3) 代表的な認知症疾患

A. アルツハイマー病／アルツハイマー型認知症（Alzheimer's disease：AD）

　アルツハイマー病（AD）は1907年，アルツハイマー（Alzheimer,A.）が報告した51歳の女性を嚆矢とします。アルツハイマー自身が病理学的検索において老人斑と神経原線維変化を見出し，1910年にアルツハイマー病と命名しました。当初，初老期発症のADと高齢発症のいわゆる老年認知症は別の疾患と考えられていましたが，老人斑と神経原線維変化は高齢発症の老年認知症にも認められ，両者は神経病理学的にも臨床的にも同一の疾患と考えられ，現在はADあるいはアルツハイマー型認知症と総称されます。

　ADの基本的な病理は，大脳萎縮を伴う神経細胞脱落・老人斑・神経原線維変化の出現です。老人斑の主要構成成分はアミロイドβタンパク（Aβ）です。Aβは主として脳実質内の細胞外に蓄積し老人斑を形成します。また，Aβは血管周囲に蓄積してアミロイドアンギオパチーと呼ばれる病態を呈し，血管壁の脆弱化を起こし脳出血の原因となります。一方，神経原線維変化は線維状構造物で，リン酸化されたタウたんぱくが細胞内に不溶化したものです。ADの病態としてはAβの沈着がタウの沈着

に先行するアミロイドカスケード仮説が提唱されています。ADでは老人斑が特に前頭，側頭，頭頂葉の連合野に大量かつ広範に出現するのが特徴です。一方，神経原線維変化は，海馬近傍（移行嗅内野）から出現し，海馬，新皮質連合野へ階層性をもって出現します。神経原線維変化の量と記憶障害などの臨床症状とはよく相関します。

ADは認知症疾患の50〜60％と推定され，高齢になるほど有病率が高くなります。一般にADの発症は緩徐で，記憶障害から始まることが多く，経過につれ見当識障害，実行機能障害，構成障害，失語などの症状がみられるようになります。また，ほかの認知症疾患とは異なり，神経症状が末期までみられないことが特徴です。

記憶障害は全経過を通してADの臨床症状の中心で，最近の自らの体験を思い出せないエピソード記憶の障害が特徴です。また病初期を除いて自己の記憶障害に対しての洞察や病識に乏しいことが多いです。同じことを初めてのように何度も話したり聞いたりする，物を置き忘れて探す，予定を忘れるなどの症状がみられます。最近の記憶が障害される近時記憶障害が最初はみられますが，進行につれ遠い過去の出来事（遠隔記憶）もやがて障害されます。

実行機能障害も時間の見当識と同様に初期から障害される認知機能です。実行機能は前頭葉の働きと密接な関連があり，問題を解決し，目的を可能にする能力のことです。目的の達成には，意思決定，計画，目的に沿った効果的な実行が必要です。例えば，調理や献立の決定などは実行機能が必要とされる課題で，しばしば調理が要領よくできない，簡単なものしか調理しないなどの症状が日常生活でみられます。

病変が頭頂葉や側頭葉の連合野に及ぶと，構成障害や失語などの症状がみられます。構成障害は視空間操作の障害で図形の模写や指パターンの模倣の障害として確認され，日常生活では道に迷うなどの症状がみられます。失語の特徴は，あれ，これなどの指示語の多用を伴う喚語困難と，漢字の字形想起の障害を伴う書字障害がみられ，進行につれ理解障害が現れます。失語のパターンとしては健忘失語ないし超皮質性感覚失語に分類されます。

精神症状としては初期からうつとアパシーの頻度が高く，妄想では物盗られ妄想などの被害妄想がよくみられます。アパシーは，新聞を読まなくなった，趣味をやめた，何もしない時間が増えたなどの活動性の低下として気づかれます。物盗られ妄想は，記憶障害が軽い段階からも認められ，財布，金銭，通帳などが盗られたと訴え，多くの場合，妄想の対象は身近な介護者に向けられます。

薬物療法として現在，3種類のアセチルコリンエステラーゼ阻害薬（ドネペジル・ガランタミン・リバスチグミン）とNMDA受容体拮抗薬（メマンチン）が抗認知症薬として使用されています。アセチルコリンエステラーゼ阻害薬は食欲不振などの消化器系の副作用の頻度が高く低容量から漸増して処方されます。NMDA受容体拮抗薬は中等度以上のアルツハイマー病に対して適応があります。いずれの薬剤も認知機能の維持・改善効果がありますが，根本的な治療薬ではありません。アルツハイマー

病は慢性進行性の疾患であり，治療には，医療・介護・福祉の連携が重要です。

B. 血管性認知症（Vascular dementia : VD）

血管性認知症（VD）はADに次いで二番目に多い認知症で，認知症疾患の20〜30％を占めると推定されます。VDとは，脳塞栓，脳血栓，くも膜下出血，脳出血など脳血管障害の結果，脳が損傷され認知症に至った状態の総称です。脳血管障害のすべてが認知症を呈するわけではなく，VDの場合，脳血管障害と認知症状との関連（時間的な因果関係や病巣部位と認知機能障害との関連）が重要となります。

VDのなかで多いタイプは皮質下にラクナ梗塞（直径15mm未満の小梗塞）が多発するものと，いわゆるビンスワンガー（Binswanger）病といわれ白質に広範に虚血性変化がみられるものがあります。両者はともに小血管病変を基盤とするため，しばしば共存し区別が難しいことも多いです。

穿通枝領域のラクナ梗塞は，皮質—皮質下回路を分断し認知機能障害を呈します。視床，線条体，淡蒼球などでは前頭葉系の回路を，視床，内包膝部などの梗塞は記憶にかかわる回路を損傷し，認知機能障害を呈する機構が想定されています。

白質病変は健常な高齢者にも認められ，慢性的な低灌流と関連しています。VDでは白質病変は高度かつ広範で組織障害を伴い前頭葉機能と関連した認知機能障害を引き起こします。

VDの発症としては卒中発作のたびに症状が悪化する階段状の悪化が有名ですが，上記のVDのタイプでは明らかな卒中発作を認めず，緩徐に進行する場合もあります。認知機能障害はADとは異なり，記憶障害は比較的軽く，再認が保たれる傾向があり，意欲低下やアパシー，注意障害，実行機能障害など前頭葉機能障害を中心とする症状を多く認めます。視床や内包膝部のラクナ梗塞を伴うものでは高度な記憶障害を認めることもあります。

神経所見として，錐体路兆候，歩行障害，パーキンソニズム，仮性球麻痺，強迫泣き，尿失禁がしばしばみられます。高血圧，心房細動，脂質代謝異常，喫煙などの血管障害の危険因子が背景にあり，虚血性心疾患，閉塞性動脈硬化の合併も多く，これら身体疾患の管理がVDの治療や予防において重要です。

C. レビー小体型認知症（Dementia with Lewy body : DLB）

レビー小体とはパーキンソン病の黒質や青斑核に見られるαシヌクレインを構成たんぱくとする神経細胞内封入体です。1980年，進行性の認知症とパーキンソン症状を主症状とし，レビー小体が中枢神経系に広範に出現する疾患に対して，びまん性レビー小体病が提唱されました。その後，1996年にレビー小体型認知症（DLB）として国際的臨床診断基準が提出され，一臨床疾患概念として定着しました。DLBではレビー小体はパーキンソン病の病態を超えて扁桃核や大脳皮質や辺縁系に広範に出現

します。また、大脳皮質には種々の程度の神経原線維変化や老人斑を伴います。

DLBは認知症疾患の5～20%と推定され、ADに次いで多い変性性認知症疾患です。DLB中核的な症状は進行性の認知症と、①認知機能（注意・集中）の変動、②現実的で詳細な内容で繰り返し現れる幻視、③特発性のパーキンソン症状です。

認知機能の変動とは、一日のなかであるいは数日から数週間にわたって意識や注意が変動することをいいます。患者は調子のよいときと悪いときの差が激しく、ふだんはできていることができなくなったり、ふだんよりもボーッとしていたりします。著しく注意が悪化した場合はせん妄と区別ができない状態となります。

DLBでは病初期から幻視がみられることが多く、人物や動物などの有形幻視が反復してみられます。また、壁の模様がヒトや動物に見えるという錯視（パレイドリア）もよくみられます。妄想は被害妄想や誤認妄想が多く、家族が違う人物に入れ替わるカプグラ（Capgras）症候群や、同じ家が二つあるなどの重複記憶錯誤が特徴的です。

DLBのパーキンソン症状では固縮や寡動が多く、振戦を欠く例もあります。悪夢が現実の行動につながり叫んだり暴れたりするレム睡眠行動障害の合併は多く、ときとして認知症の発症に数十年以上先行します。

認知機能障害の特徴は、病初期には記憶障害は軽く、進行につれ明らかになります。注意、実行機能、視空間機能検査の障害が特に目立ち、SPECTやPETなどの脳機能画像検査では、後頭葉の一次視覚野の血流や代謝の低下が認められます。AD治療薬のドネペジルがDLBの認知機能障害にも有効です。幻視や妄想に対して抗精神病薬が投与される場合もありますが、少量の投与でも錐体外路症状の誘発や悪化を招きやすく注意が必要です。失神や起立性低血圧などの自律神経症状がみられることが多く、転倒のリスクが高いことにも注意が必要です。

D. 前頭側頭葉変性症（Fronto-temporal lobar degeneration : FTLD）

前頭側頭葉変性症（FTLD）は、前頭葉ないし側頭葉に主要な病変のある非ADの変性性認知症の総称です。認知症疾患の5％以下と推定されます。

臨床的には前頭側頭型認知症、意味性認知症、進行性非流暢性失語の三つの臨床類型から構成されます。前頭側頭型認知症は行動異常や性格変化などを主徴とし、古典的ピック病をプロトタイプとするものです。意味性認知症では左側頭葉優位に葉性萎縮を認め、意味記憶の障害を症状に、進行性非流暢性失語ではシルビウス溝周囲を中心に変性があり、失文法、アナルトリー、非流暢を特徴とする言語症状を初期症状として認めます。この3類型の変性の進展の様式によるもので、背景疾患を反映していません。いずれも進行期には何らかの行動障害と言語障害を認めるようになります。また、約半数に脳萎縮に左右差が認められます。

前頭側頭型認知症はFTLDの中で一番多い類型で、初老期に発症し、性格や行動の変化などの進行性の前頭葉症候群を呈します。

情動変化としては多幸，あるいは情意鈍麻がみられ，社会や自己に対する関心が失われます。患者は無頓着となり，しばしば身体衛生に構わず不衛生で，共感性がなくなり他人の感情にも無関心となります。病識は欠如し，思考は柔軟性を欠き，先行きを考えた行動ができず「わが道を行く」行動がみられます。

行動上の脱抑制も目立ち，これが万引きなどの反社会的行動となる場合もあります。行為や行動の反復も特徴的で，毎日同じ経路を出かけては決まった行動を繰り返す常同的周遊，同じ時刻に特定の活動を行う時刻表的生活などがみられます。

被影響性の亢進・環境依存症候群としての模倣行動や反響言語もしばしばみられます。例えば，目に入るものを即座に読み上げたり，介護者の行為をまねしたり，相手の言葉を繰り返すなどの行為がこれに当たります。

甘い物を好むなどの食行動の変化もみられます。進行につれ自発性の低下がみられますが，これらの行動障害のため，集団になじめず個別の介護や対応が必要となることが多いです。

4. てんかん

WHOによるとてんかんは，「種々の原因で起こる慢性の脳疾患で，大脳神経細胞の過剰な電気的放電に由来する反復性発作（てんかん発作）を主とし，これに多様な臨床および検査所見を伴うもの」と定義されます。

てんかんの有病率は0.4〜0.9%であり，わが国のてんかん患者数は約100万人と推定されています。薬剤治療で70%程度は発作がコントロール可能であり，適切な診断，内服治療，生活指導が重要です。てんかんの診断には意識障害や痙攣を引き起こすてんかん以外の疾患との鑑別，てんかん発作の診断，てんかん症候群としての診断が必要です。

（1）てんかん発作の分類

てんかん発作は発作症状および脳波所見により分類されます（表4-3）。

てんかん放電の脳内の始まり方と広がりで大きく部分（焦点）発作と全般発作に分類されます。部分発作は脳の一部分（焦点）からてんかん放電が始まるもので，単純部分発作と複雑部分発作に分けらます。

単純部分発作では意識は保たれ，手・足・顔面など身体の1局所に限局した痙攣や視覚・聴覚症状，自律神経症状などを呈します。

複雑部分発作は，前頭葉や側頭葉に焦点があり，てんかん放電が進展して海馬や扁桃体などの辺縁系まで伝搬することにより意識減損を引き起こします。凝視，動作の停止，自動症（舌舐めずり，叫び，笑い，歩行，衣服着脱）などを伴います。発作起始部の単純部分発作の症状（上腹部不快感，既視感や未視感など）がいわゆる前兆と

表4-3 てんかん発作の分類（国際抗てんかん連盟1981年より抜粋）

I. 部分発作	II. 全般発作
A. 単純部分発作 　1. 運動症状を呈するもの 　2. 体性感覚症状あるいは特殊感覚症状を呈するもの 　3. 自律神経症状あるいは徴候を呈するもの 　4. 精神症状を呈するもの 　　（多くは複雑部分発作として経験される） B. 複雑部分発作 　1. 単純部分発作で始まり意識減損に移行するもの 　2. 意識減損で始まるもの C. 二次性全般化する部分発作 　1. 単純部分発作（A）が全般発作に進展するもの 　2. 複雑部分発作（B）から全般発作に進展するもの 　3. 単純部分発作から複雑部分発作を経て全般発作に進展するもの	A. 欠神発作 B. ミオクロニー発作 C. 間代発作 D. 強直発作 E. 強直間代発作 F. 脱力発作（失立発作）

して自覚されることもあります。

　一方，全般発作とは最初から両側半球がてんかん放電をきたす発作であり，強直発作，間代発作，強直間代発作，欠神発作，ミオクロニー発作などがあります。

　強直間代発作は大発作ともいわれ，部分発作が二次性全般化した結果，みられることもあります。全般発作としての強直間代発作の場合，突然に意識障害が生じ，直ちに両側対称性の強直痙攣（10～20秒），続いて細かなふるえから徐々に振幅が増加して間代性痙攣（10～60秒）に移行します。痙攣の持続は合わせて1分程度です。痙攣が突如終了すると，昏睡ないしもうろう状態がみられ，引き続く睡眠（終末睡眠）がみられることもあります。発作中は呼吸停止によるチアノーゼ，瞳孔散大，唾液分泌などがみられます。覚醒後，発作中についての健忘があり，頭痛や筋肉痛がみられます。

　欠神発作は突然に起こり突然に回復する数秒から数十秒の意識消失発作が特徴です。微細な眼瞼ミオクローヌスや，自動症を伴うこともあります。定型欠神では発作時脳波で3Hz棘徐波複合を認めます。

　ミオクロニー発作は四肢や躯幹の一部にみられる攣縮で，しばしばぴくつきと表現されます。脳波に3Hz前後の多棘徐波複合がみられ，棘波成分に一致して筋の攣縮がみられます。

(2) てんかん症候群

　てんかんの原因は遺伝的素因が考えられる特発性てんかんと，何らかの脳損傷があって起こる症候性てんかんとに大別されます。

一方，主な発作型によって，全般発作を主症状とする全般てんかん，部分発作を主症状とする局在関連性（部分）てんかんの二つに分けられます。

　てんかんは病因の組合せと発作型から，特発性全般てんかん，症候性全般てんかん，特発性部分てんかん，症候性部分てんかんの四つの類型に分類されます。

　てんかん症候群とはこれらの類型のなかで，発病年齢，発作症状，脳波異常のパターン，画像検査，運動発達，認知機能など一定の共通性をもつものをいいます。国際抗てんかん連盟（ILAE）は約30のてんかん症候群を記載しています。

A. 代表的なてんかん症候群

1) 小児欠神てんかん（ピクノレプシー）

　特発性全般てんかんに属し5～7歳ごろの学童期に多くみられ，女児に多いです。動作が急に止まり，ボーッとする数十秒程度の定型欠神発作が頻発します。転倒することは通常ありません。過呼吸で誘発されやすく，薬物治療によく反応します。精神発達に遅れはなく，多くは成人には軽快しますが，思春期を過ぎて強直間代発作が出現することもあります。

2) 中心側頭部に棘波を有する良性小児部分てんかん（ローランドてんかん）

　特発性部分てんかんに属し小児てんかんの2割程度を占めます。3～13歳に発症し，特に8～9歳にピークがあります。唇や舌などの口の周囲に異常感覚が先行し，顔面，口腔，咽頭の短い痙攣が特徴的で，浅眠中に起こりやすいです。ときに全般性強直間代痙攣に進展することがあります。中心部・中側頭部に高振幅の特徴的な棘波（ローランド棘波）を睡眠時脳波で認めます。発作の頻度は少なく，年に数回以下のことが大半です。経過は良性で思春期以降には自然に寛解します。

3) 若年性ミオクロニーてんかん（Janz症候群）

　特発性全般てんかんで，12～18歳の思春期に発症します。両側上肢のミオクロニー発作を主徴とし，ミオクロニー発作の持続は短く意識消失はみられません。全般性強直間代発作の合併が多く，まれに短い欠神発作を合併します。ミオクロニー発作は覚醒後数時間以内が多く，睡眠不足などによって誘発されます。脳波では多棘徐波複合が特徴ですが，光過敏性がみられることも多いです。

4) 海馬硬化を伴う内側側頭葉てんかん

　成人の症候性部分てんかんの代表疾患です。側頭葉てんかんの中核群で，海馬硬化症を原因とし，海馬に発作の起始があります。単純部分発作としての上腹部不快感や恐怖感や既視感がみられ，引き続き運動停止，凝視，口部自動症などからなる複雑部分発作を呈します。発作焦点と反対側の上肢のジストニー肢位や，二次性全般化発作がみられることがあります。重症熱性痙攣の既往が多く，10歳ころまでに初発することが多いです。薬物治療に難治性なこともあり，てんかん外科の適応となる場合もあります。発症後10年以上を経て，交代性精神病や持続性の幻覚・妄想を伴うてん

かん性精神病を伴うことがあります。

B. 脳症を伴う症候性全般てんかん

1）ウエスト症候群

　3〜10か月の乳幼児に発症し，強直を主体とするてんかんスパズムを特徴とします。スパズムは数秒の持続で，1日に数十回繰り返す（シリーズ形成）傾向があります。首をカクンと落とす点頭発作，上肢を挙上して体を前屈させる礼拝様の発作がみられます。脳波でヒプスアリスミアを認め，発症後は精神・運動発達の退行を伴います。

2）レンノックス・ガストー症候群

　1〜6歳頃までの幼児にみられます。精神・運動発達の障害を伴い，強直発作，非定型欠伸，脱力発作などの多彩な全般発作をもつこと，難治であること，脳波上2Hz前後の遅い棘徐波複合をもつこと，睡眠脳波で急速律動をもつなどの特徴があります。

（3）てんかんの治療

　一般に特発性てんかんの予後は良好で，器質因をもつ症候性てんかんほど予後が悪い傾向があります。

　薬物療法が中心的な役割を占め，全般発作にはバルプロ酸，部分発作にはカルバマゼピンなどの抗てんかん薬が用いられます。抗てんかん薬は単剤投与を心がけ，副作用を考慮しながら少量から漸増します。至適濃度があり，定期的な血中濃度の測定が必要です。

　また，睡眠不足，過労，アルコールなどの発作の誘因を避け，万一発作が起こった場合に備えて危険な遊びや仕事を避けるなどの生活指導が重要となります。

さらに学習したい方への読書ガイド

❶池田学『認知症―専門医が語る診断・治療・ケア』中公新書，2010.
❷池田学編『認知症　臨床の最前線』医歯薬出版，2012.
❸中里信和監修『「てんかん」のことがよくわかる本（健康ライブラリーイラスト版）』講談社，2015.

講義 05 アディクション（依存症）

松本俊彦 ● 国立精神・神経医療センター精神保健研究所

1. はじめに

　アディクションとは，「ある物や行為にのめり込み，すっかりそのことで頭がいっぱいになってしまい，自分ではその物や行為をコントロールできない状態」のことを指します。この場合の「物」とは，アルコールや覚せい剤などの中枢神経系に対する薬理作用をもつ精神作用物質を意味し，「行為」とは，ギャンブルや買い物，インターネット等の行動を意味しています。

　本講義では，すでにその臨床単位として均質性が確立されている，「精神作用物質」のアディクションについて取り上げたいと思います。なお，現在のところ，アディクションという用語は，行動に対するのめり込みに用いられ，精神作用物質に対するアディクションに対しては依存症という用語を用いるのが通常です。したがって，この講義のなかでは，以後，依存症という表現で統一したいと思います。

2. 精神作用物質とは

　精神作用物質とは，中枢神経系の活動に影響を与えることで，精神面で何らかの効果を及ぼす物質のことを指します。その好ましい効果としては，高揚感や多幸感といった一種の「快感」の場合もありますし，緊張感や不安感，あるいは疲労感・倦怠感を和らげるなどの「苦痛緩和」の場合もあります。

　こうした精神面での効果にはさまざまな強弱の程度がありますが，現在，精神作用物質とみなされている物質としては，ヘロインやモルヒネといった麻薬のほかに，アルコール飲料に含まれるエタノール，覚せい剤に含まれるメタンフェタミン，大麻に含まれるΔ9-テトラヒドロカンナビノール，市販感冒薬・鎮咳薬に含まれるリン酸ジヒドロコデインと塩酸メチルエフェドリン，あるいは，コーヒーに含まれるカフェインや，タバコに含まれるニチコンなどが知られています。

　精神作用物質を主たる薬理効果別に分類すると，次のようになります。中枢抑制薬（中枢神経系に対して抑制的に作用する物質）としては，麻薬類，アルコール，シンナー，大麻などが，そして，中枢刺激薬（中枢神経系に対して促進的に作用する物質）としては，覚せい剤，コカイン，カフェインなどが代表的です。また，幻覚薬（知覚変容や幻覚誘発を主たる効果とする物質）としては，LSD，MDMA，フェンサイクリジン，5-Meo-DIPTなどが知られています。

講義05　アディクション（依存症）

3. 精神作用物質がもたらす精神医学的問題1 ── 中毒

　すでに述べたように，精神作用物質はわれわれの中枢神経系の働きにさまざまに作用し，精神活動にさまざまな影響を及ぼします。そして，体内に摂取した物質が大量であった場合には，中枢神経系に対してさまざまな有害な作用（＝毒性）を発現します。これが，「毒」が身体の「中」にある，すなわち，「中毒」と呼ばれる現象です。

　精神作用物質による中毒の症状は，摂取する物質の薬理作用によってさまざまに異なります。以下には，中枢抑制薬と中枢刺激薬それぞれにおいて代表的な精神作用物質2種類を取り上げ，その「中毒」が引き起こす精神医学の問題をあげておきたいと思います。

（1）アルコールの中毒

　例えば，アルコールは中枢神経系の活動に対して抑制的な作用（＝「ブレーキを踏む」作用）をもっています。通常，われわれは少量のアルコール飲料を摂取すると，大脳皮質の活動が抑制される結果，緊張がほぐれ，不安が和らぎます。嫌な気分を紛らわせたり，一時的に忘れさせたりしてくれることもあります。これらはアルコールのもつ好ましい効果といえるでしょう。しかしその一方で，相対的に大脳辺縁系の活動が亢進する結果，いつもの本人らしからぬ攻撃的な言動に及んだり，周囲の気持ちを配慮しない，自己中心的な行動をとったりと，周囲にとっては迷惑な効果も生じます。これが，いわゆるアルコール酩酊の状態です。

　さらに量を重ねて飲酒すると，脳全体の活動が抑制され，意識がぼんやりとしてきて眠くなり，ときには，宴会の席であることも構わずに，その場で寝込んでしまうこともあります。また，いっそう多くのアルコール飲料を摂取すれば，昏睡状態に陥り，声をかけても反応しない状態になります。この状態では，アルコールの抑制作用は脳幹にまで及んでいて，さまざまな自律神経機能が深刻に抑制されています。低体温や徐脈，嘔吐に際しての吐瀉物の誤嚥，そして自発呼吸停止など，致死的な結果にもなりかねない状態です。これが，アルコールによる急性中毒です。

　このような弊害が生じているにもかかわらず，長年にわたって大量のアルコール摂取が続くと，アルコールの中枢神経細胞に対する直接的な毒性によって脳の萎縮が生じます。また，アルコールに起因する動脈硬化により，脳血流の低下や脳血管の脆弱化が生じ，脳出血や脳梗塞を発症することもあります。こうした種々の影響により，最終的には認知症と変わらない状態（アルコールによる残遺性および遅発性の精神病性障害のなかの認知症）を呈することもあります。

（2）覚せい剤の中毒

　覚せい剤は中枢神経系の活動に対して促進的な作用（＝「アクセルを踏む」作用）

をもっています。覚せい剤を摂取すると，眠気や疲労感がとれ，意欲が高まります。活動性が高まっておしゃべりになり，ひっきりなしに動き回るようになります。自分に対する自信のなさを忘れさせ，嫌な出来事の記憶や嫌な感情から一時的に目をそらしてくれる効果もあります。これらはいずれも覚せい剤がもたらす好ましい効果といえます。

　しかしその一方で，覚せい剤もまた周囲にとって迷惑な効果をもたらします。感情の起伏が激しくなり，突然，激昂したりします。あるいは，疲れているのに眠れず，神経過敏な状態となって些細なことにも意識がとらわれます。例えば，街中を歩いているとき，後ろを歩いている人のことを「警察が自分の後をつけているのではないか」と誤解したり，すれ違った人が「自分が覚せい剤を使っていることを知っているのではないか」と非常に猜疑的になったりします。これが，覚せい剤による急性中毒です。

　さらに，覚せい剤の使用頻度や使用量が増えると，こうした神経過敏状態や猜疑的な傾向はいっそう深刻化し，「誰かに狙われている」「周囲が自分の噂をしている」という，明らかな精神病の症状が発現してくることがあります。これが覚せい剤による精神病性障害です。

　この急性中毒性精神病は，覚せい剤摂取をやめれば数日以内には自然に回復します。しかし，このような状態を呈するに至ってもなお覚せい剤摂取が繰り返されると，一部には，覚せい剤をやめて数か月，ときに数年を経過しても，この精神病の状態から回復できず，統合失調症と区別ができない病像になってしまう人もいます。このような後遺症の状態を，覚せい剤による残遺性および遅発性の精神病性障害と呼びます。

4. 精神作用物質がもたらす医学的問題2 ── 乱用・依存

(1) 精神作用物質がもたらす「報酬」

　精神作用物質がもたらす問題は，「中毒」だけ──つまり，その物質が体内に存在することによって生じる問題だけではありません。体内から完全に物質が取り除かれても，物質がもたらす好ましい効果の記憶は，脳に深く刻印されて「報酬」として機能し，人を再びその物質へと向かわせます。

　個人差はあるものの，この報酬の効果は強力です。われわれは誰もが生まれつき脳内報酬系（主にドーパミン作動系が関与している神経回路）をもっていて，例えば「勉強を頑張ってよい成績を取ったら褒められた」というように，「褒められる」とか「人から認められる」という体験によってこの脳内報酬系が興奮し，以後，勉強など自分が周囲に認められやすい行動に打ち込ませ，われわれ一人ひとりの個性や生き方に大きな影響を与えます。ところが，精神作用物質はこの神経回路の一部をいわば「ハイジャック」し，物質摂取によって，「褒められる」とか「人から認められる」という

体験と同様の興奮を脳内報酬系にもたらすことができるのです。こうした報酬効果のせいで，たとえ周囲にとって迷惑な効果を引き起こしていたとしても，本人はその物質を摂取するという選択をとることが少なくないのです。

　物質がもたらす報酬は，いま述べてきたような，単に薬理学的効果だけとは限りません。例えば，その物質を摂取することで，周囲から自分の存在を承認されたり，ある集団への帰属が許されたりといった社会的な効果もまた，人によっては強力な報酬として機能することがあります。特に「どこにも自分の居場所がない」と孤立感に悩んでいる人，あるいは，「自分を必要としている人はどこにもいない」と自己無価値感に苛まれている人にとっては，「仲間ができる」「ある集団に対する所属感が高まる」といった社会的な効果は強力な報酬となりえます。また，ある物質摂取によって，一時的に「仕事や勉強が頑張れた」とか，「やせてモテるようになった」という体験も，これまで何事にも自信がもてないできた人にとっては重要な報酬です。

(2) 精神作用物質の「乱用」

　上述したように，精神作用物質には一定の報酬としての効果があります。もちろん，どの程度報酬としての効果があるかには個人差はあります。しかし，ある物質がもたらす効果が，その人がこれまでの人生のなかで「潜在的に抱えていたニーズ」——例えば，「人前で緊張してしまう」「疲れやすい」「仲間がいなくて孤独だ」「自分に自信がもてない」など——と合致したときには，もともともっている薬理学的効果と相まって，きわめて強力な報酬として機能します。その強さは，たとえそれが周囲に迷惑をかけ，自分の健康を損ない，長期的にみて自分の人生にマイナスの影響をもたらすことがわかっていても，その物質摂取をやめようとしない状態のことを，精神作用物質の乱用（＝有害な使用）といいます。

　この乱用の段階であれば，本人がその気になれば，健康被害や社会的弊害を生じない程度に物質を摂取するように行動を変えたり，自力で物質をやめたりすることができる可能性があります。

(3) 精神作用物質の「依存症」

　しかし，この乱用状態が続くなかで，しだいに自分の体質そのものに変化が生じてしまい，自分の意志では物質使用をコントロールできない状態に陥ることがあります。というのも，一定期間，精神作用物質を使う過程で，個体（＝摂取する人）には二つの生理学的変化が生じてしまうからです。

　そうした変化の一つは耐性です。これは，中枢神経系には物質に対する「慣れ」が生じ，当初と同じ効果を得るために摂取しなければならない物質の量，あるいは物質を摂取しなければならない回数が増えていくという現象のことをいいます。もう一つは離脱です。これは，物質摂取を急にやめると，さまざまな不快な心身の症状が出現

し，これを緩和するには再び物質を摂取しなければならない現象のことをいいます。この二つの現象は，個体の中枢神経系に変化が生じ，「その物質の薬理作用があること」を前提とした新しい均衡状態が生じていることを意味します。

このように耐性と離脱が生じている段階に達すると，もはや自分の意志では物質の使用をコントロールできません。この段階に達した人が，何らかの事情で物質摂取をやめると，さまざまな不快感や苦痛に襲われ，これを何とかして和らげようとして再び物質を摂取してしまいます。外側からみると，自分の意志でその物質を摂取しているように感じられますが，実際には，「均衡状態を回復しよう」という中枢神経系からの命令に完全に支配された行動であり，精神作用物質を何度も注射されたラットが檻のなかで必死になって薬物のありかを探し回るのと同じ，薬物探索行動なのです。

もちろん，当の本人にはそんなことはわかりません。なぜ生じたかわからない「渇望」で頭のなかがいっぱいになり，「これが最後の一杯（一発）だ」とか，「一杯だけでやめよう」などという，お決まりの言い訳を考えついて，再び物質を摂取するわけです。当然ながら，その後も「最後の一杯（一発）」は何十回も繰り返されますし，「一杯」だけでやめられることはありません。もはや脳内はその精神作用物質に完全にハイジャックされ，支配されており，物質摂取を容認させる口実をあの手この手で思いつかせます。

このように，自分の意志では物質摂取をコントロールできなくなった状態のことを，物質依存症（依存症候群）といいます。この段階では，精神作用物質を摂取する動機は，物質を使うことによる快感を求めてではなく，使わないことによる苦痛を避けることとなっていることも少なくありません。そして，忠告や叱責，あるいは罰則によって物質摂取をやめさせようとしても効果はなく，「やめられない，とまらない」という状態，すなわち，依存症自体を治療対象とする必要があります。

(4) 「依存症」の病因とその特徴

A. アルコール依存症

依存症という病気の原因は，いまだはっきりしたことがわかっていません。確かに親がアルコール依存症の場合には，その子どもがアルコール依存症に罹患するリスクは4倍程度高くなるといわれていますが，それが遺伝子レベルの問題なのか，あるいは親がアルコール依存症であることによる生育環境の問題なのかは不明です。また，アルコール依存症になりやすいパーソナリティ傾向も特段同定されていません。

結論的にいえば，アルコール依存症の第一義的な原因は，「アルコールを飲んだことである」と考えるのが最も適切でしょう。確かに虐待の被害を受けたり，そのほかの外傷的体験に曝されたりすることは，依存症に対する罹患リスクを高めます。しかし，たとえどんな深刻な外傷的な体験に遭遇したとしても，アルコールを嗜む習慣の

ない人が突然アルコール依存症に罹患することはありえません。

　逆に，特に外傷的な体験もなく，適応的な社会生活を送っている人でも，習慣的に大量飲酒を続けていれば，依存症に罹患しうるのです。実際，アルコール依存症患者の多くは，飲酒習慣を始めた当初はごくふつうの酒飲みです。一般に，日本人男性の場合，毎日日本酒換算にして3〜4合のアルコールを摂取していると，10年程度でアルコールに関連する内科疾患を発症するとともに，「依存症」水準の飲酒パターンを呈しうるといわれています。要するに，アルコール依存症は，ふつうの飲酒パターンの延長線上にある，正常と「連続性」をもつ病気と理解すべきでしょう。

　それから，アルコール依存症のもうひとつの重要な特徴としては，「非可逆性」かつ「慢性」というのがあります。ひとたびアルコール依存症と診断できる状態を呈した人は，「一杯だけ飲もう」と自らに誓っても，一杯で済ませることができず，泥酔状態となって意識を失うまで飲んでしまいます。この体質は，たとえ長期にわたって断酒していても変わらないといわれています。実際，長年断酒を続けているアルコール依存症患者が，「これだけ長いことやめていたのだから，今度は上手な飲み方ができるはず。一杯だけ飲もう。一杯だけでやめよう」と考えて再飲酒した結果，最初の一杯だけでは終わらず，驚くほど短期間で以前の飲酒パターンに戻ってしまうなどといった話は，依存症臨床では当たり前に遭遇する出来事です。

　したがって，もしもアルコール依存症の「治癒」を，「昔と同じような普通の酒飲みに戻ること，節度を持った飲酒パターンを取り戻すこと」と定義するならば，アルコール依存症は治りません。「非可逆性」という特徴は，まさにこのことを意味しています。ただ，注意深く「最初の一杯に手をつけない生活」——断酒——を続ければ，「アルコールによって失ったもの」——家族やほかの周囲の人たちからの信頼，健康，財産など——を取り戻すことはできます。言い換えれば，アルコール依存症は，「治癒はしないが，最初の一杯に手をつけない生活を維持すれば，職業的および社会的機能を取り戻すことができる」わけです。これは，糖尿病や高血圧などの慢性疾患との付き合い方と全く同じです。その意味で，「慢性」という特徴があるわけです。

B. アルコール以外の精神作用物質の依存症

　アルコール以外の精神作用物質とは，要するに薬物のことを意味します。精神科臨床の場で乱用薬物として問題となっている物質の多くは，アルコールとは薬理学的に異なる作用をもっていますし，薬理学的な依存性の強さも異なります。

　しかし，そのような薬理作用の違いがあっても，アルコール依存症に関して上述したことの多くは，薬物依存症に関しても当てはまります。例えば，覚せい剤依存症に罹患している人は，刑務所で長期にわたって完全に覚せい剤を体内に入れない生活をしていても，出所して，「その気になればいつでも使える環境」に戻ると，容易に渇望が刺激されてしまいます。覚せい剤依存症の人が最も再使用しやすいのは，刑務所

出所直後なのです。その意味で、アルコール依存症にみられる「非可逆性」や「慢性」といった特徴は、覚せい剤などの薬物の依存症においても当てはまると考えられます。

むしろアルコール依存症と薬物依存症の臨床的な特徴を異なるものとしているのは、乱用物質の違いというよりも、物質乱用を開始する年代の違いの方が大きいように思います。一般に薬物依存症患者はアルコール依存症患者よりも若年であり、早期から物質乱用を開始している例が多い傾向があります。典型的なアルコール依存症患者が、学校をきちんと卒業し、会社勤めなどの適応的な社会生活を送るなかで飲酒問題が進行し、40代後半～50代前半で専門医療機関につながるのに対し、典型的な薬物依存症患者は、10代の半ばころより社会不適応行動の一つとして薬物使用を開始し、学校教育から中途で離脱し、安定した就労経験をもたないまま、20代後半～30代前半で専門医療機関にたどり着きます。

薬物依存症患者が10代半ばで不適応行動を呈する背景には、大きく二つの可能性が考えられます。一つは、何らかの理由により大人や社会に対する信頼感を失い、反社会的な集団のなかに自らの居場所を見出すことを余儀なくされるなかで、違法薬物に手を出すというパターンがあります。もう一つは、早期から何らかのメンタルヘルス問題を呈して精神科医療にアクセスするも、そこで適切な治療を受けることができずに、睡眠薬や抗不安薬といった処方薬の乱用を呈するというパターンです。

いずれの場合にしても、単に断薬しただけでは問題が解決しません。薬物乱用を開始する以前より存在する、「居場所のなさ」や「生きづらさ」に対する支援が必要ですし、30歳になって薬物をやめたとしても、社会経験が全くないので、「生きること」そのものの支援も必要となります。

逆に、まれに20代でアルコール依存症が顕在化し、専門医療機関につながる患者がいます。このような患者の場合、背景に抱えている問題は、典型的な中高年年代のアルコール依存症患者よりも、薬物依存症患者に近い様相を呈しています。その意味では、乱用物質の違いよりも、「いつごろから」「生活歴のどのような文脈のなかで物質の乱用を始めたのか」という違いに注目したほうが、実際の治療や援助には有用といえるでしょう。

5. 依存症治療のポイント

(1) 解毒は依存症の治療ではありません

精神作用物質の影響で意識障害や精神病症状を呈していたり、物質の急激な中断によりさまざまな離脱症状を呈したりしている場合には、いうまでもなく安全に解毒することが求められます。こうした病態はいずれも、「毒（＝物質）が体内に残っていること、完全に抜け切れていないこと」によって引き起こされているわけですから、「毒

を体外に出す」ことが差し当たっての目標となります。症状が重篤な場合には，非自発的な入院により，物理的に物質を摂取できない状況をつくり，安全に解毒する必要があります。

しかし，くれぐれも誤解しないでほしいのですが，解毒は依存症そのものの治療ではありません。あくまでも「中毒」の治療です。中毒というのは文字どおり「毒が体内にある」という状態であり，治療は「毒を体外に出す」こと，すなわち解毒こそがなすべき唯一のものです。しかし，依存症は「体内から毒が抜けても，いつまでも毒にとらわれている」病気です。長期間やめ続け，もうすっかり体内にその物質がなくなったとしても，些細なことで渇望が刺激されますし，ひとたび手を出せば，かつてのめちゃくちゃな使い方をしてしまう，という病的な使用パターンは潜在しています。その意味で，解毒とはあくまでも依存症の治療を始めるための準備に過ぎないのです。

（2）治療は長期にわたる継続が必要です

依存症の治療は長期にわたる継続が必要です。どんなに重篤な依存症患者でもアルコールや薬物を「やめる」のは簡単です。実際，患者のほとんどがアルコールや薬物をやめています――もちろん，それはわずか数日，あるいは数時間という短い単位での話ですが。

難しいのは，「やめる」ことではなく，「やめ続ける」ことなのです。そして，「やめ続ける」ためには，少なくとも数か月間，場合によっては数年の長きにおよぶ治療期間が必要です。

なお，依存症治療における入院の位置づけは，あくまでもこれから長く続くであろう外来治療の準備に過ぎません。治療の基本は外来における治療プログラムです。外来でなかなか安定した断薬状態を維持できず，再使用を繰り返す場合に1～3か月程度の入院治療を検討します。また，このような入院を繰り返しても，なかなか断薬状態での安定した外来通院が実現できない場合には，DARC（Drug Addiction Rehabilitation Center）のような民間リハビリ施設への入所も検討します。

（3）選択肢を提示し，本人に選ばせましょう

依存症の治療には，入院・入所治療，外来治療，自助グループのミーティングへの参加，認知行動療法，動機づけ強化療法などさまざまな方法がありますが，信頼できる比較研究の結果，「いずれの治療法の効果に関して有意な差はない」ことが明らかになっています。しかしその一方で，患者自身が自分の意志で選択したプログラムに参加した場合に，最もよい治療効果が得られるということも明らかにされています。

したがって，治療に際して必要なのは，選択肢を示すことです。これまでは，依存症の治療といえば，専門病院における入院治療プログラムか，民間リハビリ施設入所か，自助グループかという選択しかありませんでしたが，近年では，SMARPP

(Serigaya MethAmphetamine Relapse Prevention Program) をはじめとする，認知行動療法的ワークブックを用いた集団薬物再使用防止プログラムを実施する医療機関や精神保健福祉センターも増えつつあります。選択肢が増えたという点で少しずつ好ましい状況となっています。

(4) 本人のニーズとの折り合いをつけ，治療を継続させる努力が必要です

　本人のニーズを無視して，治療者側から一方的に治療プログラムを押しつけるのは好ましくありません。そのようなやり方では，患者が治療をやめてしまうでしょう。といっても，依存症患者は「隙あらば治療をやめよう」とします。ある意味で，依存症とは，「治療を受けたくない」病なのです。放っておけば，患者はより負担の少ない治療を選択し，さらにはできるだけ短期間で治療を切り上げようとするでしょう。しかし，依存症の治療転帰は，地域においてどれだけ長い期間，治療関係を継続したかで決まります。したがって，治療者は患者と交渉し，少しでも長く治療を継続するように励ます必要があります。

　要するに，治療者は患者のニーズに耳を傾けながら，治療が少しでも継続するように交渉し，折り合いを探る必要があるのです。例えば，アルコール依存症の治療は，本来，「断酒」を目指すべきですが，患者が断酒に難色を示し，抵抗をするのであれば，戦略的に差し当たって「節酒」を目標とした治療を行う必要もあります。大事なことは，「関係が途切れないように。しかし，目標を見失わないように」です。

(5) 治療経過中の再飲酒・再使用は最初から織り込み済みの現象です

　治療の初期には，物質使用が繰り返される場合も少なくありませんが，それでも治療関係を継続するべく努力する必要があります。入所型の依存症治療プログラムを終了した依存症患者が安定した断酒・断薬を達成するまでには，平均すると7〜8回の再発（単に再飲酒・再使用するだけでなく，重篤な乱用状態に戻ること）を経験するといわれています。

　要するに，治療経過中の再飲酒・再使用は，最初から織り込み済みの現象なのです。たとえ，治療の初期に物質使用が繰り返されたとしても，治療が継続するなかで断酒・断薬が達成されることは少なくありません。また，最終的に断酒・断薬が達成できなかったとしても，治療を継続していたほうが「平均余命が長い」「社会的機能が高い」「生涯総収入額が高い」「逮捕される回数が少ない」というデータがあります。このことは，治療を継続していることは，患者にとって「得である」ことを意味しています。

（6）家族を継続的な相談につなげましょう

　依存症という病気の特徴は，「本人が困るよりも先に，周囲が困る」という点にあります。つまり，家族は本人の飲酒や薬物使用を問題と感じているのに，本人がその問題を認めず，なかなか治療につながろうとしないのです。家族はしばしば何とか本人に問題意識をもたせようとして，小言を言ったり，叱責したり，暴力を振るったり，懇願したりしますが，なかなかその思惑は成功しません。むしろ家族のそうしたかかわりがある種の悪循環を生み，かえって本人の飲酒行動・薬物使用行動を悪化させたり，治療から遠ざけたりします。やっとのことで本人が治療につながったと思っても，すぐに治療を中断してしまいます。

　依存症の治療は家族の相談から始めます。この相談は1回きりの情報提供ではなく，「作戦会議」として継続的に行われる必要があります。そのなかで，家族はイネイブリング（結果的に本人の物質使用に口実を与え，維持させてしまっている「尻ぬぐい」的行動）をやめ，本人との対立，あるいは暴力の被害を受けながら，本人を治療につなげ，あるいは，治療を継続させる工夫について相談していくのです。

　家族の相談場所としては，まずは，各都道府県政令指定都市に少なくとも1か所は設置されている精神保健福祉センターにつなげるとよいでしょう。ここには，依存症者家族の自助グループや民間相談機関の情報が集約されていますし，最近では，CRAFT（Community Reinforcement And Family Training）という依存症者家族を対象とする行動療法プログラムを実施している施設も増えつつあります。

6. おわりに

　本講では，アルコールや薬物といった精神作用物質が引き起こす問題を整理し，そのなかでもその依存症をどのように理解し，治療を進めていくべきかについての概要を述べさせていただきました。紙幅の関係で，個々の精神作用物質に応じた臨床像の特徴，あるいは治療法の詳細，さらには併存する精神障害に関しては十分に論じることはできませんでしたが，これについては別の成書※に譲りたいと思います。

　本講で特に重視したのは，人が精神作用物質に依存するようになるメカニズムをわかりやすく解説し，「やめられない，とまらない」という，ともすれば援助者を苛立たせる事態をどう理解し，対応するかです。

　医療関係者のなかには，アディクション問題を抱える患者に対して陰性感情を抱き，

※今道裕之『アルコール依存症——関連疾患の臨床と治療』第2版，創造出版，1995.
　松本俊彦『薬物依存の理解と援助——「故意に自分の健康を害する」症候群』金剛出版，2005.
　松本俊彦『薬物依存とアディクション精神医学』金剛出版，2012.
　松本俊彦『薬物依存臨床の焦点』金剛出版，2016.

ともすれば忌避しようとする者も少なくありません。しかし，アディクション臨床には，さまざまな心理療法や心理社会的介入のエッセンスが詰まっており，その経験は援助者としての「引き出し」を大きくするうえで極めて効果的です。そのことを強調し，本講を締めくくりたいと思います。

さらに学習したい方への読書ガイド

❶ 松本俊彦編「やさしいみんなのアディクション」『臨床心理学』増刊第8号, 金剛出版, 2016.
❷ 松本俊彦『よくわかるSMARPP —— あなたにもできる薬物依存者支援』金剛出版, 2016.
❸ 松本俊彦・宮崎仁編『いまどきの依存とアディクション —— プライマリ・ケア／救急における関わりかた入門』南山堂, 2015.

講義 06 統合失調症とその周辺

宮田量治 ● 山梨県立北病院

1. はじめに

　統合失調症は，日本においてはおそらく，明治時代以降の私宅監置，高い塀と鉄格子のある精神科病院，事件報道などを通して，かつて精神分裂病と呼ばれたそのイメージどおりのおどろおどろしさが否応なく強調され，社会においてはタブー視されてきました。しかし，治療法の進歩，福祉政策の転換，統合失調症をカミングアウトした著名人の活躍などにより，近年，ほんの少しではあるものの，特別な病気ではないものとして理解しようという光明が差しはじめています。

　統合失調症は，自然治癒する病気ではなく，治療によって完治を目指せない慢性の精神疾患で，ほとんどの例では生涯にわたる薬物治療が必要となります。また，全国に33万床以上ある精神病床における主要な疾患であることには変わりありません。精神科の長期入院を経て地域生活へと移行した患者には，濃厚な医療・福祉サービスの利用が必要となる例も多くあります。つまり，精神障害の治療や福祉にかかわる者にとって，統合失調症は最も典型的な精神疾患で，統合失調症に対して偏りのない認識をもつことがたいへん重要です。

2. 統合失調症の診断

　統合失調症は，簡潔には，「幻覚や妄想という症状が特徴的な病気で，それに伴って，人々と交流しながら家庭や社会で生活を営む機能が影響を受け（つまり，生活に支障が生じる），感覚・思考・行動面に病気のための歪みがあることを自分で振り返ることが難しくなりやすい（つまり，病識を持ちづらい）特徴をあわせ持つ」[1]精神疾患と説明できます。

コラム1　統合失調症への呼称変更

　ドイツ語でSchizophrenie，英語でschizophreniaといわれる疾患が日本では「精神分裂病」と翻訳され，長らく用いられてきましたが，病名に強烈なスティグマ（偏見，否定的なイメージ）を伴うことから，2002年になり「統合失調症」へ呼称変更されました。私たちが使う言葉には自ずとイメージが付加されるものですが，統合失調症がかつての精神分裂病と同じような絶望感や恐怖を抱かせることがないように，私たちはこの疾患を正しく理解し，かかわっていくことが大切です。

表6-1　ICD-10基準に採用されている統合失調症診断のための諸症状

a	考想化声，考想吹入あるいは考想奪取，考想伝播
b	支配される，影響される，あるいは抵抗できないという妄想で，身体や四肢の運動や特定の思考，行動あるいは感覚に明らかに関連づけられているもの，および妄想知覚
c	患者の行動にたえず注釈を加えたり，仲間たちの間で患者のことを話題にしたりする幻声，あるいは身体のある部分から発せられるというほかのタイプの幻声
d	宗教的あるいは政治的な身分，超人的な力や能力といった，文化的に不適切で全く不可能な，ほかのタイプの持続的な妄想（例えば，天候をコントロールできるとか別世界の宇宙人と交信しているといったもの）
e	どのような種類であれ，持続的な幻覚が，明らかな感情的内容を欠いた浮動性の妄想か部分的な妄想，あるいは持続的な支配観念を伴ったり，あるいは数週間か数か月間毎日断続的に生じているとき
f	思考の流れに途絶や挿入があり，その結果，まとまりのない，あるいは関連性を欠いた話し方をしたり，言語新作がみられたりするもの
g	興奮，常同姿勢あるいはろう屈症，拒絶症，緘黙，および昏迷などの緊張病性行動
h	著しい無気力，会話の貧困，および情動的反応の鈍麻あるいは不適切さのような，ふつうには社会的ひきこもりや社会的能力の低下をもたらす「陰性症状」。これらは抑うつや向精神薬の投与によるものではないことが明らかでなければならない
i	関心喪失，目的欠如，無為，自分のことだけに没頭した態度，および社会的ひきこもりとして明らかになる，個人的行動のいくつかの局面の全般的な質にみられる，著明で一貫した変化

注：幻覚ないし妄想には………を付した

　ICD-10による統合失調症の診断では，**表6-1**のとおり，四つの精神症状（a～d）のうちの最低一つ，または五つの精神症状（e～i）のうちの最低二つが1か月以上持続していることが必要とされており，統合失調症診断において幻覚や妄想があることが重視されていることが確認できます。

幻聴が聞こえる代表的な病気

　意識がはっきりとした成人が幻聴を体験することはまずないとされており，ある人に明確な幻聴があれば精神科診断にはたいへん有力な情報となります。成人に幻聴を生じさせる代表的な疾患は，統合失調症と物質関連障害（覚醒剤，危険ドラッグなどの使用）の二つ，高齢者の場合は，認知症のBPSD（Behavioral and Psychological Symptoms of Dementia：行動・心理的症状）としての幻聴がまず疑わ

統合失調症は，妄想や幻覚を主体とする「妄想型」，意欲低下や感情鈍麻を来す「破瓜型（ないし解体型）」，病状悪化時に興奮や昏迷を来す「緊張型」など，いくつかの病型に分けることができます。どの病型にも当てはまらない「鑑別不能型」もあります。統合失調症の病型とは，大学の学部のようなものです。つまり，大学には文系，理系，芸術系などの学部がありますが，それぞれカリキュラムも進路も大きく異なります。しかし大学で学ぶ学生は大学生（＝統合失調症）とくくられます。このように，統合失調症は，異種性があり，単一の精神疾患ではないこと，つまり，特徴的な精神症状（**表6-1**のa～i）のいくつかを示すに至った症候群として理解することが大切な視点となります。後述の症例箇所には，典型的な病型に該当する3症例を提示したので参照してください。

　統合失調症に近い病態を示す精神疾患として持続性妄想性障害（妄想が主体で，幻聴はほとんどみられない），急性一過性精神病性障害（症状がごく短期間で消失する），統合失調感情障害（統合失調症の症状に加えてときに躁うつ病の性質も表出する）などがあり，これらは一括して統合失調症圏ないしＦ２圏といわれます。

3. 症状[2)]

　統合失調症は症状を説明できるような体の病気がないことを前提としています。統合失調症にみられる特徴的な症状は四つ（陽性症状，解体，緊張病症状，陰性症状）に大別されますが，これらの症状は，患者に，ときに著しい消耗や不安・恐怖，自信喪失などの心理的反応を引き起こします。また，四つの症状以外にも患者には不眠や食欲低下，不安やイライラ感など，精神疾患に一般的な症状が比較的よくみられます。

コラム3　統合失調症患者の病識欠如

　精神科医療においては，病気の存在を否定し治療に拒否的となる認知のことを病識欠如として問題視する向きもあります。しかし患者が疾病を受容しようとしない態度の背後には，脳の機能障害があると言われており，加えて，厳しい現実を直視したくないという人間としてごく当たり前の不安や恐怖があるのかもしれません。また病気についての適切な説明が行われていない場合もあるかもしれません。最近はストレングスモデルが普及し，スタッフは病識欠如を直接は取り扱わず「あなたはどうしたいのか」という視点から患者本人の願望や興味に寄り添って治療同盟を築こうという新しいアプローチも生まれています。

（1）陽性症状

　陽性症状とは，**表6-1**のaからdまでの幻聴や妄想など，健康な人にはまず体験されないような精神的な症状（つまり「健康人にないはずのものがある」ことで病的と判断される症状）のことです。このうち，考想化声，患者の行動にたえず注釈を加える幻声，患者のことを話題にしたりする幻声，妄想知覚（患者が実際に見たもの，聞いたものに対し，誤った意味づけを行い，結果，妄想をなしたもの），考想奪取，考想吹入，考想伝播などは，たった一つあれば統合失調症の診断がついてしまうといわれてきた疾患特異性の高い症状です。

　幻聴は，意識がはっきりしているのに実在しない音や声が聞こえる体験で，機械音や自然の音よりも，言葉が聞こえるという体験を特に重視します。統合失調症においては，自分への悪口が耳元や頭の中に直接聞こえてくる，というような訴えが最も多くあります。物音や音楽が聞こえる体験は統合失調症にも比較的よくみられますが，言葉の幻聴（幻声）ほどの病的意義はないとされています。

　妄想は，本人のみが確信していて，客観的には了解できない思考内容のことです。統合失調症によくみられる妄想は，被害妄想（周りの人が自分に対して悪意を抱いているとか，ばかにしているという内容の妄想），関係妄想（周りで起こった出来事が自分と関係しているという内容の妄想），その両者の性質をもった被害関係妄想です。被害関係妄想のある患者は，そのような事実がないにもかかわらず，外出先のスーパーで客や店員が自分のことを笑っていると感じたり，テレビのニュース番組で自分のことが報じられていると感じたりします。

　自我障害は，物事を自分で行っているという実感（自己能動感）が薄れたり消失したりすることです。健康な人が自我障害を実感することは難しく，食べたり飲んだり，考えたりする際，自分が行っているという感覚が乏しくなることは，ときに苦痛を伴う体験となります。自我障害が思考に関して生じると，考想奪取（自分の思考内容を

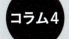

精神科医は薬を一生飲むことをどう説明しているか

　薬物療法が生涯にわたって必要となる統合失調症では，患者から納得が得られるかどうかは別として，この重たい事実をごまかさず，しかし優しく，相手の理解度に合わせて提示することがとても大切です。「薬を飲むことは歯磨きや顔洗いと同じです。人が健康的に生きるためには，死ぬまで続けなければならないめんどうな習慣がたくさんあるでしょう。それと同じように薬のことも考えられたらいいですね」など，説明の仕方はいろいろです。あなたの身近な先輩にも聞いてみるとよいでしょう。

誰かに取られたと感じる体験。結果，患者は頭の中がからっぽになったなどと訴えることがある），考想吹入（他人の思考内容を吹き込まれると感じる体験。患者にとっては思考奪取と逆の体験となる），考想伝播（自分の思考内容がほかの人に流布してしまうと感じる体験。患者は自分の秘密や他人批判が伝わってしまうことを苦痛としばしば感じる）などの体験となります。自我障害が意思決定や行動面に関して生じると，いわゆる「させられ体験」となり，患者は誰かに操られたとか，意思とは関係なく勝手に動いてしまった，などと訴えるようになります。

（2）解体

　解体とは，会話や行動がまとまりを欠いた状態のことで，精神病理学的には**表6-1**のfの「思考形式の障害」などが含まれますが，実際の患者に接してみないと理解しづらい症状です。

　健康な人は，自分の話したいことを筋道立てて比較的要領よく話すことができますが，解体のある患者はそれがうまく行えず，話が横道にそれたり，文と文とのつながりが漠然としていたり，重度の解体例では支離滅裂となったりします。Yes／Noでは答えられないオープンクエスチョンのときに会話の解体が明らかになりやすく，会話自体が非生産的となることもみられます。行動面の解体では患者が結局何をしようとしているかわからないようなまとまりのない行動となります。

（3）緊張病症状

　緊張病症状は，**表6-1**のgに相当し，活動性の著しい亢進（興奮など）と活動性の著しい低下（ろう屈症や昏迷）の両極端ともいえる症状を含み，極期には患者と意思疎通を図ることが難しくなります。適切な治療や介入により，ほかの精神症状（例えば，幻覚や妄想）ほど長くは持続しませんが，放置されると生命維持をおびやかすこともあります。

コラム5　べてるの家の当事者研究

　日本発の統合失調症回復モデルとして，「べてるの家」（北海道浦河町）の活動はたいへん有名です。幻聴や妄想が十分に寛解していない患者が地域社会のなかに溶け込み，たくましく生きている姿は多くの人に感動を与え続けています。また，「当事者研究」などのユニークな活動による疾病受容や自尊心の回復，ピアサポート活動には，従前の医療・福祉サービスへのソフトな批判も含まれているでしょう。つまり，「べてるの家」は，私たち精神保健関係者にとっても初心に帰り支援の糸口を見つけるための大切な場所になっているのです。

(4) 陰性症状

　陰性症状は，感情鈍麻（喜怒哀楽などの健康的な感情の表現・表出が乏しくなり，ときに，場違いな感情を表すことなどがみられる），意欲低下（自発性が乏しくなり，物事への関心が薄れ，やる気がでない，などの訴えとなる），ひきこもり（ほかの人とかかわり合うことへの関心が薄れ，一人で過ごすことが増加し，かかわり合いの機会が乏しくなる）など，陽性症状とは逆に，「健康人にあるはずのものが乏しくなる」ことで病的と判断される精神的な症状のことです。

　陰性症状は，統合失調症の進行とともにしだいに明らかとなり，患者の社会的機能の低下に強く影響を与えます。陰性症状は，抑うつ，抗精神病薬の副作用としてのパーキンソン症候群，施設症（刺激の少ない環境で長期間過ごすことによる反応）などによる二次性の陰性症状とは区別する必要があります。

4. 症例

症例1

妄想型：50代（男性）

　大学卒業と同時に市役所へ就職。1年後となるX年5月に発病。以後，A精神科病院にて30年以上にわたり治療継続。途中，X＋3年，およびX＋12年に病状悪化によりそれぞれ1か月，6か月入院しました。発病後，欠勤はしないものの仕事がしだいに行えなくなり，X＋25年3月（48歳）に人事担当者の勧めにより早期退職。その後はデイケアに週5回休まず通所。有名女性タレントの本当の夫は自分。寝ている間に毎晩抜かれる赤血球が，治療薬として難病の子どもや政治家に配給され，人の役に立っているとの体系化された妄想があります。この妄想に対して現実離れしているという違和感が多少はありますが，自分はやはり正しいと考えています。デイケア通所や通院治療は治療のためというより公的仕事であり，午後3時半にデイケアプログラムが終了しても公務員の勤務に合わせて午後5時15分を過ぎないと帰宅しません。

症例2

破瓜型：50代（男性）

　高校3年在学中に発病。近所の家に入り込み，警察に保護され，X年10月にB精神科クリニック初診。統合失調症と診断されましたが，水浴や断食などの民間治療に頼り，精神科治療は受けませんでした。X＋1年4月に高校復学も中退。「ラジオの命令」により自宅を飛び出し，X＋2年7月にA精神科病院へ初回入院となり，以後，20年以上長期入院。X＋24年4月に障害者施設へ入所となりました。日中は病室か病棟の一角でにたにた笑っていたり，大量の水を飲むなどの逸脱行動があ

ります。また，会話による意思疎通は困難で，おうむ返しが目立ちました。歯磨き・更衣・入浴などのセルフケアは指導しても十分に行えず直接の介助が必要です。

症例3

緊張型：40代（男性）

無断外泊，怠学などにより高校中退。10代後半で結婚。スーパーに勤務していましたが，X年12月（23歳）のとき数日の不眠後，興奮，怒声，仁王立ち状態となり精神科病院を初診・初回入院。薬物治療により速やかに改善しました。X＋1年6月に離婚。本人は精神病エピソード時のことをよく覚えておらず，病識が出ないまま治療中断。すると間もなく「爆発する」など，意味不明な発言とともに興奮，再入院を繰り返しました。持効性注射製剤が導入されましたが再発はとまらず，20年の経過中，2週間〜1か月の入院を50回以上繰り返しました。40代になり興奮時に家族へ暴力を振るい，自宅退院が難しくなりましたが，治療抵抗例に適応のある抗精神病薬・クロザピンが導入され，幻覚妄想，衝動性，興奮性が著しく改善しました。結果，長期入院をへて自宅へ退院。自分は真の総理大臣との誇大妄想がありますが，態度に出ることはなく，思考障害がやや目立つものの，作業所通所へのステップアップを目指して週4回デイケア通所中です。

5. 疫学

統合失調症の生涯有病率（調査時において経過に関係なく統合失調症を発病した人の比率）は0.1〜1.8％[3]とされ，一般には100人に1人の割合といわれています[1]。つまり，統合失調症はまれな病気ではなく，比較的頻度の高い病気です。

コラム6　統合失調症診断基準の変更

WHOによると，現在広く用いられているICD-10診断基準は2018年を目処にICD-11へ全面改訂され，統合失調症の診断基準も見直される予定となっています。この見直しにより統合失調症は，a）持続性の妄想，b）持続性の幻覚，c）重症例では滅裂や的外れ／言語新作に至るような思考障害，d）自我障害（思考吹入や思考奪取を含む），e）陰性症状，f）まとまりのない行動，g）興奮，拒絶，昏迷を含む精神運動障害の七つから二つ以上の症状が1か月以上持続する（ただし必ずa〜dを含む）ものとされて，ICD-10（**表6-1**）のように幻覚や妄想についての精密かつ限定的な記載がなくなります。妄想型や緊張型のような病型分類もなくなり，代わりに症状経過（初回，再発，持続性）を区別するようになります。

統合失調症の好発年齢は10代後半から20代で，ほとんどが40歳までに発病するため，それ以降に初発した統合失調症は特に「遅発性統合失調症」と呼ばれることがあります。統合失調症を発病しても，精神科医療機関を受診し治療が開始されるまでにはタイムラグがあり，DUP（Duration of Untreated Psychosis；精神病未治療期間）の平均は1年半を超えるといわれています。統合失調症においても，早期治療が改善・回復の鍵となっており，DUPを極力短縮することが精神保健政策の課題となっています。

6. 病因

統合失調症の病因は十分に解明されておらず，現在のところ，病因についてはさまざまな仮説があります。病因仮説は，目的により，①現在行われている治療法ないし疾患教育における統合失調症の経過や予後をうまく説明するための仮説と，②新しい診断法や治療法の開発のための仮説の二つに大別されます[4]。統合失調症の代表的な病因仮説については表6-2にまとめたので参照してください。

表6-2 統合失調症の病因仮説

①による仮説	ドパミン仮説	脳内におけるドパミン作用が過剰となる（中脳辺縁系のドパミン活性亢進）ことで統合失調症が発病するという仮説
	グルタミン酸仮説	脳内におけるグルタミン酸作用が減弱することにより統合失調症が発病するという仮説
	ストレス脆弱性仮説	脆弱性（素因）をもった人がその人の脆弱性レベルを超えるストレスに晒されると統合失調症が発病するという仮説
	神経発達障害仮説	何らかの理由（胎児期のインフルエンザ感染，出産時の外傷や低酸素脳症などによる脳ダメージ）により，正常な神経発達が妨げられたことにより統合失調症が発病するという仮説
②による仮説	Common-disease common variant (CDCV) 仮説	家系が異なっていても共通の頻度の高い遺伝子により統合失調症が発病するという遺伝的仮説
	Common-disease multiple rare variant 仮説	家系が異なっていても共通の頻度の低い遺伝子により統合失調症が発病するという遺伝的仮説
	中間表現型仮説	統合失調症を直接発病させる遺伝子はないが，神経生物学的障害（脳体積減少，記憶障害など），つまり中間表現型に異常をきたす遺伝子があり，結果，統合失調症が発病するという遺伝的仮説

①②の意味については本文を参照

7. 治療

統合失調症の治療は薬物療法に加えて，薬物療法の必要性や回復過程について本人や家族に対して疾患教育を行い，長期にわたる治療への理解やモチベーションをつくることが大切です。十分な改善・回復が得られない例にはより濃厚な心理社会的治療も必要となります。精神科における治療では，治療環境にもよりますが，医師，看護師，作業療法士，精神保健福祉士，その他の多職種スタッフがかかわることが特徴となっています。

(1) 薬物療法

統合失調症の薬物療法には脳内のドパミン受容体に作用する抗精神病薬が用いられており，初回エピソード後，再発を経験した例については，一般に生涯にわたる薬物療法が実施されます。国内では20種類以上の抗精神病薬がありますが，このうちよく用いられているのは，リスペリドン，オランザピン，アリピプラゾールなどの非定型ないし第二世代の抗精神病薬で，従来薬に比べて錐体外路系副作用が少ない薬剤です。

統合失調症の薬物療法では，治療が長期にわたる一方，処方された薬の一部しか内服しない例（このような内服は「部分アドヒアランス」といわれる）や，治療から完全に脱落し，再発・再燃を繰り返す患者が少なくないことから，持続性注射剤（デポ剤，LAI製剤：持効性の注射で，1度の筋肉内注射により，薬を飲まなくても数週間から1か月くらい薬理作用が持続される）が用いられています。また，そのような治療でも十分な改善が得られない例には，mECT（修正型電気けいれん療法）や治療抵抗性統合失調症のみに適応がある抗精神病薬・クロザピン投与が行われていますが，国内においてあまり普及していないことが問題となっています。

(2) 心理社会的治療

統合失調症に対する心理社会的治療には，疾患教育（井上新平・安西信雄・池淵恵美監修による「精神障害を持つ人の退院準備プログラム」が国内ではパッケージとして比較的よく普及している），作業療法，精神療法，認知行動療法などがあります。

精神科医療機関等で通院患者向けに実施される「精神科デイケア」は，疾患教育や認知行動療法などの専門の治療を組織的，継続的に提供できる治療枠組みとして統合失調症例に有用で，他者との交流が苦手な患者でも（スポーツやゲームを通して）ほかの人とかかわる社会的場面を体験し，社会的技能を改善・回復する場ともなっています。さらに，医療機関等を舞台として，患者同士による情報交換が活発に行われており，自助グループやピアカウンセリングへ発展する例も見られます。

(3) その他の治療や福祉的サービス

統合失調症患者の療養生活の特徴として，精神科の治療中断が起こりやすいこと，肥満や生活習慣病などの身体合併症リスクが高いことなどがあり，在宅療養を支援するための訪問看護・指導が積極的に行われています。精神障害者対象の居住施設や主に単身生活者に対するホームヘルプなども近年普及してきています。一方，このような支援やサービスから脱落し中断してしまう例，あるいは，未治療のまま経過する例もあり，地域精神保健の課題となっています。

8. 経過と予後

統合失調症は，適切な治療がないと精神病エピソードを繰り返します。治療や支援により十分な改善・安定が得られない場合の生涯経過イメージは図6-1のようなものとなることが知られています。この図の縦軸は，機能，および精神病理であり，典型的な患者では20歳で発病し，40代までは病気が進行し，その後比較的安定した状態（不全寛解の状態）に至ります。しかし，その安定とは「悪いところがありながらも安定している」状態に過ぎず，機能面（仕事や家事を行う能力，ないし，整容や対人関係など自分の身の周りのことを行う能力）は当初能力の半分程度にまで低下しています。精神的な症状（精神病理）についても，このような経過をたどる患者では，やや重度の陰性症状が生じており，物事への意欲や活力が不足した状態がみられるで

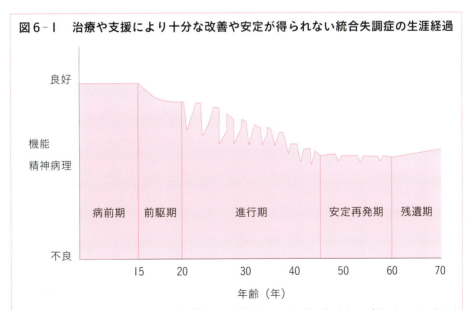

図6-1 治療や支援により十分な改善や安定が得られない統合失調症の生涯経過

出典：Sheitman, B. B., Lieberman, J. A., *The natural history and pathophysiology of treatment-resistant schizophrenia*. J Psychiatry Res, 32, pp. 143-150, 1998.

しょう。

　統合失調症の長期予後については,「進行性・予後不良」という過去のイメージとは異なり,半数以上の患者が回復しており,10年から15年のうちに社会的機能が良好となる一群も知られています。初回エピソード患者への良質な介入が統合失調症の予後を改善させているとの指摘もあります[5]。統合失調症の長期予後の改善には,適切な治療的環境（適切な住居の確保,就労支援,薬物療法,ケースマネジメントを含む包括的リハビリテーションなど）のもと,患者を可能な限り地域社会のなかで支えるシステムの存在が大切です。患者が地域で安心して生活できることが,症状を安定させ,社会的機能の改善や維持が図られることにつながるからです[5]。

【文　献】
1) 福田正人「統合失調症の基礎知識　診断と治療についての説明用資料」日本統合失調症学会監,福田正人・糸川昌成・村井俊哉・笠井清登編『統合失調症』医学書院, pp.25-36, 2013.
2) 針間博彦「症候学」日本統合失調症学会監,福田正人・糸川昌成・村井俊哉・笠井清登編『統合失調症』医学書院, pp.80-93, 2013.
3) WHO, *Schizophrenia and public health (report)*, WHO, 1998.
4) 橋本亮太「病因と病態モデル」日本統合失調症学会監,福田正人・糸川昌成・村井俊哉・笠井清登編『統合失調症』医学書院, pp.103-114, 2013.
5) 伊藤順一郎・吉田光爾「経過と予後」日本統合失調症学会監,福田正人・糸川昌成・村井俊哉・笠井清登編『統合失調症』医学書院, pp.128-142, 2013.

さらに学習したい方への読書ガイド

❶福田正人編著『改訂新版精神科の専門家をめざす』星和書店, 2012.
❷アマダー, X., 八重樫穂高・藤井康男訳『病気じゃないからほっといて──そんな人に治療を受け入れてもらうための新技法LEAP』星和書店, 2016.（Amador, X., *I am not sick, I don't need help! : how to help someone with mental illness accept treatment*, Vida Press, 2007.）
❸向谷地生良『技法以前──べてるの家のつくりかた（シリーズ ケアをひらく）』医学書院, 2009.

講義 07 双極性障害（躁うつ病）とその周辺

義村さや香 ●京都大学大学院
十一元三 ●京都大学大学院

1. はじめに

　双極性障害（躁うつ病）は統合失調症とともに「精神病」として19世紀から知られてきた代表的な精神疾患ですが，近年，この疾患の位置づけや臨床像をめぐって二つの大きな動きがありました。

　一つは，以前は同じ「気分障害」という枠組みに位置づけられてきた双極性障害とうつ病を切り離したうえで，統合失調症（およびその近縁群）とうつ病（およびその近縁群）の間に位置するグループとして独立させるという考え方の登場です（DSM-5[1]）。これは，うつ病よりも双極性障害のほうが，幻覚や妄想などの精神病症状に，より親和性があることを示唆しています。さらに，このような考え方を進めるうえで，明らかな躁症状を呈する双極Ⅰ型，うつ症状を中心に軽躁症状を呈する双極Ⅱ型という二つのタイプの双極性障害を区別するという考え方がとられるようになりました。

　ほかの一つは，双極性障害の発症年齢と臨床像に関する問題であり，21世紀初頭には米国を中心に，児童期発症がまれではないこと，そして大人の典型的病像とは異なるという認識が広まりました。その後，わが国でも児童期発症例がしだいに注目されるようになり，子どものなかに双極性障害と診断されるケースが増えつつあります。

　この講義では，以上のような背景を踏まえ，米国精神医学会の診断基準の第5版（DSM-5）に準拠して解説します。

2. 双極性障害に現れる気分エピソード

　双極性障害の診断は，出現した気分の異常をいくつかの種類（エピソード）に分類することが出発点となります。

（1）躁病エピソード

　表7-1にDSM-5の診断基準を示しました。表7-1のAのような気分の変化が1週間以上にわたり続き，その期間にBにあげた症状のうち三つ（あるいは四つ）以上認められ，それらが重篤な場合が躁病エピソードとなります。すなわち，持続期間，症状の数，病状の重さの3点がポイントとなりますが，入院に至る場合は症状の持続期間が1週間未満でも構いません。また，精神病性の症状が認められれば，その他の躁症状の程度によらず本エピソードとみなします。ただし，気分症状がほかの医学的疾患や薬剤等の影響によらないことを確認する必要があります。

表7-1 躁病エピソードの診断基準

A. 気分が異常かつ持続的に高揚し，開放的または易怒的となる。加えて，異常にかつ持続的に亢進した目標指向性の活動または活力がある。このような普段とは異なる期間が，少なくとも1週間，ほぼ毎日，1日の大半において持続する（入院治療が必要な場合はいかなる期間でもよい）。
B. 気分が障害され，活動または活力が亢進した期間中，以下の症状のうち3つ（またはそれ以上）（気分が易怒性のみの場合は4つ）が有意の差をもつほどに示され，普段の行動とは明らかに異なった変化を象徴している。
　(1)自尊心の肥大，または誇大
　(2)睡眠欲求の減少（例：3時間眠っただけで十分な休息がとれたと感じる）
　(3)普段より多弁であるか，しゃべり続けようとする切迫感
　(4)観念奔逸，またはいくつもの考えがせめぎ合っているといった主観的な体験
　(5)注意散漫（すなわち，注意があまりにも容易に，重要でないまたは関係のない外的刺激によって他に転じる）が報告される，または観察される。
　(6)目標指向性の活動（社会的，職場または学校内，性的のいずれか）の増加，または精神運動焦燥（すなわち，無意味な非目標指向性の活動）
　(7)困った結果につながる可能性が高い活動に熱中すること（例：制御のきかない買いあさり，性的無分別，またはばかげた事業への投資などに専念すること）
C. この気分の障害は，社会的または職業的機能に著しい障害を引き起こしている，あるいは自分自身または他人に害を及ぼすことを防ぐため入院が必要であるほど重篤である，または精神病性の特徴を伴う。
D. 本エピソードは，物質（例：乱用薬物，医薬品，または他の治療）の生理学的作用，または他の医学的疾患によるものではない。
　注：抗うつ治療（例：医薬品，電気けいれん療法）の間に生じた完全な躁病エピソードが，それらの治療により生じる生理学的作用を超えて十分な症候群に達してそれが続く場合は，躁病エピソード，つまり双極Ⅰ型障害の診断とするのがふさわしいとする証拠が存在する。

出典：日本精神神経学会　日本語版用語監修，髙橋三郎・大野裕監訳『DSM-5 精神疾患の診断・統計マニュアル』医学書院，p.124, 2014.

(2) 軽躁病エピソード

　躁病エピソードと異なるのは，症状の出現期間が4日間以上（躁病エピソードでは1週間以上）であればよく，活動亢進は必ずしも目的指向的でなくてもよく，病状の重篤さは躁病エピソードよりも軽く，生活に著しい影響を及ぼすほどではないという点です。なお，精神病性の症状が認められた場合は定義により躁病エピソードと分類します。ただし，医学的疾患や薬剤等の影響を除外する必要がある点は躁病エピソードの場合と同様です。

（3）抑うつエピソード

表7-2に診断基準を示しました。表7-2のAにあげた症状のうち，五つ以上が2週間以上にわたり続き，それらが重篤な場合が抑うつエピソードとなります。その際，抑うつエピソードの中核をなす症状である「（1）抑うつ気分」「（2）興味・喜びの喪失」の少なくとも一つが含まれている必要があります。また，躁病関連のエピソードと同様，気分症状がほかの医学的疾患や薬剤等の影響によらないことを確認する必要があります。

表7-2　抑うつエピソードの診断基準

A．以下の症状のうち5つ（またはそれ以上）が同じ2週間の間に存在し，病前の機能からの変化を起こしている。これらの症状のうち少なくとも1つは，(1)抑うつ気分，または(2)興味または喜びの喪失である。
注：明らかに他の医学的疾患に起因する症状は含まない。
(1)その人自身の言葉（例：悲しみ，空虚感，または絶望感を感じる）か，他者の観察（例：涙を流しているように見える）によって示される，ほとんど1日中，ほとんど毎日抑うつ気分（注：子どもや青年では易怒的な気分もありうる）
(2)ほとんど1日中，ほとんど毎日の，すべて，またはほとんどすべての活動における興味または喜びの著しい減退（その人の説明，または他者の観察によって示される）
(3)食事療法をしていないのに，有意の体重減少，または体重増加（例：1カ月で体重の5％以上の変化），またはほとんど毎日の食欲の減退または増加（注：子どもの場合，期待される体重増加がみられないことも考慮せよ）
(4)ほとんど毎日の不眠または過眠
(5)ほとんど毎日の精神運動焦燥または制止（他者によって観察可能で，ただ単に落ち着きがないとか，のろくなったという主観的感覚ではないもの）
(6)ほとんど毎日の疲労感，または気力の減退
(7)ほとんど毎日の無価値感，または過剰であるか不適切な罪責感（妄想的であることもある。単に自分をとがめること，または病気になったことに対する罪悪感ではない）
(8)思考力や集中力の減退，または決断困難がほとんど毎日認められる（その人自身の言葉による，または他者によって観察される）。
(9)死についての反復思考（死の恐怖だけではない）。特別な計画はないが反復的な自殺念慮，または自殺企図，または自殺するためのはっきりとした計画
B．その症状は，臨床的に意味のある苦痛，または社会的，職業的，または他の重要な領域における機能の障害を引き起こしている。
C．そのエピソードは物質の生理学的作用，または他の医学的疾患によるものではない。

出典：日本精神神経学会　日本語版用語監修，髙橋三郎・大野裕監訳『DSM-5 精神疾患の診断・統計マニュアル』医学書院，pp.125-126, 2014.

講義07　双極性障害（躁うつ病）とその周辺

(4) 特定用語

エピソードの出現様式やその期間中にみられる症状の特徴を表わすために特定用語が用いられますが，これらは病像を伝えるうえで重要です。

DSM-5では特定用語として9項目が用意されています。このうち，症状の内容や様態に関するものとして，「不安性の苦痛を伴う」（緊張，落ち着きのなさ，心配など），「メランコリアの特徴を伴う」（エピソードの極期に最重度のうつ病像を呈する場合），「精神病性の特徴を伴う」（幻覚，妄想が存在する場合に適用され，気分に一致するか否かを記載する），「緊張病を伴う」（緊張病については本書の「講義6　統合失調症とその周辺」62頁を参照），「混合性の特徴を伴う」（躁病関連エピソードに抑うつ症状がみられる場合と抑うつエピソードに躁・軽躁症状がみられる場合に分かれる），「非定型の特徴を伴う」（抑うつエピソードにおいて，気分反応性や食欲増加や過眠などがみられる場合）の6項目があげられています。

エピソードの周期や出現時期に関する特定用語は，「急速交代型」（過去12か月の間に4回以上のエピソードが現れた場合），「季節型」（特定の気分エピソードの出現に明確な季節性がある場合），「周産期発症」（気分症状が出産後4週間以内に始まる場合）の3項目です。

3. 双極性障害の主な病型と治療

(1) 病型

主たる病型は，「双極Ⅰ型障害」「双極Ⅱ型障害」「気分循環性障害」です。これら3型のいずれかに近い病像をもちながら，病相期間や症状の種類などの理由により完全に当てはまらない場合は，「ほかの特定される双極性障害および関連障害」と診断します。

A. 双極Ⅰ型障害

1) 診断

これまで1度でも躁病エピソードがみられた場合に双極Ⅰ型障害と診断します。

2) 臨床的特徴

古典的な躁うつ病のイメージに近い病像がみられます。躁症状が強く，周囲が異変に気づきますが，抑うつ症状については，軽度で「ふだんと比べ何となく元気がない」くらいに映るケースから重い「うつ病（大うつ病性障害）」にみえるケースまでさまざまです。

躁病エピソードでは睡眠時間が短縮し，完全に不眠の日もまれではありません。躁

病エピソードを経験した人のほとんどに，抑うつエピソードか，それよりも軽度な抑うつ症状が出現します。その期間に生じやすい睡眠障害として，早朝覚醒のほか過眠も少なくありません。

初発は児童期から高齢の成人期にかけて広くみられ，初発症状の半数以上は躁病エピソードです。

事例 I

25歳（男性）

父親は中小企業を立ち上げた後，経営不振の時期に自死（気分変動を示唆するエピソードあり）。母親は専業主婦でギャンブル障害。

大学卒業後に何度か就労しますが，出勤が不安定で解雇あるいは辞職を繰り返した後，飲食店に勤務。通勤途上で自動車を運転中，接触事故を起こした日から不眠傾向となります。職場ではよく話し，飲酒量が増え，買い物を繰り返し，深夜に知人に電話して迷惑がられます。店の店員と口論となった際，相手を突き倒して通報され，警官の促しで精神科を受診。大学生のころから気分の波があり，自宅にこもり，過眠となる時期もみられたことにより双極 I 型障害と診断されました。診察時，「これから首相官邸へ行き，ベンチャーのアイデアを総理に話してみる」など誇大的な発言あり。また，「鳥の鳴き声が自分へのささやきのように聞こえる」など妄想知覚様の体験も認められました。興奮傾向がみられ，行動の制止が困難なため入院を勧められました。薬物療法の開始後，睡眠がある程度確保でき，入院3週目より外泊可能となり，5週目に退院となりました。

3）鑑別・併存症

I 型以外の関連障害との鑑別に加え，双極 I 型障害のうつ病相と鑑別すべきものとして，全般不安症，パニック症，心的外傷後ストレス障害があります。双極性気分変動との鑑別の対象になるものとしてパーソナリティ障害にみられる気分の不安定性および衝動性があり，躁病相との鑑別を要するものとしては注意欠如・多動症があります。病相期に幻覚や妄想が顕著なケースでは，統合失調症（およびそれ以外の精神病性障害）との鑑別も重要となります。

双極 I 型障害にほかの精神疾患が併存することは多く，特に頻度の高いものとして，社交不安症，パニック発作，限局性恐怖症，物質使用障害（アルコール，薬剤など）などのほか，注意欠如・多動症，素行症，反抗挑発症などがあります。近年，わが国では自閉スペクトラム症との併存も報告されるようになり，気分症状をとらえる際，自閉スペクトラム症の有無を念頭に置く必要性が認識されつつあります[2]。

B. 双極Ⅱ型障害

1）診断

これまでに1回以上の軽躁病エピソードと1回以上の抑うつエピソードがみられた場合に診断します。そのためには，最低，抑うつエピソードが2週間，軽躁病エピソードが4日間みられる必要があります。

初発は児童期からみられ，性差は女性に多いと考えられています。女性の場合，出産を契機に抑うつエピソードあるいは軽躁病エピソードが生じることがまれではありません。

2）臨床的特徴

通常，抑うつエピソードが反復して起こりやすく，重度化しやすいため，本エピソードを契機に診断されることが多いですが，軽躁病エピソードが単に「元気」（正常気分相）に映りやすいケースでは，（単極性）うつ病と誤診されやすくなります。抗うつ薬のみが投与された場合，焦燥感の増悪や軽躁状態などを招きやすいため注意が必要です。双極Ⅱ型障害では，自殺（企図）のリスクが高い点にも注意を要します。

事例2

32歳（男性）

両親・妹の4人暮らし。精神疾患の家族歴なし。

大学卒業後に地方公務員として勤務開始。研修期間中に体調を崩し，「自律神経失調症」の診断書を提出して2週間の休暇を取りました。職場の配属が決まって以来，意欲的に仕事を覚え，よく残業しましたが，数か月ほど経った年末近くに，突然，「仕事を辞めたい」と言い出し，周囲を驚かせました。上司の勧めで1週間の休暇を取り，ほとんど自宅で寝て過ごしましたが，その後，再び熱心に仕事に取り組むようになりました。翌年，部署のプロジェクトのチームリーダーを任せられ，担当者の振り分け業務を始めて以来，口数が少なく悲観的発言が目立ち，不規則な早退や休み方をするようになりました。近医で「うつ病」の診断を受け，抗うつ薬を開始してしばらくすると，過眠から不眠に転じ，家で多量の飲酒をし，職場では活発に動き，多弁傾向がみられるようになりました。専門外来を受診し，双極Ⅱ型障害の診断のもとで気分安定薬を開始後，2週間余りでほぼ正常気分に落ち着きました。その後，1年に1〜2度の割合で軽度の抑うつ症状が現れましたが，そのつど，一時的に少量の抗うつ薬を追加すると症状はほぼ改善しました。

3）鑑別・併存症

双極Ⅱ型障害と鑑別すべき関連障害として，うつ病および気分循環性障害があげられます。それ以外に鑑別を要する主な精神疾患として，全般不安症，パニック症，心的外傷後ストレス障害，物質使用障害，注意欠如・多動症，パーソナリティ障害があります。

併存症のうち頻度の高いものは，双極Ⅰ型障害と同じく不安症群の疾患および物質使用障害であり，摂食障害（とくに神経性過食症），自閉スペクトラム症も少なくありません。

C. 気分循環性障害

1）診断

少なくとも2年間（青年期以前の場合，少なくとも1年間）にわたり，軽躁病エピソードに達しない軽躁症状と，抑うつエピソードに達しない抑うつ症状を繰り返し，期間の半分以上に気分症状が存在し，症状のない期間が1度に2か月を超えない場合に気分循環性障害と診断します。

2）臨床的特徴

おおむねの病像として，症状は重度ではないが病相期が長期化し，双極性気分変動が慢性化している状態であると考えられます。

3）鑑別・併存症

本症以外の双極性障害（例えば急速交代型の双極Ⅱ型障害）および関連障害との鑑別のほか，境界性パーソナリティ障害との鑑別がしばしば必要となります。

頻度の高い併存症として，物質関連障害群，睡眠障害群，注意欠如・多動症などがあります。

D. その他

これまで述べた三つの主要な診断名のほか，「物質・医薬品誘発性双極性障害および関連障害」（ステロイド，精神刺激薬，合成麻薬などによる），「ほかの医学的疾患による双極性障害および関連障害」（甲状腺機能亢進症，クッシング病，脳血管障害などによる），「ほかの特定される双極性障害および関連障害」（症状の程度や出現期間などが特定できることより，既出の診断基準に当てはまらない場合），「特定不能の双極性障害および関連障害」（経過や症状に関する情報が不十分な場合など）という四つの診断名が用意されています。

(2) 治療

A. 薬物療法

　最も効果を得やすい治療法であり，その中心となるのは，気分の変動を抑える気分安定薬（mood stabilizer）です。これにはリチウムおよび抗てんかん薬として知られるいくつかの薬剤（バルプロ酸，カルバマゼピン，ラモトリギン）の2種類があります。このなかで，リチウムは治療閾が狭い（0.4～1.2mEq／l）こと，カルバマゼピンとラモトリギンは特に薬剤性皮膚炎に注意が必要なことに注意する必要があります。気分安定薬が1種類では効果が不十分な場合，リチウムとバルプロ酸のように2種を併用することがあります。

　主に躁症状の鎮静化には，オランザピン，リスペリドン，クエチアピン，ハロペリドール，スルトプリド，クロルプロマジンのような抗精神病薬およびアリピプラゾールのようなドーパミン系スタビライザーが用いられることがあります。

　次に，うつ症状，特に双極Ⅱ型障害におけるうつ症状が強い場合，その治療が必要になることがあります。リチウム，ラモトリギン，クエチアピン，オランザピンなどの単独療法で十分な効果が得られない場合，選択的セロトニン再取り込阻害薬（パロキセチンなど），三環系・四環系抗うつ薬のほか，アリピプラゾールをうつ病相の期間を中心に一時的に用いることがあります。

B. その他

　患者あるいは家族に対する心理教育はしばしば重要となります。服薬の中断による再発のリスク，回復・職場復帰にまつわるプレッシャー，ストレスマネジメントや仕事のセルフ・コントロールに関する心理教育は再発要因を軽減させることが少なくありません。

　認知行動療法は，治療段階に応じて具体的目標を設定し，ネガティブな認知および不適応に陥りやすい行動パターンを修正することにより，否定的思考の改善を図ります。抑うつ症状が軽度な場合に効果的といわれています。

　光療法は，光源を用いて，夜明け前から一定時間，高照度の光を浴びる方法です。双極性障害（特にうつ病相）の治療に用いられることがあります。

　最後に，薬物療法抵抗性の躁病エピソードあるいはうつ病エピソードに対して，電気けいれん療法が試みられることがあります。

4. 疫学

本邦における調査では，双極Ⅰ型障害の有病率は0.1〜0.9％，双極Ⅱ型障害の有病率は0.2％程度です[3]。一方，諸外国ではそれより高い有病率が報告されており，例えば米国では双極Ⅰ型障害の生涯有病率が1％程度，それ以外の双極性障害が1〜3％[4]とされています。近年，双極性障害の有病率に地域差はないこと[5]，多数のケースで双極性障害診断の見逃しがあること[6]が報告されており，本邦における有病率は報告されているよりも高いと考えられます。性差については，双極Ⅰ型障害の有病率における男女差はありませんが，双極Ⅱ型障害では女性が多いという報告が複数あります（レビューとしてBenazzi[7]）。

5. 児童期発症例に関する留意点[8]

（1）早期発症例をめぐる動向

早期発症の双極性障害の報告は古くは1世紀以上前に遡り，英国における5歳女児の躁病エピソードの症例が報告されています[9]。また，すでにクレペリン（Kraepelin, E.）の教科書（1921）[10]では，躁うつ病の発症年齢分布のうち，20歳以下が約20％，15歳以下も3％と記載されています。その後，米国において早期発症例に注目した報告が現れるようになり，1930年代と1950年代には多数例報告[11][12]，1970年代には児童期独自の診断基準の提案がなされました[13][14]。

このように，抗うつ薬が子どもに広く用いられる以前から（すなわち抗うつ薬による焦燥や易刺激性などのアクチベーション・シンドロームが存在しない時期から），少なからぬ割合で早期発症例が報告されていました。最近では，双極性障害の約4分の1は15歳未満の発症とする報告もあります[15]。「激情発作」[16]として知られる症状をはじめ，成人期とは異なる児童期特有の病像の大半は1980年ごろまでにすでに記載されたものです。しかし，児童期発症の双極性障害に対する社会全体の認識は近年に至るまで十分ではなく，専門医および家族関係者から「最も誤解されている精神疾患」と呼ばれています。

（2）児童期発症例と成人発症例との相違[4]

双極Ⅰ型とⅡ型を念頭において臨床的特徴を比較すると，児童期発症例と成人発症例の間には**表7-3**にまとめたような違いがみられます。

児童期発症型では，成人例と違い，高揚気分が目立たない代わりにイライラ・焦燥が現れやすく，気分の急速・超急速交代あるいは混合性の特徴をもつことが多く，幻覚・妄想などの精神病症状を呈しやすいことが知られています。正常気分の期間につ

いても，児童期発症型において最も短く（ほとんど存在しないという報告も見られる）[17)18)]，青年期発症型は児童期発症型と成人発症例との中間の長さ（20〜50か月間）が報告されています[19)]。

併存障害の種類についても両者には相異がみられます。例えば，ADHDは児童期発症型で7〜8割以上の高い併存率がしばしば報告されていますが[17)18)20)]，より成人に近い青年期発症例の併存率（10〜50％）はそれを明らかに下回っています[19)21)]。反抗挑発症や素行障害についても同様の傾向がみられる一方，不安障害や物質乱用については，青年期，成人期と年代が上がるにつれ併存が増す傾向がみられます[17)18)19)20)21)22)23)]。

神経発達症の併存については，米国で報告されている以上にわが国では多いという印象があります。わが国における数少ない報告として，自閉スペクトラム症への併存を調べた多数例報告[24)]では，米国よりも高い合併率が見出されています。

(3) 気分エピソードを見分ける際の注意

子どもの場合，成人と比べて気分の変化よりも対人面や行動面の変化が目立ちます。双極性の変動についても，周期の短さ（児童期発症例では数日から1日以下の場合もあります）や不規則性のため気分エピソードとしてとらえづらく，幻覚や妄想などの精神病症状が出現すると，さらにとらえづらくなります。気分エピソードに気づくうえで，睡眠，食欲とともに行動の変化を記録したチャートを作成し，それらが同時に変動しているかを確認すると役立ちます。

気分変動に伴う行動面の変化としては，我慢の欠如，周囲との衝突，暴言，性的行動の出現，感情の爆発，リストカットや多量服薬などがあげられます。家族が子どもの異変に気づくのも，行動上の問題を契機とすることが多く，攻撃性，衝動性，我慢

表7-3 成人期発症と児童期発症の相違

	成人期発症	児童期発症
経過	挿話的・周期的	途中まで進行性
周期	比較的明瞭，月〜年単位	不明瞭，日内〜月単位
目立つ症状	気分の変化 （誇大気分，うつ気分）	行動上の問題 （問題行動，激情発作など）
正常気分相	明瞭なことが多い	明瞭でないことが多い
精神病症状	現れることがある	現れやすい
気分障害の家族歴	まれではない	極めて多い
併存障害	多い （不安症，物質関連障害など）	極めて多い （自閉スペクトラム症（ASD），反抗挑発症（ODD），注意欠如・多動症（ADHD）など）

のなさ，激怒の持続，学校でのトラブルなどにより初めて受診に至ることが少なくありません。

（4）児童症例における躁・軽躁症状の特徴について

児童期において躁症状を特定する際，併存障害の評価とともに，正常発達にみられる子どもの特徴との鑑別が必要になります。落ち着きのなさ，はしゃぐこと，衝動的行動，いたずら，大袈裟な発言などは，環境（交流している仲間やテレビなど）が影響しやすく，ストレスへの躁的防衛などは，子どもの場合，状況誘発的に生じやすいものです。

自閉スペクトラム症などの併存障害のみが先に診断されているケースでは，衝動的行動，不従順，その他のトラブルなどが併存障害に起因する「問題行動」とみなされやすくなります。また，併存障害がない場合でも，発達途上にある児童では，気分症状がもたらす影響が成人とは異なる外観を呈しやすいことに注意が必要です。例えば，高揚気分や自我肥大が（子どもの現実検討識の乏しさも手伝い）「無茶」あるいは「危険」な行動を招くことがありますが，その場合も「誇大的」という印象を与えないことがあります。

激情発作や自傷行為が生じやすいのもほとんどが躁病関連のエピソードであり，その際，解離症状を呈するケースもみられます（特に混合性の特徴を有するエピソードで）。ふだんは起こさない癇癪（あるいは回数の増加），怒りの持続（長時間，あるいは翌日に及ぶ），リストカットなどがみられた場合には躁病エピソードを疑う必要があります。また，スナック類などの摂取が増えることも，子どもの躁病関連エピソードを疑う兆候の一つです。

（5）発達過程への影響[25]

双極性障害の臨床において児童期発症例で特に重要となる点は，病状が精神発達に大きな影響を与える点です。児童期発症例（特に就学前後からの超早期発症例）では，青年期までの基本的な自我確立やその基礎となる対人関係や学習技能などの獲得が阻害されやすくなる点に注意が必要です。早期から気分エピソードに伴うトラブルが続くと，生活の広い領域で困難が続く可能性があります。そのため，発達症への介入と同じく，医療にとどまらず多面的で継続的な支援とケアが求められます。

【文 献】

1) American Psychiatric Association, *Diagnostic and Statistical Manual of Mental Disorders, 5th ed. (DSM-5)*, American Psychiatric Association, 2013.（日本精神神経学会日本語版用語監修，髙橋三郎・大野裕監訳『DSM-5 精神疾患の診断・統計マニュアル』医学書院，2014.）
2) 義村さや香・十一元三「双極性障害」青木省三・村上伸治責任編集『成人期の広汎性発達障害（専門医のための精神科臨床リュミエール23）』中山書店，pp.113-123, 2011.
3) 川上憲人「双極性障害の疫学研究」『精神神経学雑誌』第111巻第6号，日本精神神経学会，p.631, 2009.
4) Findling, R. F., Kowatch, R. A., Post, R. M., *Pediatric Bipolar Disorder : A Handbook for Clinicians*, Martin Dunitz, 2003.（十一元三監訳・岡田俊訳『児童青年期の双極性障害――臨床ハンドブック』東京書籍，2008.）
5) Merikangas, KR., Jin, R., He, J.P., et al., *Prevalence and correlates of bipolar spectrum disorder in the world mental health survey initiative*, Arch Gen Psychiatry, 68, pp. 241-251, 2011.
6) Fagiolini, A., Forgione, R., Maccari, M., et al., *Prevalence, chronicity, burden and borders of bipolar disorder*, J Affect Disord, 148, pp. 161-169, 2013.
7) Benazzi, F., *Bipolar II disorder: epidemiology, diagnosis and management*, CNS Drugs, 21pp. 727-740, 2007.
8) 十一元三「早期発症例の特徴と臨床像」『子どもの精神病性障害――統合失調症と双極性障害を中心に――子どもの心の診療シリーズ⑧』中山書店，pp.177-192, 2009.
9) Greves, E. H., *Acute mania in a child of five years ; recovery ; remarks*, Lancet ii, pp.824-826, 1884.
10) Kraepelin, E., *Manic-Depressive Insanity and Paranoia*, Livingstone, 1921.
11) Campbell, J. D., *Manic depressive psychosis in children : Report of 18 cases*, 116, pp.424-439, 1952.
12) Kasanin, J., *The affective psychoses in children*, Am J Psychiatry, 10, pp.897-926, 1931.
13) Carlson, G. A., Strober, M., *Manic-depressive illness in early adolescence : A study of clinical and diagnostic characteristics in six cases*, Child Psychiatry, 17, pp.138-153, 1978.
14) Weinberg, W. A., Brumback, R. A., *Mania in childhood: Case studies and literature review*, Am J Dis Child, 130, pp.380-385, 1976.
15) Goodwin, F. K., Jamison, K. R., *Manic-depressive illness: Bipolar disorders and recurrent depression, 2nd ed*, Oxford University Press, 2007.
16) Davis, R. E., *Manic-depressive variant syndrome of childhood : a preliminary report*, Am J Psychiatry, 136, pp.702-706, 1978.
17) Findling, R. L., Gracious, B. L., McNamara, N. K., et al., *Rapid, continuous cycling and psychiatric co-morbidity in pediatric bipolar I disorder*, Bipolar Disord, 3, pp.202-210, 2001.
18) Wozniak, J., Biederman, J., Kiely, K., et al., *Mania-like symptoms suggestive of childhood-onset bipolar disorder in clinically referred children*, J Am Acad Child Adolesc Psychiatry, 34, pp.867-876, 1995.
19) McClellan, J., McCurry, C., Snell, J., et al,, *Early-onset psychotic disorders: course and outcome over a 2-year period*, J Am Acad Child Adolesc Psychiatry, 38, pp.1380-1388, 1999.
20) Geller, B., Zimerman, B., Williams, M., Delbello, M. P., Bolhofner, K., Craney, J. L., Frazier, J., Beringer, L., Nickelsburg, M. J., *DSM-IV mania symptoms in a prepubertal and early adolescent bipolar disorder phenotype compared to attention-deficit hyperactive and normal controls*, J Child Adolesc Psychopharmacol, 12, pp.11-25, 2002.
21) Lewinsohn, P. M., Klein, D. N., Seeley, J. R., *Bipolar disorders in a community sample of older adolescents : prevalence, phenomenology, comorbidity, and course*, J Am Acad Child Adolesc Psychiatry, 34, pp.454-463, 1995.
22) Strober, M., Schmidt-Lackner, S., Freeman, R., et al., *Recovery and relapse in adolescents with bipolar affective illness : a five-year naturalistic, prospective follow-up*, J Am Acad Child Adolesc

Psychiatry, 34, pp.724-731, 1995.
23) Werry, J. S., McClellan, J. M., Chard, L., *Childhood and adolescent schizophrenic, bipolar, and schizoaffective disorders : a clinical and outcome study*, J Am Acad Child Adolesc Psychiatry, 30, pp.457-465, 1991.
24) Munesue, T., Ono, Y., Mutoh, K., Shimoda, K., Nakatani, H., Kikuchi, M., *High prevalence of bipolar disorder comorbidity in adolescents and young adults with high-functioning autism spectrum disorder : a preliminary study of 44 outpatients*, J Affect Disord, 111, pp.170-175, 2008.
25) 十一元三「子どもにおける躁うつ病の早期発見の意義と課題」『精神科治療学』第28巻11号，星和書店，pp.1425-1429, 2013.

さらに学習したい方への読書ガイド

❶フィンドリング，R. F., コワッチ，R. A., ポスト，R. M., 十一元三監訳，岡田俊訳『児童青年期の双極性障害——臨床ハンドブック』東京書籍，2008．(Findling, R. F., Kowatch, R. A., Post, R. M., *Pediatric Bipolar Disorder : A Handbook for Clinicians*, Martin Dunitz, 2003.)
❷野村総一郎監修『双極性障害（躁うつ病）のことがよくわかる本（健康ライブラリーイラスト版）』講談社，2009．
❸義村さや香，十一元三「双極性障害」青木省三・村上伸治責任編集『成人期の広汎性発達障害（専門医のための精神科臨床リュミエール23）』中山書店，2011．

講義 08 神経症とその周辺

生地　新 ● 北里大学大学院

1. 神経症はどういう病気か?

　神経症という言葉は，最近，あまり聞かなくなったかもしれません。神経症は，ドイツ語のNeurose（英語ではneurosis）の訳語で，ノイローゼともいわれていました。神経症は，心理的要因が大きく影響して発症する精神疾患のなかに含まれます。神経症の患者さんでは，現実を認識する力はおおむね保たれています。それに対して，認知症や統合失調症や躁うつ病などでは，現実を認識する力が低下します。20世紀の中頃までは，このような疾患を広い意味で精神病（psychosis）と呼んでいました。

　精神分析という治療法を創始したウィーンの開業医であったフロイト（Freud, S.）は，神経症は，生まれつきの性格要因，乳幼児期からの養育環境，そして，現在の生活におけるストレスなどが関与して発症すると考えました。現代の精神医学においては，神経症であっても，心理的な要因に加えて，遺伝的な要因や脳内の神経伝達物質の異常，脳機能の局所的異常なども関与していると考えられています。しかし，脳自体や身体に明らかな病変がある症状性・器質性精神疾患や脳機能の障害が主要な原因と考えられる精神疾患（統合失調症や躁うつ病・うつ病）に比べると，神経症は，心理的な要因の関与が強い疾患といえます。そして，神経症の治療において，心理学的な治療方法が主役となることが多いのです。

　もともと神経症という概念は，フロイトやフランスのジャネ（Janet, P.），そして，ドイツのクレペリン（Kraepelin, E.）といった精神分析医や精神医学者によって，19世紀の終わりから20世紀の前半に確立されたのです。しかし，米国精神医学会の診断基準DSM-Ⅲ（1980）以降，神経症という呼び方や概念が，米国の精神医学の世界においては，表向きは消えてしまったのです。現在のDSM-5（2013）でも神経症という言葉は見当たりません。ただし，世界保健機関WHOが作成する国際的診断基準であるICD-10（1992）では，まだ，神経症という呼び名や概念は残されています。

　なお，ノイローゼ（神経症）という言葉は，日本の一般社会でさまざまな精神的不調を意味する言葉として使われていたこともあります。今でも中高年の人が，「仕事や家のなかのことが大変で，そのころ，夫がノイローゼ気味だった」とか「親戚がノイローゼにかかって精神科病院に通院していた」などということがあります。このような場合，ノイローゼという言葉は，精神病やうつ病のような精神疾患から，病気ではないが深く悩んだ状態まで広い範囲の状態が含まれています。ここでは，神経症という言葉を，すでに述べたように，心理的要因が大きく関与している精神疾患を意味する医学用語として使います。

　神経症は，大きく分けると不安を自覚しその不安に関連した症状が出るもの，身体

についての症状を示すもの、意識や記憶に関する症状を示すものなどがあります。

　かつては、性格などの心理的要因で抑うつ的な気分が長く続く状態も抑うつ神経症などと呼んで神経症のなかに入れていた時期があります。今は、そうした状態はうつ病やうつ病に近い病気として扱われるようになっています。その人が経験しているさまざまな環境上の問題で精神的に不調に陥る状態は、適応障害と呼ばれていますが、これも神経症の周辺にある状態といえるでしょう。ただし、精神的に大きな傷（トラウマ）となるような恐ろしい体験をした人に生じるものとして、急性ストレス反応や外傷後ストレス障害（PTSD）がありますが、それは講義9のところで説明されます。

　これから説明するさまざまな神経症の症状のなかでいずれかの症状をもつ人は、おそらく一般の人たちのなかに大きな割合で存在しています。軽い神経症の症状は、それほど珍しいものではありません。そうした症状があることで日常生活や職業・学業などに大きな支障が生じるときに、医学的な意味での神経症と診断されます。神経症は、小児期から老年期まで幅広い年代で発症します。以下、神経症の各類型と適応障害の概要を説明したいと思います。

2. 不安に関連した神経症の類型

（1）パニック障害（パニック症）

　パニック障害とは、客観的には特に危険な状況でもないのに、急に強い不安感に襲われて、動悸や胸の痛み、息苦しさ、めまい、非現実感などのさまざまな症状を体験し、「死ぬのではないか」とか「自分をコントロールできなくなるのではないか」あるいは「発狂するのではないか」などの強い恐怖感に襲われるような発作（パニック発作）を何度も体験する疾患です。

　発作時の症状は、個人差があり、すべての人が、すべての症状を体験するわけではありません。閉ざされていて、すぐにその場から出たり、助けを求めたりできない状況では、パニック発作は起こりやすいようです。具体的には、長時間止まらない電車や高速バス、高速道路を走る自動車などの交通機関の中やエレベーターの中、退出しにくい講義や会議などで、パニック発作が起こりやすいのです。パニック障害をもつ人の一部は、こうした状況を予期して怖れる傾向もあります。パニック障害をもつ人は、外出するとパニック障害を起こすのではないかという不安のために、外出恐怖（広場恐怖）の状態になることも少なくありません。フロイトもパニック障害の症状をもっていたといわれています。パニック障害がうつ病から二次的に発症することもあります。

講義08　神経症とその周辺

事例１

20代の女性の会社員が急に不安に襲われることを訴えて，精神科クリニックを受診しました。女性は独身で，数年前から地方の実家を離れて一人暮らししています。１年前から，大切な仕事を任せられ，その仕事が忙しく疲労がたまっていました。残業も午後９時過ぎまで及ぶこともあり，仕事のことで上司に叱責されることも多かったといいます。女性は，郊外の自宅から都心の職場まで電車で通勤しています。

半年前のある日，通勤途中で，急に気分が悪くなり，動悸とめまいを感じました。しかし，満員電車で身動きが取れず，急行だったので次の駅まで15分あるという状況でした。そのときは，途中の駅で降りて，会社に遅刻する旨の連絡をし，通勤ラッシュの時間帯が過ぎてから各駅停車の電車で会社にたどり着きました。その後，電車に乗っているときなどに，強い不安と動悸やめまいの発作に襲われて，自分がどうにかなるのではないかと感じることがときどきあり，各駅停車で通勤するようになりました。しかし，遠方への出張もある仕事で，このままでは今の仕事を続けられないと感じ，パニック障害についてのテレビ番組を見たことをきっかけにクリニックを受診したといいます。気分はそれほど憂うつではなく，睡眠はとれています。

女性は，仕事を任せられると自分で抱え込み，誰かに頼ることが苦手でした。３人姉妹の長女で，いつも姉妹の先頭に立って頑張ってきたと自分のこれまでを振り返りました。また，実家の父親がうつ病で治療中であるとのことでした。

主治医は，主な治療薬としてSSRI（Selective Serotonin Reuptake Inhibitors：選択的セロトニン再取り込み阻害薬）を処方し，頓服として抗不安薬を処方しました。また，これまでの生活の仕方や仕事についての考え方を振り返り，もう少し余裕のある生活をするための方法についても話し合いました。また，少しずつ，急行電車に乗ることや遠くに出かけることにチャレンジしていくことも提案しました。女性のパニック発作の頻度は少なくなり，外出することへの不安も軽減していきました。そして，交際していた男性と婚約した後で，労働条件がよく，育児にも理解のある職場に転職をすることも考え始めました。

（2）全般性不安障害（全般不安症）

全般性不安障害は，特定の状況に限定せずに，常に些細なことを心配して不安になる傾向があり，先々のことを心配していて，そわそわして落ち着かず，緊張も強い状態が続くような状態のときに診断されます。

この疾患をもつ人は，身体の震えや発汗，頻脈，めまいなどの自律神経の過活動に関連した症状も訴えます。性別では，女性のほうが多いといわれています。心配症で

悲観的になりやすい傾向は，もともとの性格傾向であることも多いと思われます。かつては，不安神経症という診断のなかに，パニック障害と全般性不安障害が含まれていました。

（3）恐怖症性不安障害（恐怖症）

一定の状況や事物について，強い恐怖を感じる場合に，この診断が下されます。パニック障害のところに述べた広場恐怖も恐怖症の一種です。学校や会社，パーティのような一定の人数がいる場で，自分が注目を浴びる状況を常に怖れていて，社会生活に支障をきたしている人は，社会恐怖（社交不安症）と診断されます。社会恐怖をもつ患者さんは，自律神経に関連した症状として，赤面，嘔吐，手の震え，頻回の尿意などを訴えることがあります。患者さんは，批判されることを強く怖れています。もともと自尊心が低い性格傾向が社会恐怖の背景にあると考えられます。

一つの限定された事物や状況について，強い恐怖を感じる場合には，特定の恐怖症（限局性恐怖症）といいます。その恐怖を感じる対象は，高所，特定の動物，雷，飛行，暗闇，特定の病気，先端（先のとがった物）などです。

（4）強迫性障害（強迫症・強迫神経症）

特定の観念やイメージ，衝動などが繰り返し心に浮かび，それが不快感や不安をもたらし，それを打ち消すためにさまざまな行為を反復するというのが，典型的な強迫性障害の状態です。

自分の意思に反して繰り返し浮かんでくる観念・イメージ・衝動のことを，強迫観念といいます。強迫観念の多くは，攻撃的であったり，わいせつであったり，悪いことであることが多いのですが，ほとんど無意味なものもあります。自分でも違和感をもつ内容ですが，自分のなかから生じたものであるという感覚があります。

自分ではしたくないのに反復して行ってしまう意味のない行為を強迫行為といいます。多くの場合，強迫行為は，強迫観念によって生じる不安を打ち消すために行われます。何度も，手を洗うとか，火の元を確認するとか，物の置き場所を確認するなど，さまざまな種類の強迫行為があり，習慣化して儀式のようになっていることもあります。

強迫観念だけで強迫行為を伴わない人もいるし，強迫観念がはっきりせず強迫行為だけに苦しむ人もいます。小児期に発症して長く続く場合もありますが，人生の途中で発症することもあります。

講義08　神経症とその周辺

事例2

　40代の会社員の男性が，「自動車を運転した後などに何度も車体の下を確認してしまう」という訴えで総合病院の精神科外来を受診しました。もともと性格的に几帳面なところはありますが，そのような確認をするようになったのは3か月前からです。最近は，確認が面倒で自動車が運転できなくなったということです。

　男性は，妻と二人の子どもと一緒に住んでおり，現在の会社の仕事では特に大きな悩みはなく，家族内にも大きな問題はないようです。確認をする理由をよく聞くと，自動車を運転していた途中で人をひいてしまったのではないかと心配になり，車体の点検をするということでした。人をひいたなら大きな衝撃があるはずですし，車を停めた後で点検しても意味はないのですが，どうしても確かめたくなるということでした。その他，布団を敷いた後に何かが挟まっている気がして，何度か布団をめくってしまうという症状もあるようでした。

　この男性は，入院をして強迫観念や強迫症状がどのようなものかについて評価が行われました。その後に，車に主治医が一緒に乗り，降りたのち確認するのをしばらく我慢し，徐々に確認を減らしていくという形の行動療法を行いました。また，薬物療法としては，SSRIが処方されました。こうした治療によって，男性が抱いていた奇妙な強迫観念も確認する強迫行為もほぼ消失し退院しました。退院後も強迫症状がまた悪化することはありませんでした。ただ，その後，夫婦関係の問題が顕在化して，そのことに対応するために夫婦面接が行われました。

3.　身体についての症状を示す神経症

（1）運動および感覚の解離性障害（転換症）

　フロイトは，当時，ヒステリーと呼ばれていた患者に，心理的な葛藤やトラウマ体験の影響があることを見出しました。

　フロイトが診察した若い女性は，病気の姉の看病をしているときに，姉が夫に抱き抱えられている様子を見てうらやましい思いを抱いていました。そして，「（姉が亡くなったら）義兄はすっかり身軽になって私は義兄の奥さんになれる」という考えを抱いたのですが，その考えを不道徳な観念と感じて意識から追い払いました。その後，下肢の痛みで歩行できないという症状（転換症）を示すようになり，フロイトの診察を受けたのです。

　フロイトは，この女性が意識から追い払った観念を思い出せるように面接を進めて，症状からの回復をもたらしました。こうした患者においては，心理的な葛藤や外傷体験が身体的な症状に転換されているとフロイトは考えて，転換ヒステリーと診断名を

考え出しました。これが今日の転換症という疾患概念につながっています。

　解離という言葉は，広い意味では，通常は「自分の体験」として統合されている知覚，記憶，思考，意識，身体運動などが，部分的に，あるいは全体的に統合されていない状態を意味しています。転換症では，身体的知覚や身体運動のコントロールという精神機能がほかの体験から解離しているといえます。ただし，狭い意味の解離という言葉は，心理的な要因で，意識や記憶，人格の統合性が損なわれることを意味しています。狭い意味の解離状態にかかわる疾患は後で述べます。

　転換症の症状としては，立てなくなる，歩けなくなる，声が出なくなるなど身体運動の麻痺症状や，さまざまな部分の痙攣，それに，見えない，聞こえないなどの感覚の喪失や身体のある部分の知覚が失われる知覚麻痺などがあります。

　症状を示すわりに，それについての不安や苦痛の訴えが少ない傾向があります。また，人がいるときといないときで症状が変わったり，神経学的に矛盾するような症状の出方をしたりすることもあります。演技的にみえることもありますが，病気を装うために意図的に症状があるように演技している詐病（虚偽性障害）と違い，患者本人は，症状を意図的に演技している自覚はありません。

(2) 身体表現性障害

　身体症状を執拗に訴えて，病院で検査をして異常がないことがわかっても，何度も病院を受診するような行動を示す人で，社会生活にも支障を来している場合に，身体症状症と診断します。身体化症（身体症状症）と診断される人は，痛み，吐き気，おくび，しびれ，月経不順などいくつかの身体症状を訴えて，複数の医療機関を受け続けます。こういう人たちは，常に身体に注意が向いていて，ささいな症状でも病気ではないかと不安になり，不必要な薬物療法や複数の不必要な手術を受けていることもあります。

　似たような状態に，心気障害（病気不安症）があります。心気障害の場合は，些細な身体症状を訴えるだけではなく，一つ以上の重い病気にかかっているのではないかと心配し続けます。医療機関で検査して，医師に重い病気の徴候はないといわれても，悪性腫瘍（癌）や脳出血，くも膜下出血，心筋梗塞，神経難病などさまざまな重い病気に自分がかかっていると思い込んで，あちこちの病院を受診します。

4. 意識や記憶に関する症状を示す神経症

　意識や記憶に関する症状は，器質的な脳疾患，症状性や器質性の精神疾患や統合失調症，双極性障害でも出現することがあります。しかし，そうした疾患がないのに，自分についての記憶を思い出すことができなくなったり，自分という意識の連続性が途切れてしまったりすることがあります。その背景に，ストレスの強い環境，心理的

な外傷体験，自分自身の借金や犯罪などの心理的な要因が見出されることが多いものです。

（1）解離性健忘と解離性遁走

特定の出来事や人生のなかでの一部の期間についての記憶を失ったり，自分の人生についての記憶全体を失ったりした状態を解離性健忘といいます。部分的な記憶の喪失を選択的健忘，生活史全体の健忘を全般性健忘（全生活史健忘）といいます。

失われるのは，具体的なエピソードについての記憶で，一般的な知識や自転車に乗ることや車を運転することなどの手続き記憶を失うことは少ないといえます。頭部をぶつけるような事故に遭う，交通事故に遭うなどの出来事がきっかけになることもありますが，突然，記憶が失われることもあります。自宅から遠く離れた場所で，倒れているところを発見されることもあります。多くの患者が，深刻な家庭環境や仕事上の問題や借金・犯罪への関与などの問題を抱えていたと推測されます。つまり，心的外傷（トラウマ）に関連しているケースも多いといえます。この点については，講義9も参照してください。

記憶を失うとともに，自宅から離れたところへ行ってしまい，そこで別な人間として生活を始めることもあります。このような場合は，解離性遁走といいます。

記憶の回復の仕方は，さまざまですが，徐々に思い出す場合もあるし，ある日，失われた記憶のほぼ全体を回復するということもあります。記憶を失っている間と記憶を回復したときに，性格傾向が異なっている場合もあります。記憶が回復しそうになると頭痛を訴える人もいます。

事例3

中学生の男子が，転んで頭を打ってから記憶を失ったようだという両親の訴えで，総合病院の児童思春期精神科外来を受診しました。

この男子は，弟と両親と一緒に暮らしていました。転んで頭を打ったときに，近くの脳外科を受診して，頭部X線検査や脳の断層撮影，脳波検査でいずれも異常がないといわれました。そのころから，親の顔を見て，「俺の名前を忘れた」「あなたはお父さんなのですか？」などと意味のよくわからない言動があり，両親が心配して受診したということです。自分の名前も忘れているのに，ゲーム機の使い方はわかるようですが，受験が近いのに勉強する様子はなく，学校も行きたがらないのでした。

両親から話を聞くと，どうも友達からゲーム機を買うために借金をしたのだけれどもそれを返すはずの日が来ても返していないということがわかりました。本人は，そのことも忘れているようです。

その後，主治医は特別な治療をせずに，両親と本人の話を別々に聞くだけで，外

来で経過をみていました。記憶を失った当初は，前よりも明るい様子でしたが，だんだん記憶が戻ってきているようで，気分が不安定になってきて，ときどきいらいらする様子がみられました。気分が不安定なときだけ，抗不安の頓服が処方されました。結局，高校受験はせずに，1年間，浪人をして，次の年に高校に合格しました。

そして，ある日，病院にやってきたその男子は，すっきりした表情で「先生，全部，思い出したよ。でも聞かないでくれ」と言いました。それで，治療は終結となりました。

（2）離人・現実感喪失症候群（離人感・現実感喪失症）

自分自身が知覚していることや経験していることが，よそよそしく自分のものでないと感じているか，あるいは外部の世界に現実味がなく，生き生きとしていないと感じている状態が長く続いている場合に，この診断が検討されます。

かつては，離人症と呼ばれていましたが，統合失調症やうつ病などのほかの精神疾患や身体疾患が背景にあるときは，そちらの診断を優先させます。純粋な離人症は，臨床的にはまれな疾患です。

解離性健忘，多重人格障害など，意識や記憶に関する症状を示す神経症圏の疾患の多くは，心的外傷（トラウマ）との関連が深いといえます。講義9も参照してください。

5. 適応障害

重大な生活上の変化やストレスの多い生活上の出来事の結果，憂うつ感や不安，怒りなどの情緒を体験し，日常生活に支障を来しているような場合に，適応障害という診断が用いられます。

患者自身が，以前から精神面の脆弱性をもっている場合もありますが，そのストレスとなる変化や出来事がなければ，その状態にはならなかったと考えられる場合にこの診断を下すことができます。家族との死別や移住，職場環境の大きな変化などがストレス要因となります。

6. 神経症の診断

神経症圏の疾患の診断は，病歴や生育歴，現在の生活状況などの聴取内容と診察時

の行動観察に基づいて行われます。ほかのより重い精神疾患が存在しないことを確かめることも大切です。

意識に関する症状がある場合などは，脳波検査などの検査も行われることがあります。ミネソタ他面人格目録（MMPI）のような自記式の質問紙が，症状の確認やパーソナリティ傾向の評価のために行われることもあります。バウムテストや風景構成法などの描画テストや文章完成法，さらにはロールシャッハ・テストなどが，その患者さんの自己イメージや他者のイメージ，葛藤内容，防衛のあり方などを評価するために用いられることもあります。いずれにしても決め手となる簡便な検査は存在しません。

家系図や家族面接により，家族のなかの葛藤やコミュニケーションの問題などを把握することが有用な場合もあります。

7. 神経症の治療

神経症の治療は，広い意味の精神療法（心理療法）が中心となることも多くありますが，薬物療法が有用なケースも少なくありません。心理的な要因が大きい状態のようにみえても，薬物療法が有効なこともあります。

（1）精神療法（心理療法）

患者の症状に不安が関与していて，その不安を軽減するために患者が取っている行為が結果としてその不安の持続をもたらしているような場合には，行動療法が役立つかもしれません。

例えば，「手についた汚れのために病気になるかもしれない」という強迫観念があるときに，その不安を払拭するために，しつこく手を洗う行為を続けると，一時的には不安は鎮まりますが，「強迫観念→不安→強迫行為→不安の軽減→強迫観念」というサイクルがかえって持続することになります。このような場合には，手を見て不安になっても強迫行為をしないで不安が自然に軽くなるのを待つという反応妨害という行動療法の技法が有効かもしれません。

あるいは物事を悪いほうに考える癖がある人が，全般性の不安を抱いているときには，その考えの癖を改善するために，認知療法を受けるとよいかもしれません。

心理的な要因で身体が動かないという症状がある人の場合には，よくその人の話を聞き，背景にある心理的外傷体験や葛藤について精神療法面接のなかで話せるようになると症状が解消することもあります。このような場合，精神分析的精神療法が有効かもしれません。

家族の要因が強いときには，家族療法や夫婦療法が神経症の治療に役立つかもしれません。

認知行動療法にしても，精神分析的精神療法にしても，家族療法にしても，きちんと訓練を受けた医師や臨床心理士が臨床評価を行い，そのうえで治療計画を立てることが大切です。精神科医や臨床心理士ならば神経症の精神療法（心理療法）に習熟しているとは限りません。また，発症の背景になる要因や症状の特徴によっては，薬物療法が最初に行われることもあります。

（2）薬物療法

　不安や抑うつ症状が中心となる疾患に対しては，抗うつ薬や抗不安薬が用いられることがあります。

　例えばパニック障害には，SSRIと呼ばれる抗うつ薬や三環系の抗うつ薬が有効なことがあります。頻回にパニック発作が起きるときや不安が強い状態では，一時的に抗不安薬を使うこともあります。抗不安薬の多くは，精神的な依存が生じることがあるので，漫然と使わないほうがよいと考えられています。強迫性障害や心気障害に対しては，SSRIやクロミプラミンという抗うつ薬が有効なことがあります。

　しかし，解離性健忘や転換症，あるいは離人症などには，特異的に有効な薬物はないといってよいと思われます。適応障害の抑うつ感や不安感には，抗うつ薬や抗不安薬が一時的に使われることがありますが，適応障害では環境調整が何よりも大切です。

【文　献】
1）WHO, *The ICD-10 Classification of Mental and Behavioral Disorders : Clinical descriptions and diagnostic guidelines*, WHO, 1992.（融道男・中根允文・小宮山実ほか監訳『ICD-10 精神および行動の障害——臨床記述と診断ガイドライン』医学書院，1993.）
2）American Psychiatric Association, *Desk Reference to the Diagnostic Criteria from DSM-5*, American Psychiatric Association, 2013.（日本精神神経学会日本語版用語監修，髙橋三郎・大野裕監訳『DSM-5 精神疾患の分類と診断の手引』医学書院，2014.）

さらに学習したい方への読書ガイド

❶サドック, B. J., サドック, V. A., ルイズ, P., 井上令一監修，四宮滋子・田宮聡監訳『カプラン臨床精神医学テキスト第3版——DSM-5診断基準の臨床への展開』メディカル・サイエンス・インターナショナル，2016.（Sadock, B. J., Sadock, V. A., Ruiz, P., *Kaplan and Sadock's Synopsis of Psychiatry : Behavioral Sciences / Clinical Psychiatry, 11th Edition*, Lippincott Williams & Wilkins, 2014.）
❷土居健郎『新訂方法としての面接——臨床家のために』医学書院，1992.
❸成田善弘『新版精神療法家の仕事——面接と面接者』金剛出版，2014.

講義 09 トラウマとこころの臨床

松本俊彦 ● 国立精神・神経医療研究センター精神保健研究所

1. はじめに

　本講では，主に解離性障害と転換性障害を取り上げます。この二つの障害は，現在，ICD-10のなかで同じ「F44」というコードで分類されていますが，もともとは必ずしも同じ障害としてみなされていたわけではありませんでした。確かにこの二つの障害はずいぶんと異なる印象があります。いささか漫画チックで通俗的な例えになりますが，解離性障害のイメージといえば，スティーヴンソンの小説『ジキル博士とハイド氏』に出てくる二重人格の殺人鬼です。一方，転換性障害のイメージは，テレビアニメ『アルプスの少女ハイジ』に登場する車椅子の少女クララです。

　しかし，実際の臨床場面では，解離性障害の患者が転換性障害の症状を呈するという現象に遭遇することは，全く珍しい現象ではありません。そして，慎重にその症状の背景にある問題を観察すると，不思議な共通点が浮かび上がってきます。

　例えば，円満な社交家で，学者であるジキル博士は，自分のなかにある暗い衝動を押し殺し，切り離そうと試みるなかで，良心のかけらもない殺人者ハイド氏という別人格を作り出してしまいました。これは，こころを「壁」で仕切って，「壁」の向こう側に舞台裏のような領域を作り出し，自分にとって都合の悪い要素を，その舞台裏の，自分からは見えない場所に押し込めているように感じられます。

　一方，車椅子に乗ったクララは，幼い頃に母を亡くし，父は仕事が多忙で家を不在にすることが多いという環境のなかで，わがままもいわずに，表面上は物わかりのよい，変に大人びた子どもとして過ごしていました。しかし，家のなかにひきこもりがちで，歩行障害の治療に対して非常に消極的でした。これはあたかも，こころと脚との間に仕切りの「壁」を置き，脚に対するある種の無関心を維持しているように感じられます。

　おそらく解離性障害と転換性障害とをつなぐキーワードは「壁」です。ジキル博士は自分のなかにある暗い衝動をこころの「壁」の向こう側へと締め出して，「これは自分のものではない」と無視し，一方のクララは，こころと脚とをつなぐ場所に「壁」を作り，親に甘えたいという気持ちを自分の動かない脚のなかに封印しているかのようです。

　もう少し具体的にイメージしてもらうために，実際の臨床現場でみられる典型的な症例をみてみましょう。

症例

　Aさんは20歳の男性です。建設業に従事しています。現場仕事を途中で抜け出し，汚れた作業着のままの受診でした。おそらく激しい肉体労働に従事しているのでしょう。ただ，本人は大柄な体躯を縮めるようにして椅子に座り，うつむいたまま小声で話す，いたって気弱な印象の青年でした。

　彼の主訴は，「ときどき記憶がなくなり，その間に暴力を振るってしまう」というものでした。職場の上司や学校の先輩から「上から目線」で「頭ごなし」の命令や説教をされると，ものすごく頭が痛くなり，意識が遠のくのを感じるそうです。意識が遠のく直前には，視野が狭くなり，周囲の音や人の声も遠くから聞こえる感じもするといいます。そんなとき壁に頭を激しく打ちつけたり，鋭利なもので前腕を引っ掻いたり，切ったりすると，少し我に返って意識が再びはっきりしましたが，ときにはそれにもかかわらず意識が飛んでしまうことがあります。そのようなときには，後で，部屋の家具が壊れていたり，同僚が鼻血を出して倒れていたりするのに気づき，「またやってしまった」という自己嫌悪に駆られるそうです。

　彼自身には，自分がそのような粗暴な行為を働いたという記憶はいつも全くありません。ただ，状況を考えれば自分以外に加害者はいないというのは理解できるそうです。以前，殴ってしまった同僚に謝罪する際に聞かされたのは，「言葉遣いや顔つきがいつもと別人みたいに凶暴で，すげえ怖ろしかった」という言葉でした。

　そのほかにも，仕事が忙しかったりして職場がピリピリした感じになると，片方の耳が急に聞こえなくなったりします。聞こえないはずなのに，女性の叫び声のような幻聴や「死ね」と言う男性の声が聞こえることもあります。その声は外から聞こえるというよりも，頭のなかで響いている感じがします。

　また，職場で別の誰かがミスをして，上司から激しく叱責されている声が聞こえると，突然，腹部に殴られたみたいな激痛が走るそうです。

　ときどき悪夢をみるともいいます。よくみる内容は二つあります。一つは，誰かが大きなバットを自分の頭上に振りかざそうとしている場面のものであり，「殺される」と怖くなって目を覚ますそうです。もう一つは，暗がりに何か血まみれの肉塊のようなものが置いてあるだけの情景です。意味はわからないですが，やはり何だかとても怖い気持ちになるといいます。

　頭痛に関しては脳外科で頭部画像検査や脳波検査を行い，視野や聴覚の問題に関してもそれぞれ眼科と耳鼻咽喉科で精密検査を受けていますが，いずれの診療科でも「異常なし」といわれました。また，腹痛についても，すでに何度も内科で検査を受けていますが，毎回，「異常なし」という結果でした。

2. 症例からみえてくること

　提示した症例では，目上の人から頭ごなしに抑えつけられ，自分を否定される場面で，意識が変容を生じ，別人のような凶暴な人物に豹変します。そして，その間の記憶に関して健忘を残すわけです。脳波検査で異常がないことから，側頭葉てんかんの発作という可能性は極めて低いでしょう。詳しくは後述しますが，解離性障害に罹患している可能性が高いと思います。

　また，Aさんは，職場の緊張感が高まったり，上司が誰かを叱責している怒声を耳にしたりすると，一過性の視野狭窄や片側の難聴，腹部の激痛を自覚します。これらに関しても身体医学的問題はありません。やはり詳しくは後述しますが，転換性障害にも罹患している可能性が高いと思われます。

　なぜこのような症状が出現するのでしょうか？

　Aさんの生育歴を慎重に聴取してみると，小学校時代の記憶が非常に断片的で，生育歴を年表化しようとしても，人生の初期の部分が見事に空白となってしまいました。

　そこで本人の許可を得て，母親に来院してもらい，幼少時に関する情報を収集しました。その結果，以下のような情報を得ることができました。本人が生まれてまもなく両親は離婚し，母親は本人を引き取って育てていましたが，経済的に非常に苦しかったそうです。そんなときに裕福な会社経営者の男性から求婚され，再婚を決意したそうです。Aさんが2歳のときの話です。ところが，その再婚相手は，アルコールが入ると手に負えないほど粗暴になる人で，母親自身はもとより，Aさんに対しても理不尽で，明らかにいきすぎた暴力を繰り返したそうです。しかし，しらふのときにはその男性は非常に優しかったこと，また，女手一つでAさんを育てるだけの経済的な基盤がなく，ようやく離婚できたのはAさんが小学校を卒業する頃であったといいます。

　こうした情報を得たうえでAさんの面接を繰り返していくと，少しずつAさんも記憶を取り戻しはじめました。どうやらAさんは，かつての加害者である義父と重なる特徴をもった人物と遭遇したり，かつて義父から暴言や暴力を浴びせられていたのと似た状況に置かれたりすると，Aさんの言葉を借りると，「意識が飛んでしまい，自分をコントロールすることができなくなる」ことがわかりました。そして，意識が遠のく瞬間には視野が狭まり，周囲の音が遠く聞こえるような現象を体験していることもわかりました。そのようなときには「生きているのか死んでいるのかわからない」，あるいは「自分が自分でなくなるような感覚」を覚えましたが，壁に頭をぶつけたり，リストカットをしたりすると，その痛みでそのような感覚はもとより，「意識が飛ぶ」のを押さえて，ふだんの自分を取り戻すことができる場合もありました。

　Aさんが呈する一過性の難聴や腹部の激痛は，子ども時代に義父から耳や腹部を殴られたときに体験したものと全く同質のものであることもわかりました。つまり，か

つての被害場面と類似した状況に遭遇すると，そのとき体験した痛みが生々しく蘇ってくると考えられました。Aさんは義父から暴力を受けているとき，何度となく「殺される」と感じたといいます。特に怖かったのは，義父がバットを振りかざして暴れたときのことです。そのとき義父は完全に酩酊状態で，まず母親にバットで襲いかかり，母親は額から血を流したまま，Aさんを守ろうとして抱きかかえてうずくまっていたことを覚えているといいます。おそらくAさんの悪夢はそのときの主観的な印象が，多少修飾された形で記憶され，再現されている可能性があると考えられました。

3. トラウマに対する防衛反応としての解離

　さて，この症例からわかるのは，Aさんが幼少時に深刻なトラウマを経験しており，現在でもその影響下にあるということです。そして，かつての被害場面に類似した状況では，意識を失って別人のような凶暴さを呈し，しかも後で健忘を残します。これらはいずれも解離という現象がもたらす症状です。

　解離という現象は，子ども時代に虐待やネグレクト，あるいは友人からのいじめの被害を受けたり，家族間の激しい暴力を目撃したりしてきた人にみられる，トラウマ関連の症状です。そのような体験をしてきた子どもたちは，恐怖や怒り，暴力による身体的疼痛に満ちた状況を生き延びるために，いつしか，いわば「知覚や意識と感情とをつなぐコンセントを一時的に抜く」というサバイバル術を身につけています。そうすれば，どんな暴力や侮辱を受けても身体的にも心理的にも痛みを感じないですみます。一種の心理的無感覚状態です。また，記憶にさえ残らないので，「自分には何もつらいことがなかった」として，見た目上は平然と過ごせます。

　このようなサバイバル術が，後年，独特のストレス対処法として定着します。つまり，ストレスを感じると，無意識のうちに「知覚や意識と感情とをつなぐコンセントを一時的に抜く」という対処を行い，心理的無感覚状態となることで，その場を切り抜けるようになります。そうすれば，恐怖や怒り，あるいは恥の感覚といった不快な感情を意識から遠ざけることができるわけです。そのような場合，本人はボーッとした表情をしており，その間の記憶はないか，あっても断片的です。たとえ記憶があったとしても，一種の心理的の麻痺状態を呈し，自分の体験が夢なのか現実なのか区別がつかないように感じています。これが解離と呼ばれる現象であり，比較的些細なストレスでもこの解離を頻繁に繰り返すようになった病態のことを，解離性障害といいます。

4. 解離性障害の種類，ならびに転換性障害

　解離性障害には，症状の出方によってさまざまな下位診断カテゴリーに分類されま

す。例えば、「意識が飛んで、後になってもその間のことが思い出せない」という症状が中心の場合には、解離性健忘と診断されます。解離して意識が飛んでいる時間に、自分でも知らないうちにどこかに出かけていて、後で我に返って「なぜ自分はここにいるのだろう？」といぶかしく思う、といった症状を伴う場合には、解離性遁走（とんそう）と診断されます。また、解離している間、周囲からの声かけに無反応となり、ほとんど身動きしない状態となる場合もあります。このような症状は、解離性昏迷と呼ばれるものです。

比較的重症なものとしては、自傷している際の記憶がすっぽりと抜けている間に、通常の自分とは全く別の言葉遣い、ものの感じ方・考え方・価値観、性格をもつ人物のような態度をとっていることがあります。その人物とは、その人の実際の生物学的な年齢や性別とは異なる特徴をもっていることもしばしばです。要するに、本来の自分とは別の意識システム、すなわち、交代人格です。こうした交代人格が繰り返し再現され、ある程度固定した人格としての特徴を備えている場合には、多重人格障害（解離性同一性障害）と診断されます。もっとも、多重人格障害のなかには、臨床場面ではっきりと交代人格の固定的な特徴を同定するまでには至らなかったり、交代人格の出現そのものが一過性の現象であったりもします。その場合には、ほかの解離性障害と分類されます。

それでは、なぜ交代人格が出来上がってしまうのでしょうか？

解離性障害に罹患する患者の多くが幼少時期に虐待やネグレクトの被害、あるいは、性暴力被害などの深刻なトラウマ体験をもっています。子どもは自分の受容能力を超えた苦痛を体験するとき、その体験を「なかったこと」にします。つまり、「確かに自分の身の上に起こった事実」として自身の生活史記憶に統合せず、一種の「壁」で意識を仕切って「別室」を作り、そのなかに苦痛に満ちた記憶を閉じ込め、封印してしまうのです。しかし、いったんこのような対処をすると、その後の人生においてストレスを感じるたびに解離状態を呈する一方で、つらい感情や痛みといった苦痛をその「別室」に放り込むという対処をするようになります。その結果、「別室」はしだいに大きく成長し、最終的には本人（主人格）とは独立した別人格を作り上げてしまいます。そして、何らかの外界からの刺激──かつての外傷場面と類似した状況やさまざまなストレス──によって封印を解かれ、交代人格として出現するわけです。

なお、苦痛を伴う記憶は一つの「別室」に封印されているとは限りません。身体的暴力を伴う精神的な侮辱を受けた人の場合、その体験は「疼痛の記憶」「感情的苦痛の記憶」「場面・状況の記憶」と、それぞれの要素別に分けて貯蔵されることもあります。そのため、トラウマ体験のフラッシュバックとして、被害当時に暴力を受けた身体部位の知覚麻痺や運動麻痺が出現することもあります。例えば、提示した症例の「腹痛」や「難聴」もそうですし、ときにはそれは「脚が動かない」などの運動機能の障害として生じることがあります。こうした知覚・運動症状のことを転換性障害と

呼びます。転換性障害にみられる知覚障害・運動障害は，さまざまな身体医学的な精査でも原因不明ですし，主人格の記憶を複数の部屋に分割している強固な「壁」のせいで，本人自身にも説明ができないものです。

5. 解離性障害と離人・現実感喪失症候群，ならびに自傷

　解離性障害に罹患している人は，いつもいつでも，誰が見てもそれとわかる解離症状が頻発しているわけではありません。状態が落ち着いているときには，全く問題のない健康な人のようにみえることもあります。そのような状態でも，現実感は乏しく，目の前の風景や物事が，「ガラス板一枚を隔てたような距離感をもって」体験されていることが少なくありません。このような状態を離人症（離人・現実感喪失症候群）と呼びます。

　これにストレスが加わった場合，この離人症の状態は悪化し，解離状態へと進展するわけです。その際，五感全体の知覚がますます鈍くなり，目の前の風景がますます現実感を失い，人の姿が遠く見えたり，小さく見えたり，視野が狭窄して感じられたりします。また，人の声が遠く聞こえたりする感覚になります。当然，この状態では疼痛知覚も低下しています。

　この解離しかかった状態のなかで，解離することを回避するために自傷行為に及ぶ人もいます。解離という現象はつらい状況をしのぐのには有用ですが，一方で不利益もあります。解離状態のなかで自分でも気づかないうちに，本来の自分にはとうてい受け容れられないような粗暴ないしは逸脱的行動を，交代人格が行ってしまう可能性があります。あるいは，交代人格が出現するほどの深刻な解離ではないとしても，いつまでも解離と離人症との境界線の不安定な状態にとどまっていると，「生きているのか，死んでいるのかわからない」という，虚無感と死の気配を伴う不安に苛まれます。

　そうした状態から回復するために，無意識のうちに自傷行為に及ぶ人もいます。刃物があれば，それで皮膚を切るでしょうし，なければ自分の腕をわしづかみにして爪を強く皮膚に突き立てたり，引っ掻いたり，提示した症例のように，壁に頭をぶつけたりするでしょう。もっとも，こうした自傷をしても，当初のうちは痛みを感じないことが多いようです。しかし，何度か皮膚を切って自分に痛み刺激を与えていくうちに，自傷によってもたらされる疼痛や血液の鮮やかな色といった知覚刺激によって，少しずつ現実感を回復し，それとともに不安感も鎮まっていきます。実際，リストカットについて，「切っているときに痛みを感じないけど，血を見ると我に返って，『あ，生きている』と思ってホッとする」と語られるような自傷行為の背景には，このような「ストレスによるつらい感情→解離による無感覚→自傷による痛みや血液といった

知覚刺激→現実感回復」という一連のプロセスが存在するといわれています。

6. 解離性障害と幻聴

　提示した症例には「幻聴」の訴えもありました。そのことをもって，症例の診断を「統合失調症ではないか」と主張する人がいるかもしれませんが，それは早計です。
　実は，解離性障害はしばしば統合失調症と誤診されています。そのような誤診の背景には，精神科医の「幻聴＝統合失調症」という思い込みがあります。しかしすでに信頼できる研究によって，歴史的に統合失調症の診断で重視されてきたシュナイダー（Schneider, K.）の一級症状が，実際には多重人格障害においてこそ特徴的な症状であることが明らかにされています。ある研究によれば，多重人格障害患者では，シュナイダーの一級症状は平均して3〜6個認められ，その数は統合失調症の平均1〜3個よりもはるかに多かったといいます。
　解離性障害でみられる幻聴の多くは，交代人格（＝トラウマに対する解離反応によって，主人格の意識から「壁」によって仕切られ，区画化された部分）の声です。それは，主人格に何らかの行動を指示する命令性幻聴として体験されます。もしも複数の交代人格間で議論が生じれば，対話性幻聴として体験されることもあります。また，交代人格によって身体を支配され，主人格の能動性が奪われている場合には，主人格にとっては作為体験（させられ体験）として体験されることもあるでしょう。
　逆にいえば，シュナイダーの一級症状は，いまや統合失調症診断における「一級症状」としての価値を失っているともいえます。今日，一級症状だけを根拠にして統合失調症の診断を下してはならず，むしろ思路障害や発動性減退といった陰性症状に注意を払う必要があります。同時に，多彩かつ豊富な一級症状が存在する場合には，逆に解離性障害の可能性を考慮する必要もあります。
　なお，ある幻聴が統合失調症性のものなのか，解離性のものなのかを鑑別する方法の一つとして，「その幻聴は頭の中から聞こえるか，頭の外から聞こえるか」と質問するというものがあります。例外はありますが，前者であれば解離性の幻聴であることが多く，後者であれば統合失調症性のものであることが多いといわれています。

7. トラウマ関連障害をもつ患者にかかわる際に注意すべきポイント

　例えば，同じように自傷行為を呈する患者でも，その人を境界性パーソナリティ障害と見立てるか，あるいは，トラウマ関連障害という視点から見立てるかで，かかわり方はずいぶんと変わってきます。前者の場合には，自傷行為は操作的で演技的な行動とみなされ，治療の対象ではなく，「そのような行動に及んだ場合には治療は中止」

という，治療契約の対象，限界設定の対象となるでしょう。一方，後者の場合には，ストレスに惹起された感情的苦痛→解離を防ぐ自分なりの努力として，部分的には称賛に値する行動とみなされる可能性もあります。その意味では，さまざまな問題行動を呈する患者の症状を，「トラウマ」という観点から評価することは治療上意義があります。

本講の締めくくりとして，以下に，トラウマ関連障害患者に対する際に注意すべきポイントを列挙します。

1）加害者とカブッて認識されないようにする

トラウマ関連障害患者に対しては，援助者が加害者と重なって認識されないように注意する必要があります。とりわけ，権威的かつ管理的な態度，物事の判断を頭ごなしに決めつける態度は禁物です。また，「患者を何とか助けたい」という熱意が過剰な場合，一方的に自分の考えを相手に押しつける結果となり，「過保護や過干渉による支配」という点で加害者と類似の性質を帯びてしまうことがあります。注意してください。

2）積極的に支持・承認をする

トラウマ関連障害患者の多くが，幼少期より「自分はいらない子ども，余計な存在」という自己認識をもっており，それが成人後にも援助希求性（困ったときに適切に人に支援を求める能力）の乏しさに影響を与えています。彼らは，「自分が相手に迷惑をかけているのではないか」「嫌がられているのではないか」と猜疑的であり，援助者とのささいな言葉の行き違いから，「やっぱり自分はダメ人間」という証拠を無理に引き出します。「どうせ私なんか…」という自己中心的な被害者意識の殻に閉じこもることも少なくありません。したがって，むしろ意識して，援助希求行動や来談を積極的に支持するくらいの態度が必要です。

3）「綱引き」をしない

トラウマ関連障害患者は，無力さの裏返しとして，状況をコントロールすることに固執する者が少なくありません。それだけに，ささいなやりとりの行き違いから，治療関係が支配／被支配の関係に陥ったり，治療の主導権をめぐって「綱引き」状態に陥ってしまいやすいといえます。この状態では，援助者が加害者と重なってみえている可能性が高く，攻撃的な交代人格の出現を誘発してしまうこともあります。「綱引き」状態になっていると気づいたら率直に謝るなど，意固地にならない柔軟さが必要です。

4）「悪い知らせ（bad news）」を話せる関係をつくる

トラウマ関連障害患者は，治療関係に容易に過剰適応し，援助者が喜びそうな「よい知らせ（good news）」ばかり語り，自分の本音や不満を語れなくなってしまう傾向があります。そして，そのように適応的な方法で自分の「怒り」を伝えることができない一方で，溜め込んだ感情があるとき一気に爆発すると，暴力や自傷につながってしまいやすいのです。したがって，援助者のほうから，「たまにはbad newsも聞

かせてほしいですね」と話を向ける工夫が必要です。

5）問題行動を頭ごなしに叱責・禁止しない

　トラウマ関連障害患者の食行動異常や物質乱用，自傷行為や過量服薬，あるいは解離症状は，「居心地の悪い」状況を「生き延びる」うえで，少なくとも一時的には役立っています。言い換えれば，そのような問題行動の多くは，「自分では説明できない，コントロールもできない痛み」から気をそらし，意識を突発的な自殺衝動から守るための，「自分で説明でき，コントロールできる痛み」として機能しています（もちろん，そうした問題行動は，長期的には死をたぐり寄せることになるのはいうまでもありません）。

　したがって，問題行動を頭ごなしに叱責・禁止すべきではありません。行動の善悪に関する価値判断をいったん保留し，問題行動の背景要因を協働的に分析する必要があります。

6）患者の「嘘」に目くじらを立てない

　トラウマを抱えた患者は「嘘」や「秘密」が少なくありません。しかし，援助者はこれを不誠実さによるものととらえるべきではないと思います。さまざまな虐待や暴力をくぐり抜けてきた彼らにとっては，嘘や秘密はしばしば「自分を守る技術」として機能してきたはずです。むしろ治療や援助の場面で患者に「嘘」をつかせた背景に，援助者が相手の意向を無視した，一方的な治療・援助はなかったのかどうか，振り返るべきでしょう。

7）常に交代人格の存在を意識した態度で向き合う

　トラウマ関連障害患者の場合，たとえその人が多重人格障害ではない場合でも，絶えず交代人格の存在を念頭に置いてかかわった方がよいでしょう。理由は二つあります。一つは，多重人格障害患者の多くは，数年間別の診断名で治療を受けているからです。目の前にいる患者がトラウマに関連するメンタルヘルスの問題をもっていることがわかったならば，常に多重人格障害の可能性を念頭に置くべきでしょう。もう一つは，交代人格の存在を念頭に置いたかかわり方は，実は中立で安定感のある援助者の態度を実現してくれるからです。その意味では，たとえその患者が多重人格障害でなかったとしても弊害はなく，むしろメリットがあるとさえいえます。

　具体的には，次の4点を心がけてください。

① 存在理由のない交代人格は存在せず，すべての交代人格は，耐えがたい強烈な苦痛による自殺を回避するために出現したと心得ましょう。

② 無理に交代人格を呼び出そうとしたり，人格統合や外傷記憶の詳細を直面化しようとするのはやめましょう。

③ 援助者は常に，診療場面に登場しないほかの交代人格が聞いている ── 実際に聞いている場合が少なくありません ── 可能性を念頭に置き，決して特定の人格をえこひいきや非難することなく，公平に接しましょう。

④ 患者の前では，交代人格のことを「人格」とは呼ばずに「部分」とか「存在」という表現で呼ぶように努め，「全体としてのあなたは一つ」というメッセージを送るとともに，行動に関する責任の所在を明確にしましょう。

8. おわりに

　本講では，トラウマに関するこころの問題として，解離性障害と転換性障害を取り上げました。なかでも，トラウマと解離との関係を理解していただくことに大幅な紙幅を割いた都合上，各論的な治療法は省かせていただきました。

　そもそも，解離性障害の治療は一口で説明しにくいのです。実際の臨床においても，さまざまな心理療法を組み合わせ，ときには洞察的に，ときには認知行動療法的に…と非常に折衷的に行っています。補助的に薬物療法を用いることはしばしばですが，薬物療法によって悪化する症例もあります。したがって，症例ごとに柔軟に対応しているというのが正直なところであり，教科書的な記述にはなじみません。

　ただ，治療や援助について最も大切なのは，トラウマが現在の症状にどのような影響を与えており，現在の援助関係にどのような影響を及ぼす可能性があるのかを援助者が熟知していることです。その点については，本講の記述は十分に対応できているものと自負しています。

> **さらに学習したい方への読書ガイド**
> ❶白川美也子『赤ずきんとオオカミのトラウマ・ケア —— 自分を愛する力を取り戻す〔心理教育〕の本』アスク・ヒューマン・ケア，2016.
> ❷岡野憲一郎編，心理療法研究会『わかりやすい「解離性障害」入門』星和書店，2010.
> ❸松本俊彦『自分を傷つけずにはいられない —— 自傷から回復するためのヒント』講談社，2015.

講義 10 生理的障害，身体要因による行動障害

西園マーハ文 ● 白梅学園大学

1. 摂食障害

　摂食障害とは，拒食，過食など，食行動の問題を中心とする疾患です。多くの症例では，自己評価の低さなど心理的問題を伴っています。心身に多彩な症状がみられますが，本人は症状の重大さを認識していないことが多いのも特徴で，治療にはさまざまな工夫が求められる疾患です。

(1) 神経性無食欲症／神経性やせ症

A. 症状

　英語のAnorexia nervosaを神経性無食欲症と訳すことが多いのですが，食欲が消失している症例ばかりではないことから，神経性やせ症という訳語も用いられます。「ダイエットが高じて」発症するように論じられがちですが，やせ願望以外の心理的特徴も理解しておく必要があります。典型的な症例は次のようなものです。

症例1

Aさん・中学2年生（女子）
　Aさんは，2人同胞で，下に妹がいます。小さいころから勉強がよくでき，ピアノも熱心に練習するなど，周囲の大人の評価は高い子でした。しかし，性格は内気で，周囲に打ち解けにくいことについて，本人は劣等感をもっていました。
　中2になるとき，父親の転勤で，それまでの小さな町を離れ，大都市に転居しました。前の学校の2倍くらいの生徒がいる学校に転校し，人の多さに圧倒されました。すでに出来上がっている友達関係のなかに入っていくことは難しく，放課後も一人で家で過ごす時間が多くなりました。新しい学校でもよい成績でしたが，英語だけは平均くらいなのが気になり，単語の暗記などに長い時間を費やすようになりました。夏休み中，努力をしたのに2学期のテストの結果がよくなかったため，ますます勉強に時間をかけ，自分で決めた問題集の日課を終わるまでは食事をとらないようになりました。睡眠時間も削るようになり，2か月後には4kg体重が減少しました。このころ，集中力が上がったような感覚があったので，やせるのはよいことだと思うようになりました。低体重を維持するために間食もやめ，ジョギングをするようになりました。両親は体重減少に気づき，睡眠や食事をとるよう勧めましたが聞き入れませんでした。その後，体育の授業中に倒れてしまい，養護教諭から拒食症の可能性があるといわれ，小児科を受診することになりました。月経は中1

で初経があり，その後，不規則ながら中2の初めまではみられましたが，夏休み以降は無月経です。

　Aさんは，神経性無食欲症の一例です。Aさんのように，やせ願望というより，もともとの自己評価が低く，体重が減ることによって，一過性の仮の自信のようなものが生じて，行動が修正できなくなる場合が多いのです。

　神経性無食欲症の症状は，表10-1に示すとおりです。まず極端な低体重という症状があります。低体重の定義は，ICD-10では，期待される体重より15％以上のやせあるいはBMI17.5以下とされています。DSM-IV-TRでも，期待される体重の85％以下という基準を用いていました。しかし，病前に過体重の場合は，体重減少後も，期待される体重の範囲内にとどまることもあることから，2013年に改訂されたDSM-5では，数値の定義は設けられず，「著しいやせ」とされています。

　心理的には，「肥満恐怖」「ボディーイメージの障害」などの特徴があります。ボディーイメージの障害とは，やせているのに太っていると認知するものです。なかには，客観的にはやせ過ぎなのはわかっているという場合もあります。「あなたは太っていない」と説得しても，ボディーイメージは変えにくいことがほとんどです。DSM-5では，「低体重の深刻さに対する認識の持続的欠如」という表現もあります。体重が著しく減少すると体調が悪いはずですが，「どこも悪くない」と主張する患者さんは多く，治療への導入は容易ではありません。DSM-5では，「自己評価に対する体重や体型の不相応な影響」という項目もあげられています。体重増加を嫌う人は多いですが，神経性無食欲症では，100gの体重増加で死にたくなったりします。この極端さが，「健康な人のダイエット」とは異なる点です。Aさんのように，病前は

表10-1　摂食障害の診断基準

神経性無食欲症
(a)体重が期待される値より15％以上下まわる，あるいはBMIが17.5以下
(b)「太る食物」を避ける，自己誘発性嘔吐，下剤使用，過度の運動などにより体重減少が引き起こされる
(c)肥満恐怖，ボディーイメージのゆがみがあり，許容できる体重を低く設定する
(d)無月経そのほかに表われる広範な内分泌系の障害
(e)前思春期の発症の場合，思春期に起こるべき現象の遅れあるいは停止

神経性大食症
(a)食物への抗しがたい渇望があり，短時間に大量の食物を食べつくす過食のエピソードがみられる
(b)自己誘発性嘔吐，下剤乱用，絶食その他により体重増加に抵抗しようとする
(c)肥満への病的恐れがある。神経性無食欲症のエピソードを体験していることもある

特にやせ願望はなくても，発症してしまうと体重にこだわりが強くなるのが特徴です。「細すぎる」「食べなさい」と声をかけるよりは，体重に一喜一憂しない生活を目指そうというほうが，治療への動機を高めます。

1）身体症状

栄養不足により，さまざまな身体症状が生じますが，主なものを表10-2に示します。自覚症状がない場合も多いので，採血など定期的な身体チェックが必要です。身体の状態は，体重のみでなく，総合的に判断することが重要[1]だといえます。

低栄養時に急にカロリー摂取を増やすと，「再栄養症候群」になる場合があります。これは，ビタミンやリンなどの投与なしに炭水化物が急速に投与された場合に起こりやすく，死亡することもあります。高カロリー輸液などを行っている際に起こりやすいですが，入院したくない一心で食事を突然増やしたような場合も発症することがあります。身体の状態をみながら少しずつ栄養補給を行うことが必要です。

2）その他の症状

神経性無食欲症では，過活動（運動強迫）という症状がしばしばみられます。やせるためというよりは，焦燥感や不安に突き動かされるように動き回ります。「自分は休んではいけない」といった，自分を罰するような抑うつ気分を伴うこともあります。

B. 疫学

診断基準を満たす典型例は，若い女性人口の0.5％から1％程度と考えられています。ただし，グレーゾーンが広い疾患のため，どのような定義を用いるかで有病率は異なります。精神疾患のなかでは，有病率の性差が最も顕著な疾患で，女性は男性の

表10-2 摂食障害の主な身体症状

1 低栄養によるもの
＜循環器系＞
低血圧，徐脈
＜内分泌代謝系＞
低体温，低血糖，肝機能障害，無月経，骨粗鬆症，高コレステロール血症
＜血液系＞
貧血，白血球減少，血小板減少
＜消化器系＞
消化吸収機能の低下，便秘
＜その他＞
脱毛，多毛
2 長期の過食嘔吐によるもの
唾液腺炎，歯牙酸蝕，低カリウム血症，不整脈（低カリウム血症による）
3 急激な栄養回復によるもの
再栄養症候群（心不全など）

10倍から20倍の発生率だと考えられています。

C. 病因

病因として，社会に痩身を美とする風潮があることの影響を否定はできません。しかし，痩身を勧めるメディアに接しながら全員が発症するわけではないことを考えれば，このような社会的要因に対する個人の脆弱性の問題もあると考えられます。例えば，うつ病やアルコール乱用などの家族歴，Aさんにみられるような，個人の性格の問題などです。親からの虐待を体験している症例もあります。体重が低いことを期待されるスポーツでは，コーチなどから減量を強要されていることもあり，これも発症のリスクとなり得ます。

D. 治療

心身両面からの治療が必要ですが，まずは，本人が訴えない身体症状なども含め，病状を正しく評価する必要があります。

身体面では栄養補給や身体合併症の治療を行います。腸の吸収能力が落ちていない軽症の場合は，食事内容を見直し，確実に栄養を摂取するようにします。体重を1kg増やすのに，約7000kcalのエネルギーの追加が必要となります。消化吸収能力が落ちている場合は，吸収のよい栄養剤をチューブで直接胃に送るチューブ栄養や中心静脈栄養を行います。これらの手段を用いて栄養を補給しつつも，経口摂取ができるようになるよう援助します。

心理面では，発症前のストレス状況，あるいは家族のなかの葛藤や虐待などの問題があれば解決するようにします。やせていなくては安心できないという場合も多いので，体重回復後も心理的援助は続けるようにします[1]。

E. 予後

体重や月経が回復し，社会生活をしているうちにやせ願望も軽くなっていくという経過がほとんどです。完全回復には数年以上かかることもあります。1〜2割は慢性化し，低体重・無月経の状態が長く続きます。治療を望まないケースも多いのですが，死亡例もありますので，主治医を決め，ときどき身体の状態をチェックしておくことが重要です。

(2) 神経性大食症／神経性過食症

A. 症状

神経性大食症（Bulimia nervosa）は，神経性過食症とも呼ばれます。日ごろ避けているスナック菓子などを詰め込むように食べる過食が頻繁にみられます。「います

講義10 │ 生理的障害，身体要因による行動障害

ぐ食べたい」という過食衝動に突き動かされて食べるのですが，過食後は自己嫌悪感をもつことがほとんどです。過食中は，自分ではとめられない「失コントロール感」があるのが特徴で，本人は無力感で一杯になっています。「自分でやめられるはず」と周囲は思いますが，実際には，やめようという意志だけで過食をやめるのは困難です。心理的には，神経性無食欲症と同じく，自己評価が体重に左右されるため，過食の後は，自己誘発性嘔吐，下剤乱用など体重を減らす「代償行動」がみられます。

過食はあっても代償行動が激しくないタイプをDSM-5では，神経性大食症（神経性過食症）とは別に，過食性障害（Binge eating disorder（DSM-Ⅳ-TRまでの邦訳はむちゃ食い障害））と呼んでいます。肥満者の背後に多い疾患だとされています。

神経性無食欲症の経過中に過食が生じ，神経性大食症となる場合がありますが，無食欲症の既往がない場合もあります。なかには，境界性パーソナリティ障害など，パーソナリティの問題があり，ある時期は神経性大食症の症状が強く，ある時期はアルコール乱用が激しいといったケースもみられます。

ここでは，併存診断のない，神経性大食症のみの典型的な例を提示します。

事例2

Bさん・大学1年生（女性）

Bさんは，大学進学の際，どの学科にするかなかなか決められませんでした。迷いながらいくつも受験しましたが，遠い町の大学で，1か所補欠になった以外は全部不合格となってしまいました。同じような結果となった友人と，地元の専門学校で頑張ろうといっていたところ，補欠になった大学から入学可と連絡がありました。両親に大学進学を強く勧められ，一人暮らしをしながらその大学に通うことになりました。

しかし，「合格の可能性あり」というだけで選んだ学科だったので，勉強には興味がわかず，休みがちになりました。学費や生活費を払ってくれる両親には，申し訳ない気持ちから連絡をとらず，アパートでひきこもりがちになりました。気晴らしに菓子類を食べることが増え，そうすると太るのが気になって，食事を抜くようになりました。食事を抜くと，夜間，過食衝動が起きることに気づきましたが，なかなか生活を変えられませんでした。ネットで，食べた後吐いて体重調節する人もいると知り，吐くようになりました。吐くと体調も悪くなり，自己嫌悪感で一杯になりました。話し相手も趣味もないので，自己嫌悪感は食物で解消するしかなく，過食嘔吐のサイクルから抜けられなくなりました。

過食のために生活費がなくなり，どうしようもなくなって，母親に電話しました。母親が会いに来てくれて，心療内科に相談することを勧められました。

神経性無食欲症と同じく，自信の無さなどの心理的問題を抱えていることがわかります。自分の思っていることを言語化するのが苦手な場合も少なくありません。

1）身体症状

過食嘔吐が習慣化すると，唾液腺炎や，胃酸によるエナメル質の酸蝕がみられます。嘔吐や下痢により胃液，腸液が失われると，低カリウム血症をきたし，これが心機能に影響することがあります。神経性大食症の患者さんは，体重も問題なく，一見健康そうにみえますが，このような問題があることも多いので，身体面のチェックも必要です。

B. 疫学

診断基準を満たすのは，若年女性の1〜2％ですが，部分症状をもつ人がその数倍はいるといわれています。女性の方が男性の10倍くらい多いといわれています。

C. 病因

家族歴として，うつ病やアルコール乱用がみられるケースもあります。虐待など生育歴上の問題を抱えているケースもみられます。理想が高すぎることや完全主義等の性格傾向も関連するといわれています。

D. 治療

神経性大食症の症状は，本人が説明しない限り把握できません。頻度を実際より軽く報告することもあり，また逆に，客観的には軽い症状でも，本人は悩んで重症のように報告することもあります。まず，症状を客観的に知ることが治療の第一歩です。食事時間や過食の量などを本人が記録する症状モニタリング[2]が役に立ちます。

海外の研究で，治療効果エビデンスがはっきりしているのは，認知行動療法です。これは，過食症状が見られた状況，過食直前の抑うつ感，不安，自己嫌悪などを記録し，それらの感情を和らげる方法，過食以外で対応する方法などを治療者と話し合っていくものです。このような心理的対応と並行して，食事を規則的にするなど，生活全般を改善しながら過食をコントロールしていきます。SSRI（Selective Serotonin Reuptake Inhibitors：選択的セロトニン再取り込み阻害薬）などの抗うつ薬も，過食嘔吐の頻度を軽減するのには効果があるといわれています。しかし，海外の報告では，長期の効果は不明とされており，生活指導や認知行動療法的な援助なしに薬物療法だけを続けるのは望ましくないといえます。また，過食を最初からゼロにしようとして，挫折を繰り返す人が多いですが，最初からゼロを目指すのではなく，症状の全貌を把握したうえで，少しずつコントロールしていくことが重要です。

E. 予後

1〜2割は慢性化するといわれています。過食が軽快しても，気分障害等には注意が必要です。

2. 非器質性睡眠障害

　睡眠障害には，さまざまなものがあり，よく知られている不眠だけではなく，過眠もあります。不眠のなかにも入眠障害と睡眠維持障害があります。睡眠の問題は，さまざまな精神疾患の症状としてもみられます。例えば，うつ病では，早朝覚醒，中途覚醒などは頻度の高い症状です。ICD-10では，うつ病などの精神疾患があっても，顕著な睡眠障害があれば睡眠障害のコードも使用可能という立場をとっていますが，基礎となる精神疾患がある場合の睡眠障害は，精神疾患の治療を行いながら対応していく必要があります。F51の「非器質性」というのは，身体には大きな問題がない，精神・心理的問題だと考えてよいという意味ですが，純粋に心理的問題と考えてよいかについては判断が難しいことが少なくありません。身体的な問題があるものも含めると，睡眠障害には次のようなものがあります。

(1) さまざまな睡眠障害

A. 身体的な原因のある不眠

　過眠，情動脱力発作などを主症状とするナルコレプシー，睡眠時に無呼吸が生じ，昼間に強い眠気を生じる睡眠時無呼吸症候群は，ICD-10では，神経疾患の分類になっていますが，睡眠障害を訴える患者の診断として知っておく必要があります。

　また，老人に多い病態として夜間せん妄があります。これは，夜間寝ているはずの時間に，起き上がって興奮したり何かが見えたりするような「精神運動興奮状態」がみられるものです。認知症の場合，また認知症はなくても，脳機能が落ちている人に，外科手術など身体に大きな侵襲が加わる場合にみられます。日中は傾眠傾向にあります。「せん妄」は，精神病理学の分類としては，意識障害の一型ですが，臨床的には，不眠として現れます。また，パーキンソン病の治療等で用いられる抗コリン剤なども，せん妄を起こすことがあります。

　カフェインの過剰摂取のほか，薬物が睡眠に影響している可能性もあるので，注意が必要です。アルコールは眠気を引き起こし，入眠は容易にしますが，睡眠維持には逆効果です。不眠のために，飲酒量がどんどん増えているケースも多いので，飲酒量についても確認が必要です。

　就床時に下肢の異常感覚があり，いつも足を動かしたいという不快な感じがあって不眠に陥る「レストレスレッグス症候群」という病態もあります。このなかには，鉄欠乏性貧血などが背景にある場合もあるので，採血などで全身の状態を調べることが必要です。

B. 睡眠覚醒スケジュール障害，概日リズム障害

　体内時計のずれが，明らかに体質的な場合は，ICD-10では，神経疾患に分類されます。就寝時間が遅くなって午前中起きられない睡眠相後退型の概日リズム睡眠障害や，逆に就寝が早くなって，夜中に目覚めてしまう睡眠相前進型のリズム障害は，心理的原因や生活習慣で生じることもしばしばあり，非器質性睡眠・覚醒スケジュール障害は，ICD-10の精神および行動の障害のほうに分類されています。体質的なものか，ストレスや生活習慣による「非器質的」なものかという区別は難しいものです。

　睡眠相後退型は，若者に多く，勉強，コンピュータゲーム，アルバイトなど夜の活動が習慣化して，覚醒するのが昼過ぎになるというのが典型的なパターンです。睡眠相前進型は，老人に多く，夜中に眠れないことを気にして早くから就寝するために，睡眠相が早くなり過ぎているという場合が少なくありません。

C. 睡眠時随伴症候群

　不眠，過眠という問題とは別に，睡眠中に特異な行動が現れることがあり，これを睡眠時随伴症候群といいます。よく知られているのが，睡眠時遊行症と夜驚症です。

　睡眠時遊行症は，夢遊病という名前でも知られています。いったん寝ついた後，睡眠時間の前半で，起き上がり，歩き回ります。もう一度睡眠に戻りますが，翌朝になると，本人は歩いたことを覚えていないことがほとんどです。ヨハンナ・スピリの小説『アルプスの少女ハイジ』で，主人公のハイジが，慣れない都会生活を始めた後，夜中に歩き回るようになるエピソードが描かれていますが，睡眠時遊行症の様子がよく描かれています。

　睡眠時驚愕症（夜驚症）も，睡眠の前半で，突然起きだして叫び声を上げたり，恐怖を感じている様子がみられるものです。過呼吸や発汗などの自律神経症状を伴います。患者のほとんどは，小学校低学年までの小児です。睡眠時遊行症と同じく，睡眠中に起き出したエピソードを，本人は翌朝覚えていないことがほとんどです。

(2) 睡眠障害の治療

A. 睡眠状況の把握

　睡眠に関する症状は，本人の訴えと客観的に観察される症状に差が大きいことが少なくありません。睡眠時無呼吸症候群において，本人は，無呼吸やいびきを意識せず，日中の眠気が問題だと思っていることが多いのはその一例です。また，「全然眠れない」と訴える老人が，睡眠時間としては，十分取れているのもよく観察することです。

　睡眠臨床では，睡眠の記録をすることが勧められています。睡眠日誌に，就床時間，就寝時間，中途覚醒時間，朝の覚醒時間，離床時間，昼寝時間などを書いていくと，

睡眠覚醒のパターンがわかります。運動習慣や，カフェイン摂取，飲酒の習慣がある人はこれらを書き入れるのも役に立ちます。この記録をもとに対応法を考えていくことが重要です。

B. 原因への対応

服用薬剤によるせん妄など，原因が明確なものについては，睡眠に影響の少ない薬剤に変更するなどの対応を行います。

主訴が不眠でも，実際にはうつ病や認知症である場合もあるので，精神状態の評価を行うことも重要です。睡眠日誌から，早朝覚醒などうつ病のパターンが明らかになることもあります。うつ病などの診断の場合は，抗うつ剤の服用など，その疾患への対応をする必要があります。

C. 生活リズムを整える

特に原因疾患がない場合は，睡眠日誌を参考に，睡眠覚醒リズムを整える工夫をします。日光を午前中に浴びるのは，睡眠覚醒リズムを整えます。朝，決まった時間に起床し，外に出ると，就寝時間も規則的になります。高齢者で早く就床し過ぎ，入眠までの時間が長過ぎると訴える場合には，起床時間を決め，必要な睡眠時間から就寝時間を計算し，就寝時間よりあまり早く就床しないようにします。このような指導は睡眠制限療法とも呼ばれます[3]。睡眠だけに注目するのではなく，生活全般のリズムを整えることが重要だと言えるでしょう。

夜驚症など小児の疾患では，早めに就寝させ，症状が出たときに大人が付き添って安全に注意するなどの工夫が必要となります。

D. 睡眠導入剤

睡眠導入剤には，さまざまなものがあります。作用時間により，超短時間型，短時間型，中時間型，長時間型などがあります。睡眠導入剤を処方された後，自己判断で服用している場合が多いですが，そうすると，やめられなくなる場合も多いので，医師と相談しながら服用することが重要です。睡眠導入剤の中には，まれに前日の記憶が一部なくなったり，睡眠時遊行症に類似した状態を引き起こすものもあります。自分に合った薬剤を服用することが重要です。

3. 産褥に関連した精神および行動の障害，ほかに分類できないもの

産褥期にみられる精神疾患には，産褥精神病，産後うつ病などがあります。妊娠前から神経性大食症，パニック障害，心的外傷後ストレス障害などがあり，産後に悪化

する場合もあります。エジンバラ産後うつ病質問票などで調査すると，産後の母親の約1割は抑うつ状態を呈します[4]。

　ICD-10では，うつ病，摂食障害等明らかな診断名が当てはまる場合以外のケースをこの「生理的障害および身体的要因に関連した行動症候群」に分類しています。産後の診断にはグレーゾーンも多く，また診断基準を満たさないうつ状態と過食症が重なっているというような場合も多いので，ICD-10ではこのカテゴリーに分類される人は少なくありません。産後は，育児支援の少なさ，睡眠不足，転居，退職や休職に伴う経済的困難などストレス要因が多く，また，通院時間の確保も難しい時期です。地域の保健師等とも連携しながら，精神症状への対処と子育て支援を行っていくことが重要です。

【文　献】
1) 西園マーハ文『摂食障害治療最前線――NICEガイドラインを実践に活かす』中山書店，2013.
2) 西園マーハ文『摂食障害のセルフヘルプ援助――患者の力を生かすアプローチ』医学書院，2010.
3) 内山真「睡眠障害」『精神医学を学ぶ方へ　精神疾患・障害の基礎知識』Vol.10（DVD）医学映像教育センター，2014.
4) 西園マーハ文『産後メンタルヘルス援助の考え方と実践――地域で支える子育てのスタート』岩崎学術出版社，2011.

さらに学習したい方への読書ガイド

❶西園マーハ文『摂食障害のセルフヘルプ援助――患者の力を生かすアプローチ』医学書院，2010.
❷鈴木眞理・西園マーハ文・小原千郷『摂食障害：見る読むクリニック――DVDとテキストで学ぶ』星和書店，2014.
❸西園マーハ文「摂食障害・睡眠障害」上島国利・立山萬里・三村將編集『精神医学テキスト改訂第4版――精神障害の理解と治療のために』南江堂，2017.

講義 11 パーソナリティ障害

白波瀬丈一郎 ●慶應義塾大学

1. 概念

(1) パーソナリティとは

　まずパーソナリティとは，その人に比較的固定した，物事のとらえ方，思考および行動のパターンを意味します。これは，眼鏡にたとえると理解しやすいかもしれません。パーソナリティとは，人が生まれたときからかけていて，外すことのできない眼鏡です。

　この眼鏡のレンズには，その人その人の歪みがあります。人は常に自分の眼鏡越しに現実を見ているため，自分は現実をありのままにとらえ，そのなかで思考し行動していると思っています。ところが，そばからみている人にしてみると，いかにもその人らしい物事のとらえ方をしており，そのとらえ方に沿って思考し行動しているということになります。こうした眼鏡のレンズの歪みが，その人の属している文化から期待される範囲内にある限り，その歪みは「その人らしさ」とか「個性」と呼ばれます。

(2) パーソナリティ障害とは

　このレンズの歪みがそうした範囲を超えて柔軟性がなく極端な場合，つまり何を見ても同じように受け取り，ワンパターンで極端な思考と行動が繰り返され，さらにその認知，思考，行動が長期間にわたりさまざまな対人関係場面において広範囲に認められるとき，そのパーソナリティは障害されていると考えます。パーソナリティ障害は自分自身や他者との対人関係において表現されるため，自分自身に対して何かあるたびに「自分は一人では何もできない」と考えたり，他者に対して「この人もきっと自分のことを嫌いになるに違いない」と思ったりして，その認知に従って行動したりするという具合です。

　パーソナリティ障害をもつ人は，自らの眼鏡が歪んでいるのではなく，世界が歪んでいるととらえがちです。何らかの不適応が生じたときも，自分に問題や課題があると考えるのではなく，他者がおかしいと考える傾向があります。そのため，不適応の解決のために，他者を変容させようとしたり巻き込んだりします。

　以上のことは，DSM-5では，パーソナリティ障害の全般的診断基準として表11-1のようにまとめられています。

(3) パーソナリティ障害という疾患概念に伴う価値判断の問題

　かつてパーソナリティ障害は人格障害と呼ばれていました。しかし，英語の

表11-1　DSM-5によるパーソナリティ障害の全般的診断基準

A. その人の属する文化から期待されるものから著しく偏った，内的体験および行動の持続的様式。この様式は以下の領域の2つ（またはそれ以上）の領域に現れる。
　(1) 認知（すなわち，自己，他者，および出来事を知覚し解釈する仕方）
　(2) 感情性（すなわち，情動反応の範囲，強さ，不安定性，および適切さ）
　(3) 対人関係機能
　(4) 衝動の制御
B. その持続的様式は，柔軟性がなく，個人的および社会的状況の幅広い範囲に広がっている。
C. その持続的様式は，臨床的に意味のある苦痛，または社会的，職業的，または他の重要な領域における機能の障害を引き起こしている。
D. その様式は，安定し，長時間続いており，その始まりは少なくとも青年期または成人期早期にまでさかのぼることができる。
E. その持続的様式は，他の精神疾患の表れ，またはその結果ではうまく説明されない。
F. その持続的様式は，物質（例：乱用薬物，医薬品）または他の医学的疾患（例：頭部外傷）の直接的な生理的作用によるものではない。

出典：日本精神神経学会　日本語版用語監修，髙橋三郎・大野裕監訳『DSM-5 精神疾患の診断・統計マニュアル』医学書院，pp.636-637, 2014.

---

personalityという言葉が中立的な意味の言葉であるのに対して，日本語の「人格」という言葉は，その人自身の本質や人としての品格といった価値観を含んだ意味をもっています。そのため，人格が障害されているとなると，人としての品格が劣っているとか，倫理観が欠如しているといった印象を与える可能性があります。確かに，パーソナリティ障害をもつ人のなかにも，人としての品格が劣っていたり倫理観が欠如していたりする人はいます。しかし，それはパーソナリティ障害の本質ではありません。こうした誤解を少しでも避けるために，人格障害ではなくパーソナリティ障害という言葉が使用されるようになりました。

　上述の「眼鏡」のたとえにも同じ意図が含まれています。人格という言葉にしてもパーソナリティという言葉にしても，それらの言葉は人としての本質，中心をなすものという意味を含みやすいと考えます。しかし，パーソナリティ障害は，その人の本質とか中心が障害されていることは意味しません。障害されているのは，あくまで物のとらえ方だったり行動の仕方だったりするのです。だから，柔軟性がなく極端な歪みのある眼鏡として理解したほうがより的確だと思われます。

　こうした価値判断をめぐる議論は，パーソナリティ障害の起源の一つである「精神病質」という疾患概念においても認められました。シュナイダー（Schneider, K.）は精神病質を「その人格の異常性に自ら悩むか，またはその異常性のために社会が悩む異常人格」と定義づけ，臨床経験に基づいて10類型に分類しました（**表11-2**）。

　と同時に，シュナイダーはこうした類型学が単なるレッテル貼りに終わる危険性についても指摘しています。私たちには，人を何らかの類型に分類できると，その人を

講義11　パーソナリティ障害

表11-2　シュナイダーの分類

1)	発揚性精神病質者	愉快な基本気分，活発な気質，活動性の高さを伴う性格の極端さ。深刻さに欠け軽率で，ときに紛争を起こす。
2)	抑うつ性精神病質者	持続的に落ち込んだ気分，悲観的で懐疑的な人生観に苦しむ。自信や信頼に乏しい。
3)	自信欠乏性精神病質者	内的不確実性をもち，自己信頼が不十分である。
4)	狂信性精神病質者	活動的，誇大的なパーソナリティ。権利や理念のために闘争する。
5)	顕示性精神病質者	虚栄心の強い偽りのパーソナリティで，実際以上にみられようとする。
6)	気分易変性精神病質者	易刺激的――抑うつ的な起源が思いがけないときに出現する。
7)	爆発性精神病質者	ごく些細なことをきっかけにして激高する。
8)	情性欠如性精神病質者	同情，羞恥，名誉感情，後悔，良心がまったくあるいはほとんどない。
9)	意志欠如性精神病質者	あらゆる影響に対して無抵抗で，誘惑されやすい。
10)	無力性精神病質者	自らの精神や身体に対して不全感をもつ。

針間博彦訳『新版 臨床精神病理学』文光堂，2007を参考に作成

すべて解明できたような気持ちになる可能性があります。その結果，その人が具体的にどのような人なのかとか，どのようなきっかけや理由で適応不全をきたしたのかとか，さらにその人がどのような生活史をもっているのかを個別的に理解する作業をおろそかにしがちです。

　パーソナリティ障害についても全く同じことがいえます。パーソナリティ障害という診断を行うことは，その人についての理解を深め，適切な治療や支援を行うためであることを決して忘れてはなりません。

2. 経過と予後

　パーソナリティ障害は概して加齢に伴って目立たなくなったり軽快したりする傾向があります。後述するDSM-5に示されたパーソナリティ障害のなかでは，反社会性および境界性パーソナリティ障害でこの傾向がよく当てはまります。その一方で，強迫性および統合失調型パーソナリティ障害では，この傾向はあまり当てはまらないようです。

　パーソナリティ障害のなかで最も多くの研究が行われている境界性パーソナリティ障害において，その経過と予後については次のことが明らかになっています。境界性パーソナリティ障害の症状はしばしば一生続きますが，治療的介入を受けた場合は治療開始1年以内に改善し始めることもあります。大部分の人は，30代や40代になると，

対人関係も職業面の機能もずっと安定してきます。追跡研究の結果から，約10年後には半数以上がその診断基準を完全に満たす行動様式を示すことはなくなることが明らかになっています。

3. 診断

　パーソナリティ障害とは，持続的な内的体験および行動の様式です。したがって，その診断を横断的な状態像だけで行うことはできません。その様式が長期間にわたりさまざまな対人関係領域で確認される必要があります。

　パーソナリティ障害をもつ人は，パーソナリティ障害そのものを受診動機として医療機関を訪れることはまれです。受診の直接のきっかけになるのは，①抑うつ，不安，パニック発作，希死念慮，不眠といった精神症状，②自傷や自殺企図，摂食障害や物質依存，ひきこもりや非行といった行動の異常，あるいは③異性関係などさまざまな対人関係トラブルなどです。

　こうした症状や問題がどのような経緯で生じてきたか，そして同じような症状や問題が以前にもあったかなどを詳しく聞いていく作業を通して，その人にどのようなパーソナリティが備わっており，その偏りがどの程度であるか，その偏りが今回の症状や問題に関与しているかどうかなどを評価していきます。

　その際，家族など周囲の人から話を聞くことが有効なことがあります。「（1）パーソナリティとは」（116頁）で触れたとおり，本人は気づいていなくても，そばからみるといかにもその人らしい認識の仕方や思考傾向が明らかになる可能性があるからです。

　また，鑑別診断が重要です。気分障害や不安障害のエピソード中にパーソナリティ障害に似た状態を呈する場合があります。そのエピソードが慢性化すると，ますますパーソナリティ障害との鑑別が困難になります。心的外傷後ストレス障害によって生じるパーソナリティ変化や，物質関連疾患に伴う行動異常もパーソナリティ障害と似ていることがあるので注意が必要です。

4. パーソナリティ障害における，歪みの悪循環

　パーソナリティは生得的な部分と，生まれた後の対人関係によって形成される部分から成っていると考えられています。したがって，パーソナリティ障害も生得的な部分と後天的な部分があると考えられます。ただ，注目すべきこととして，レンズの歪みは現在の対人関係のなかで悪循環的に，あるいは再生産的に強化され続けているということがあります。

　代表的なパーソナリティ障害である境界性パーソナリティ障害を例にあげると，次

この障害の主要な特徴として不安定な対人関係があります。他者を理想化して頼り切る態度を示したかと思うと，相手がわずかでも本人から離れるかのようなそぶりを示したとたん，相手を辛辣にこき下ろすといった具合です。こうした不安定な行動は，他者から見捨てられることへの強い不安に基づくと考えられています。

　ところが，こうした不安定な行動をとられる側の他者にしてみれば，最初は本人を支援したいという気持ちがあったとしても，本人のこうした行動が続くと，徐々に本人とかかわることが負担になり実際遠ざかる行動をとりがちになります。すると，本人はますます不安になり上記の行動をエスカレートさせ，一方他者は遠ざかる態度を強めるという悪循環が生じます。その結果，対人関係は壊れるという，本人が最も怖れていることが現実になります。さらに，この体験は本人に取り入れられ，「他人は必ず私を嫌いになり，絶対に私を見捨てる」という境界性パーソナリティ障害のレンズの歪みを強化し，ますます不安定な対人関係を取りやすくなります。

　したがって，この悪循環の解消が治療上の重要な課題になります。ただ，同時に，こうした悪循環は治療者や支援者との間でも展開することを認識しておくことも重要です。言葉を換えれば，この悪循環についての理解をもたずにパーソナリティ障害の治療や支援にかかわると，せっかくの治療や支援をパーソナリティ障害をもつ人びとのレンズの歪みを強化する結果に終わらせてしまう危険性があるということです。このような結末をたどらないために，悪循環のことをしっかり認識することが重要です。

5. 治療

　パーソナリティ障害の治療では，患者との間で明確な治療目標を設定し，その目標達成に向けて，双方が協力して粘り強く治療に取り組むことが重要です。

　その治療過程のなかで，上述の「悪循環」が展開しますので，それを適切に扱うことがポイントとなります。そのためには，カンファレンスや事例検討，あるいはスーパービジョンを受けて，周囲の協力を得ることが欠かせません。さらに，個人精神療法だけでなく，デイケアや入院治療など複数の治療様式を複数の治療者によって活用することが有効だといわれています。

　現在，パーソナリティ障害それ自体に対して保険適応のある薬物はありません。対症療法的に，気分安定化薬や抗精神病薬が使用されることがあります。SSRI（Selective Serotonin Reuptake Inhibitors：選択的セロトニン再取り込み阻害薬）などの抗うつ薬は衝動性を高める危険性があるので注意が必要です。ベンゾジアゼピン系の抗不安薬は，依存性や乱用の危険性があるため，投与は控えるのが適切です。

6. 分類

（1）カテゴリーモデルと次元モデル

　現在のDSM-5もICD-10も，パーソナリティ障害をその内的体験および行動の様式の特徴によってカテゴリー的に分類する方法が採用されています。この分類法に対する批判の一つに，特定のパーソナリティ障害を満たす典型的な患者が，しばしばほかのパーソナリティ障害群の診断も満たし，結局複数のパーソナリティ障害の診断がなされるということがあります。

　こうした重複診断の問題を解決するために，現在DSM（Diagnostic and Statistical Manual of Mental Disorders：精神疾患の診断・統計マニュアル）で研究されているのが次元モデルという代替モデルです。そこでは，パーソナリティ障害をパーソナリティ機能のレベルと，病的パーソナリティ特性という二つの基準によって評価する方法が検討されています。

（2）DSM-5における分類

　DSM-5では，記述的類似性に基づいて三つの群に分けられています。A群には，猜疑性，シゾイド，および統合失調型パーソナリティ障害が含まれていて，これらの障害をもつ人の特徴は，奇妙で風変わりにみえることです。B群には，反社会性，境界性，演技性，および自己愛性パーソナリティ障害が含まれていて，これらの障害をもつ人の特徴は，演技的で，情緒的で，移り気にみえることです。C群には，回避性，依存性，および強迫性パーソナリティ障害が含まれていて，これらの障害をもつ人の特徴は不安または恐怖を感じているようにみえることです。

A．猜疑性パーソナリティ障害（Paranoid personality disorder）

　他者の動機を悪意あるものとして解釈するといった不信と疑い深さを特徴とします。十分な根拠なしに，他者は自分を利用する，またはだますと決めてかかり，警戒心を抱きます。他者の誠実さや信頼を不当に疑うといったことにとらわれているため，他者との間で信頼関係や協力関係を築くことが困難です。加えて，情報が自分の不利に用いられるという恐れのために，他者に秘密を打ち明けず親密な関係になろうともしません。悪意のない言葉や出来事のなかにも，自分をけなしたり脅したりする意味が隠されていると考えます。配偶者やパートナーの貞節を常に疑い確認を求めることがあります。

B．シゾイドパーソナリティ障害（Schizoid personality disorder）

　社会的関係からの離脱，対人関係場面での情動表現の制限を特徴とします。この障

害をもつ人は，親密になりたいと思わず，ほかの人びとと一緒にいることよりも一人で過ごすことを好みます。コンピュータや数理的なゲームのような機械的または抽象的な課題を好むという傾向があります。怒りや喜びのような強い情動を経験することはめったにないといい，その態度は冷たくよそよそしくみえます。また，他者からの賞賛や非難に対して無関心にみえます。

このパーソナリティ障害をもつ人を自閉スペクトラム症の軽症型と区別することは非常に困難です。

C. 統合失調型パーソナリティ障害（Schizotypal personality disorder）

親密な関係では急に緊張し落ち着いていられなくなること，そうした関係を築く能力が足りないこと，加えて認知的または知覚的歪曲と風変わりな行動を特徴とします。関係念慮をもつことがありますが，その確信の度合いは妄想と呼ぶほど強固なものではありません。この人たちは奇異な信念や魔術的思考（千里眼，テレパシー，第六感）をもっていることがあります。また，奇妙な考え方や話し方，風変わりな行動や外見が認められることがあります。

D. 反社会性パーソナリティ障害（Antisocial personality disorder）

他者の権利を無視し侵害することを特徴とします。この特徴は精神病質や社会病質と呼ばれることがあります。また，WHOによるICD-10では「非社会性パーソナリティ障害（Dissocial personality disorder）」と呼ばれます。法律的規範を破り，無責任な行動を繰り返します。良心の呵責なく，人をだまし嘘をつきます。無責任で計画性がなく衝動的に行動します。攻撃的で，喧嘩や暴力を繰り返します。共感する能力を欠き，他者の感情，権利，そして災難に対して無情で冷笑的で軽蔑的である反面，自分自身に対しては傲慢で肥大した自尊心をもっています。この診断を下すには，18歳以上である必要があります。

E. 境界性パーソナリティ障害（Borderline personality disorder）

対人関係，自己像，感情などの不安定および著しい衝動性を特徴とします。見捨てられることに対して敏感で，そうなるのをなりふりかまわず避けようとします。他者を過剰に理想化したかと思うと同じ人物をこき下ろすという具合に，その対人関係は極端で不安定です。安定した自己イメージを獲得できていないため，同一性が混乱していたり，慢性的な空虚感を抱いていたりします。自分を傷つける可能性のある衝動的な行動（浪費，性行為，物質乱用，過食など）が認められます。感情は容易に変動し，不適切で激しい怒りを示します。怒りの制御は困難です。自殺のそぶりや脅しをしたり自傷行為を繰り返したりする反面で，このパーソナリティ障害をもつ人の3〜10％はそれにとどまらずに自殺を遂げます。

境界性という名称は，かつて統合失調症や神経症といった既存の診断分類に収まりきらない人びとを「境界例」と呼んだことに由来しています。これらの人びとは統合失調症の軽症例ないしは，やがて統合失調症に移行する状態と考えられ，「偽神経症性統合失調症」と呼ばれたこともあります。しかし，そうした移行は認められることは少なく，多くの場合不安定な状態がそのまま持続することから，パーソナリティの問題としてとらえられ，DSM-Ⅲで境界性パーソナリティ障害としてまとめられました。ICD-10では，その特徴を明確に示す意図で「情緒不安定性パーソナリティ障害（Emotionally unstable personality disorder）」という名称で呼ばれます。

F. 演技性パーソナリティ障害（Histrionic personality disorder）

過度な情動性と人の注意を引こうとすることを特徴とします。自分が注目の的になっていないと楽しくありません。そのため，不適切なほど性的な誘惑や挑発的な行動によって注目を集めようとします。それらの行動はときに，わざとらしくなったり芝居がかった誇張したものになったりすることがあります。表出される情動は浅薄で移ろいやすいものです。被暗示性が高く，他人や環境から容易に影響を受けます。人間関係を実際以上に親密であると思う傾向があり，それほど親しくない他者に対してなれなれしい態度を取ることがあります。

G. 自己愛性パーソナリティ障害（Narcissistic personality disorder）

空想や行動にみられる誇大性，賞賛されたいという欲求，共感の欠如を特徴とします。自らの能力や業績を過大に評価して誇大感をもっていて，際限のない成功や権力，美しさの空想にとらわれています。特別扱いを受けるのが当然であり，ふつうの人のことは，自分を賞賛したり自分に貢献したりするために存在価値があるのであって，それ以外は取るに足らないと考えます。したがって，他者の気持ちに共感したり思い遣ったりすることがありません。他者の成功や所有物をねたみ，自分のほうが賞賛や特権を受けるに値すると思うことがあります。他者からの批判や無関心に対して非常に傷つきやすく，そうした態度を受けると，怒りを露わにすることがあります。

H. 回避性パーソナリティ障害（Avoidant personality disorder）

社会的抑制，不全感および否定的評価に対する過敏性を特徴とします。他者から批判や非難を受けたり拒絶されたりすることを常に恐れていて，重要な対人関係場面であっても回避しがちです。内心では他者の愛情と受容を強く望んでいますが，好かれていることや，批判されずに受け入れられることを確信できない限り，人とかかわろうとしません。しばしば他者の動きや表情を用心深く評価したり，親しい間柄でも遠慮した態度を取ったりします。

ICD-10では，不安性パーソナリティ障害（Anxious personality disorder）という

名称で呼ばれます。

I. 依存性パーソナリティ障害（Dependent personality disorder）

　面倒をみてもらいたいという過剰な欲求を特徴とします。そのため，依存欲求を向ける他者に対して，従属的でしがみつく行動を取り，その人から分離することに恐怖を抱きます。仕事に何を着ていくかなど日常的な事柄を決めるにも，他者からのあり余る助言と保証を必要としますし，自分で責任を取ることができません。支持や是認を失うのを恐れるため，他者の意見に反対を表明することができません。自分で自分の面倒をみることができないという過剰な恐怖のために，1人になると不安や無力感を抱きます。親密な関係が終わると，新たな世話をし支えてくれる関係を必死で探します。

J. 強迫性パーソナリティ障害（Obsessive-compulsive personality disorder）

　秩序，完璧主義，精神および対人関係のコントロールにとらわれるあまり，柔軟性，開放性，効率性が犠牲になることを特徴とします。細部や順序，形式にとらわれるあまり，締切りに間に合わないなど肝心なことを達成できなかったりします。娯楽や友人関係を犠牲にしてまで仕事や生産性に過剰にのめり込むことがあります。道徳，倫理，価値観に対して過剰に誠実で融通が利かず，他者にも同様の行動を強要することがあります。他者に仕事を任せたり，他者と一緒に仕事をしたりすることができません。また使い古したものや価値のないものを捨てることができないという特徴もあります。自分のためにも他人のためにもお金を使うことをけちり，将来の破局に備えて貯め込むべきだと考えています。

【文　献】

1) American Psychiatric Association, *Diagnostic and Statistical Manual of Mental Disorders, 5th ed. (DSM-5)*, American Psychiatric Association, 2013.（日本精神神経学会日本語版用語監修，髙橋三郎・大野裕監訳『DSM-5 精神疾患の診断・統計マニュアル』医学書院，2014.）
2) Schneider, K., *Klinische Psychopathologie, 15. Auflage*, Georg Thieme Verlag KG, Stuttgart, 2007.（針間博彦訳『新版 臨床精神病理学』文光堂，2007.）
3) WHO, *The ICD-10 Classification of Mental and Behavioural Disorders : Clinical descriptions and diagnostic guidelines*, WHO, 1992.（融道男・中根允文・小宮山実ほか監訳『ICD-10 精神および行動の障害——臨床記述と診断ガイドライン』医学書院，1993.）

さらに学習したい方への読書ガイド

❶マックウィリアムズ, N., 成田善弘監訳, 北村婦美・神谷栄治訳『パーソナリティ障害の診断と治療』創元社, 2005. (McWilliams, N., *Psychoanalytic Diagnosis : Understanding Personality Structure in the Clinical Process*, The Guilford Press, 1994.)

❷林直樹・西村隆夫編『医療現場におけるパーソナリティ障害——患者と医療スタッフのよりよい関係をめざして』医学書院, 2006.

❸ギャバード, G.O., 大野裕監訳『精神力動的精神医学——その臨床実践［DSM-IV版］②臨床編：I軸障害』岩崎学術出版社, 1998. (Gabbard G. O., *Psychodynamic Psychiatry in Clinical Practice : The DSM-IV Edition*, Jason Aronson, 1994.)

講義 12 発達障害

本田秀夫 ● 信州大学

1. 発達障害とは

　発達障害とは、乳幼児期から出現する精神機能の異常で、その原因が生来性と推定され、その異常によって人生のさまざまな時期、生活のさまざまな場面で社会適応上何らかの支障をきたすために医療・教育・福祉等による配慮を要するものの総称です。

　問題の表れ方のパターンによって、いくつかの類型があります。以下に、代表的な発達障害を紹介します。なお、DSM-5（2013）の出版に伴って日本精神神経学会が出版した「DSM-5病名・用語翻訳ガイドライン（初版）」では、従来とは異なる訳語が用いられています。以下では、従来から用いられているICD-10（1992）の用語／DSM-5の用語の順で記載します。

2. 代表的な発達障害

（1）精神遅滞／知的能力障害（知的発達症）

　成人期に達するよりも前（18歳以前）から社会適応の問題があり、その要因として知的水準が低いことがあげられる場合に、精神遅滞／知的能力障害（知的発達症）と診断されます。標準化された知能検査でおおむね平均よりも2標準偏差以上低い場合、すなわちIQがおおむね70未満が精神遅滞／知的能力障害（知的発達症）の目安とされます。理論値では、人口の約2.5％が該当すると考えられます。

　社会生活上の困難さの程度によって軽度、中等度、重度、最重度に分類されます。ICD-10では重症度の目安をIQで示しています（軽度：50〜69、中等度：35〜49、重度：20〜34、最重度：20未満）。しかし、IQの数値が必ずしも社会生活上の困難さの程度と並行しない場合もあることから、DSM-5ではIQの目安を示さず、あくまで社会生活上の困難さの程度によって重症度を判断することとしています。

　知的水準だけでみると軽度の遅滞であっても、生育環境によっては本人が深刻な悩みをもつために問題が深刻化することがあります。遅れが軽度だと、親や教師はしばしば「やればできるのに怠けている」「もう少しがんばれば皆に追いつく」と解釈しがちであり、生来の知的発達の遅れが存在することに気づきにくいのです。

　このように周囲の理解が得られにくい環境では、子どもたちは慢性的に過剰な負荷をかけられ続けることになります。家庭においても学校においても、ほかの子どもたちより遅れをとりながら参加し続ける場面が圧倒的に多くなるため、自己評価が低い形で固定しがちです。このような状況が慢性的に続くことで、思春期前後に二次的な

情緒や行動の問題（無気力，いじめ被害，不登校，ひきこもりなど）を生じる要因になり得るのです。

(2) 広汎性発達障害／自閉スペクトラム症

　自閉症を典型とし，対人交流・コミュニケーションの質的異常および限局しパターン的な興味と行動のために，社会適応上の問題を呈します。ICD-10では，「広汎性発達障害」の大項目の下に，言葉の発達の遅れを伴う「自閉症」，知的な遅れが目立たず流暢な発語が可能な「アスペルガー症候群」などの下位分類が設定されています。一方，ICD-10の「広汎性発達障害」とほぼ同じ概念としてDSM-5では「自閉スペクトラム症」が設定されていますが，下位分類のない単一の概念となっています。

　かつて自閉症は，相互的な対人関係が完全に欠如し，同一性保持に対する執着が極めて強いという特徴で狭くとらえられ，多くは知的障害を伴うと考えられていました。しかし，近年では自閉症の概念が拡大し，知的障害を伴わないケースの方が圧倒的に多いことがわかってきました。

　対人交流・コミュニケーションでは，たとえ流暢な発語が可能な場合でも会話の内容がかみ合いにくく，双方向性になりません。興味の偏りが著しく，いったん興味をもつとそのことに没頭する反面，興味のないことはやろうとせず，強要されると苦痛を覚えます。独自の決め事に執着し，想定外の事柄に対して強くショックを受けるなどの感情反応を生じやすいのも特徴です。曖昧で先の見通しの立たない状況に置かれると不安が高まるため，聴覚的情報よりも情報の明瞭な視覚的情報への親和性が高い場合が多いです。さらに，粗大運動あるいは微細運動が苦手なケースや，感覚系の異常（過敏あるいは鈍感）がみられることがしばしばあります。

　これらの特徴は乳幼児期よりみられ，思春期頃までにある程度改善することが多いものの，一生を通じて何らかの形で持続します。成人期では，知的障害のない場合でも職業生活や家庭生活のなかでの対人関係で本人あるいは周囲が悩むことが多いです。相手の言葉の裏にある意図をつかみ損ねて的外れな応答をしてしまうため，職場などで「協調性がない」「常識がない」「融通が利かない」などの評価を受けることがあります。

(3) 多動性障害／ADHD（注意欠如・多動症）

　多動，衝動性の高さ，不注意を特徴とし，これらの特徴が小学校入学頃までに生活の複数の場面で明らかとなります。多動，衝動性の高さが目立つタイプでは，幼児期から集団場面での逸脱が目立ち，親のしつけ不足などと誤解されることもあります。一方，不注意（うっかりミスや忘れ物が多いなど）の優勢なタイプは，周囲から過剰に叱責されることが多く，自信を失うことがしばしばあります。

　ICD-10では，広汎性発達障害の特徴がわずかにでも存在する場合には，そちらの

診断を優先し，多動性障害とは診断しないことになっていました。DSM も以前は同様でしたが，DSM-5 では自閉スペクトラム症と ADHD との併存診断が可能となりました。実際，多動，衝動性，不注意症状が問題となり臨床ケースとして支援対象となるケースの大半は，対人関係やコミュニケーションの特性も併せもっているので，DSM-5 の対応は妥当と思われます。

多動性障害／ADHD の特徴は成人期になっても持続することが多いことが，近年指摘されています。多動は表面的には落ち着くため，従来は成人の ADHD は気づかれにくかったのですが，思考や感情における衝動性の高さや不注意症状は持続することが多いのです。人の話を最後まで聞かない，何事も途中でやめてしまう，一つのことに集中せず気が散りやすい，うっかりミスや忘れ物が多い，などの特徴があっても，「不真面目」「やる気がない」「ふざけている」などと否定的な評価を受けやすくなります。

(4) 学力の特異的発達障害／限局性学習症

読むこと，書くこと，算数のいずれか，あるいはこれらの複数にわたって学力の獲得がうまくいかず，それらがほかの知的能力の水準に比して有意に低い状態を指します。学力の低さは，経験不足や意欲の低さでは説明できず，なんらかの神経心理学的異常が想定される場合にこの診断がなされます。

(5) 会話および言語の特異的発達障害／コミュニケーション症

会話や言葉を話す能力に何らかの遅れや異常がみられ，それがほかの知的能力の水準に比して有意に目立つ状態を指します。発話音声の産出に持続的な困難さがあるために会話に支障をきたす状態を「特異的会話構音障害／語音症」といいます。

言語以外の認知能力に比して言語（話し言葉，書き言葉，サイン言語など）の獲得と使用が困難な状態を，DSM-5 では「言語症」と一括しています。ICD-10 ではこれを「表出性言語障害」と「受容性言語障害」に分けていますが，表出能力と理解能力とが並行して障害されている場合もあれば，理解能力には異常がみられず表出能力のみ異常がみられるという形で両者の間で乖離がみられる場合もあります。

ICD-10 の「会話および言語の特異的発達障害」は以上ですが，DSM-5 の「コミュニケーション症」には以下の二つも含まれます。

一つは，年齢や言語能力からみて不適切な程度の持続的な発話の正常な流暢さ，あるいはタイミングのパターンの障害である「小児期発症流暢症（吃音）」で，音声およびシラブルの繰り返し（連発），母音および子音を伸ばした音声（伸発），単語の中断，発話の中断，代用（発音しにくい単語を避け，ほかの単語を用いること），過剰に力んだ発音，単語全体を1音のように繰り返すこと（例えば"I-I-I see him"）が含められています。

もう一つは，DSM-5ではじめて採用された「社会的（語用論的）コミュニケーション症」で，言語的および非言語的コミュニケーションの社会的使用が持続的に困難であることが特徴です。限局しパターン的な興味と行動がみられない点で自閉スペクトラム症と区別するとされています。

（6）運動機能の特異的発達障害／発達性協調運動症

　運動機能がほかの発達領域に比べて特異的に障害されており，それが脳性麻痺など明らかな神経学的異常や全般的な発達の遅れによる二次的なものとはいえないものを指します。歩く，走る，姿勢を変えるなどの粗大運動と，スプーンですくって食べる，ボタンをはめる，鉛筆で字を書くなどの微細運動が，全体的にうまく発達しない場合もあれば，一部のみ障害され，ほかは問題ない場合もあります。いずれにせよ，こうした協調運動がうまく行えないために日常生活や学業に著しく支障をきたす状態です。

（7）チック障害／チック症

　突発的に体の一部を素早く動かしたり，声を出したりすることをチックといいます。前者を運動チック，後者を音声チックといいます。1年以上持続しないものを一過性チック障害／暫定的チック症，1年以上続くものを慢性運動性または音声性チック障害／持続性（慢性）運動または音声チック症といいます。チックのうち，重症で多発性の運動チックと音声チックを伴うものをトゥレット障害／トゥレット症といいます。

3. 発達障害元来の特徴以外の症状の併存

　発達障害は生来性ですが，成長していく過程で環境とのさまざまな相互作用によってその症状が修飾を受けます。

　発達障害の存在に親が気づかず，あるいは認めようとせずに，本人の特性と相性の悪い育て方を続けると，社会集団に安定して所属することが困難で孤立がちとなる場合が多くなります。対人関係を回避する傾向にある場合が多いですが，ときに高い攻撃性を秘めることがあり，まれながら反社会的行動が出現することもあります。こうした社会不適応の根底には，他者と安定した信頼関係を結ぶ経験を積めなかったことを要因とする低いセルフ・エスティーム（自己評価）の存在がうかがわれます。

　近年，就労困難，離転職の繰り返しおよびひきこもりといった社会不適応から，地域の精神保健福祉センターや就労支援センターを訪れ，そこではじめて発達障害の可能性を指摘されるケースが急増しています。また，平成17年の発達障害者支援法により各都道府県および政令指定都市に発達障害者支援センターが設置されてからは，

成人の未診断例の相談が殺到しました。その多くは，職業における不適応が契機となって相談に至っています。

4. 発達障害の治療と支援

　発達障害は，狭義の医療の枠組みだけでは治療が難しく，地域の母子保健，学校教育，児童福祉など複数の領域にまたがる支援が必要となります。

　まず，個々のケースについて得意なスキル，平均的なスキル，苦手なスキルを特定することが，治療／支援の第一歩です。言語，構音，知覚機能，認知機能，運動機能などの評価を行うとともに，日常生活のなかでどのような困難さがあるのかを検討します。標準化された心理検査なども必要ですが，それだけではなく，その人の現在の生活，および将来の生活をイメージしながら総合的に評価を進めていきます。

　発達障害の評価で比較的よく用いられる心理検査としては，田中ビネーやウェクスラー式（WISC-IV，WAIS-III）などの知能検査，ITPA，K-ABC-II，DN-CAS，ベンダー・ゲシュタルト・テスト，人物画検査などがあります。生活に即した適応行動の評価尺度として，最近翻訳されたVineland-II適応行動尺度も注目されています。

　評価で得られた知見をもとに，治療／支援の計画を立てます。治療／支援は，スキル獲得の促進，本人への心理・社会的支援，親への心理教育を三つの柱として，多領域チーム・アプローチによって進めていきます。

　スキル獲得の促進は，できる限りスモール・ステップで，本人と家族が焦らずに取り組めるよう配慮します。少しの努力で達成できる短期目標をこまめに設定し，目標達成時に達成感が得られることと次のステップへ進む意欲が保持できるよう配慮します。集中的な訓練を過度に行うことは，かえって本人の苦手意識を増大させ，生活全般に関する意欲と自信の低下の要因となってしまう可能性が高まります。苦手な領域に対しては，むしろ本人の得意なスキルやそれほど苦手としないスキルを活用して苦手さを補完するやり方を身につける，という支援方略のほうが実用的です。

　本人への心理・社会的支援では，自信がもてず全般的な社会参加への意欲が低下してしまうことを回避するために，本人のできていることを認め，褒めるという接し方を日頃から心がけます。褒め方の留意点として，本人の得意な領域を積極的に褒めるということを日常的に行っておくことが重要です。苦手な領域でスモール・ステップを設定し，がんばって達成したときに褒めるというのも大事ですが，それだけでは不十分です。苦手な領域は猛特訓を積んでも得意にまでなることは極めてまれなので，せっかく褒めてもらっても本人の本当の自信にはつながりにくいものです。それどころか，どれだけ頑張ってもなかなか結果が伴わないことに気づいて，かえって不全感を高め，意欲を失ってしまうおそれすらあります。むしろ，比較的得意な領域にきちんと着目し，そこを適切に褒めることによってこそ，真の意味での自己肯定感が育つ

のです。

　親への心理教育では，集中的な訓練によって子どもの苦手なところを克服させて，バランスよく育てたいと考えがちな親の心理への対応が重要です。そのような考えが過剰となり，焦りを生むことによって親の視野が狭くなり，子どもの苦手克服を生活のなかで最優先してしまうと，子どもは自信をもてなくなります。親が過剰な期待をかけたり負担の強すぎる課題を設定したりすることを防ぐためには，親が子どもの特徴についてだけでなく，将来の見通しや目標の立て方についても知っておく必要があります。同時に，これらの知識を身につけるプロセスで必ず生じる親の心理的葛藤に対するカウンセリングを行うことが極めて重要です。

　多領域チーム・アプローチでは，医療，保健，福祉，教育，労働などを担う多職種がかかわることになります。精神科医は，診断と評価の結果をもとに総合的な治療／支援プランを立て，かかわる職種と役割分担についての大まかな方針を立てる必要があります。ただし，実際に治療／支援を直接行うのは医師以外のスタッフであるため，医師はチームリーダーでありながら治療／支援においてはもっぱら脇役となります。

　このような「逆説的チーム・アプローチ」が発達障害の臨床の特徴です。また，発達障害の場合，支援が最も必要な場面は，子どもでは学校，成人では職場です。教師や同僚が発達障害の特性について理解し，本人の得意領域を生かし，苦手な領域をうまく補うような対応ができるよう，多職種が後方支援できるような体制づくりが重要です。

　このような取組みだけでは本人の行動の問題や感情のコントロールがどうしてもうまくいかない場合，補助的に薬物療法を行います。現在のところ発達障害固有の症状そのものを軽減させることを目的として認可されているのは，多動性障害／ADHDに対する薬剤のみです。その他，過度の興奮・パニックや二次的なうつ・不安に対して，対症療法的に薬物療法が行われます。

　いま，発達障害の支援で最も急がれるのは，地域の母子保健システムを活用した早期発見の充実です。乳幼児健診を発達障害の早期発見の契機とすることによって，幼児期から支援を開始することができます。わが国のいくつかの地域では，そのような早期発見・早期支援が先進的に行われてきましたが，近年では多くの地域で体制づくりが開始されています。発達障害の早期発見では，保護者が子どもの発達の異常にまだ気づいていないか，気づいていても障害である可能性までは考えていないことが多いため，保護者の気持ちを尊重しつつ丁寧に説明し，定期的なフォローアップを行っていく必要があります。

【文　献】

1) American Psychiatric Association, *Diagnostic and Statistical Manual of Mental Disorders, 5th ed. (DSM-5)*, American Psychiatric Association, 2013.（日本精神神経学会日本語版用語監修，髙橋三郎・大野裕監訳『DSM-5 精神疾患の診断・統計マニュアル』医学書院，2014.）
2) WHO, *The ICD-10 Classification of Mental and Behavioural Disorders : Clinical descriptions and diagnostic guidelines*, WHO, 1992.（融道男・中根允文・小見山実ほか監訳『ICD-10 精神および行動の障害 ── 臨床記述と診断ガイドライン』医学書院，1993.）

> **さらに学習したい方への読書ガイド**
>
> ❶本田秀夫『子どもから大人への発達精神医学 ── 自閉症スペクトラム・ADHD・知的障害の基礎と実践』金剛出版，2013.
> ❷「精神科治療学」編集委員会編「発達障害ベストプラクティス ── 子どもから大人まで」『精神科治療学』第29巻増刊号，星和書店，2014.
> ❸日本LD学会編『発達障害事典』丸善出版，2016.

講義 13 児童期・思春期と精神医学的問題

本田秀夫 ● 信州大学

1. 児童期・思春期における精神医学的問題の特徴

　児童期・思春期は，心身の生物学的変化，家族力動，友人関係，幼稚園・保育所・学校などの社会集団からの影響などが複雑に絡み合いながら認知および情緒の発達を遂げていく時期です。パーソナリティ形成の初期あるいは途上で発症する児童期・思春期の精神障害では，ある程度パーソナリティ形成が完成された後に発症する成人期の精神障害に比べ，アセスメントと治療の両面において慎重な判断を要します。

　本講では，児童期・思春期における精神医学的問題のうち，発達障害を除く問題について述べます。幼児期では主として家族力動と関連して生じる問題が中心となります。なかでも保護者による虐待を受けた場合や，さまざまな要因によって養育機能が不全な状態をきたした家庭で養育された場合には，子どもの情緒や対人行動の発達に多大な影響が及ぶことがあります。学童期から思春期は，学校などの社会的環境による心理的負荷を受けやすい時期です。学業不振や友人関係のもつれなどを契機として，登校しぶり，不登校，ひきこもりの状態が出現することがしばしばあります。また，思春期特有の心性と関連した行動や情緒の問題を呈することがあります。

2. 児童期・思春期の精神医学的アセスメント

　児童期・思春期の子どもは成人と異なり，悩み事や精神的な異変を自ら言葉で述べることがうまくできません。そもそも，異変を感じても，それが相談すべき異常な事態であるかどうかを判断できずに当惑してしまうことが少なくありません。したがって，表面上は困っていることを口にしない場合でも，なんらかの精神医学的問題が存在する場合があります。例えば，泣くことが多い，イライラしている，怒りっぽいなどの状態は，大人からみると聞き分けがない，反抗的である，などととらえがちですが，それらの背景に強い不安が存在する場合があります。さまざまな形で行動を観察し，面接で本人が語った内容と客観的な行動観察の所見とを合わせて総合的にアセスメントを行います。

　子どもの面接には，保護者が同伴することがしばしばあります。本人と保護者との関係にさまざまな葛藤を抱えている場合があることから，保護者と同席による面接を行うか分離して単独で面接を行うかをまず確認する必要があります。いったん来院者全員を診察室に通し，入室時の様子（入室の順番，保護者と子どもとの会話の様子など）を確認したうえで，面接の段取り（同室か分離か，面接の順序など）を本人および保護者と簡単に話し合って決めます。

本人との面接では，面接の目的や来談に至った経緯を本人に尋ねながら，本人自身に相談意欲があるかどうかを確認します。まだこれらを言葉で説明できない段階の子どもでは，本人が興味をもてる玩具などで一緒に遊びながら簡単な声かけを行い，子どもの反応を観察します。自分の心身のコンディションについてある程度言語化できる子どもでも，慣れない場所で初対面の相手に対してでは，適切な表現で説明することは難しいものです。また，思春期前後になると大人に対してアンビバレントな感情をもつため，対面しての会話による面接だけでは十分な聞き取りが行えないことがしばしばあります。そのような場合，構造化された質問紙などを用いたコミュニケーションを併用するとよいでしょう。

　行動観察においては，その年齢帯の平均的な子どもがとる行動を基準としたときに，①多くの子どもが通常はする行動をしない，あるいは②多くの子どもが通常しない行動をする，という所見に注目するとよいでしょう。①の場合は，その行動に必要ななんらかの能力が低い，その行動に対する興味あるいは意欲が乏しい，その行動を抑圧する心理的ストレスがある，などの可能性があります。②の場合は，その行動に関する能力が他児よりも高い，その行動に対する興味あるいは意欲が高すぎる，衝動制御がうまくできない，その行動をするべきときとすべきでないときの判断力がない，などの可能性があります。

　ただし，ほかの多くの子どもと一見同じ行動をとっていても，内面で大きな心理的問題を有している場合もあるので，注意が必要です。この場合，その行動をとる際に通常みられるような感情の動きとは異なる感情表出のパターンを鋭敏に検知することが求められます。例えば，活動内容から予想されるよりも表情が硬い，あるいは過剰に感情が高揚している，などです。

　また，子どもが慣れていない空間における1対1の面接場面だけでは十分なアセスメントが難しいため，家庭，所属する幼稚園・保育所・学校などの集団活動場面など，できるだけ複数の場面における情報を収集し，それらの所見を合わせて総合的に判断することが重要です。

　保護者との面接では，保護者が何を問題としているのかを把握するだけでなく，保護者がそれを問題とするに至った背景の要因を探ることが重要です。本人の問題意識と保護者のそれとが異なる場合は，親子間の葛藤の存在が強く示唆されます。家庭外で問題が生じている場合，保護者が情報を正確に把握できていないこともあるので，問題の当事者と面接できるよう手配する必要があります。

3. 児童期・思春期に多い精神医学的問題

　DSM-5（2013）の出版に伴って日本精神神経学会が出版した「DSM-5病名・用語翻訳ガイドライン（初版）」では，従来とは異なる訳語が用いられています。以下

では，従来から用いられているICD-10（1992）の用語／DSM-5の用語の順で記載します。

(1) 分離不安障害／分離不安症

保護者など愛着の対象から分離する際に，子どもが極端な不安状態を示し，それが子どもの発達レベルにそぐわないほど強い場合に診断されます。幼稚園，保育所，学校などに行くことを極度にしぶり，頭痛，腹痛，眠気などの身体症状をしばしば認めます。広汎性発達障害／自閉スペクトラム症でもそのような現象を示すことがありますが，その場合には広汎性発達障害／自閉スペクトラム症の症状の一環としてとらえ，本診断を併記しません。

(2) 反応性愛着障害抑制型／反応性アタッチメント障害

児童虐待などの不適切な養育による愛着関係の形成不全が原因となって生じる子どもの反応の代表的な状態の一つです。重篤なネグレクトを受けた子どもの一部にみられます。対人関係の取り方に持続的な質的異常が幼児期のうちに認められます。対人関係を取ろうとしない，養育者に安らぎや支えを求める行動を取らない，過剰な警戒，あるいはアンビバレントな態度（顔をそむけながら抱きつく）が特徴です。

(3) 反応性愛着障害脱抑制型／脱抑制型対人交流障害

児童虐待などの不適切な養育による愛着関係の形成不全が原因となって生じる子どもの反応の代表的な状態の一つです。愛着対象が拡散し，相手を選ばず初対面の大人にでもなれなれしく話しかけるなど，過剰な対人行動がみられます。幼児期後半以降は，他者の注意を喚起するような行動がしばしばみられます。対人関係は表面的で，十分な信頼関係を確立できないため，些細なことで仲間同士のいさかいに発展します。

(4) 選択性緘黙

家庭ではふつうに話すことができるにもかかわらず，学校などの社会的な場面で発言せず，コミュニケーションに支障をきたす状態です。症状が1か月以上持続し，それが話し言葉を知らないということによらないこと，またコミュニケーションの異常をきたすほかの障害によるものではないことが条件となります。

(5) 素行障害／素行症

他者の基本的人権または年齢相応の主要な社会的規範または規則を侵害すること（人や動物に対する攻撃性，所有物の破壊，嘘をつくことや窃盗，重大な規則違反）が反復し持続する行動様式です。素行障害／素行症に先行してADHD（注意欠如・多動症）や反抗挑戦性障害／反抗挑発症がみられる場合があります。思春期に素行障

害／素行症と診断される例の一部は成人期に反社会性パーソナリティ障害へと移行します。

(6) 反抗挑戦性障害／反抗挑発症

通常8歳以前に出現し，大人に対して拒絶的，反抗的，不従順，挑戦的な行動を繰り返す状態を指します。ADHDとの関連が強いといわれますが，ADHD症状のない場合もあります。両親の深刻な不和，不適切な養育環境，過度に厳格で一貫性のない養育態度の家庭でより多くみられます。

(7) その他

成人期の精神障害には，思春期に発症するケースも存在します。思春期発症例が比較的多いものとしては，全般性不安障害／全般不安症，強迫性障害／強迫症，社交不安障害／社交不安症，うつ病，神経性無食欲症／神経性やせ症，身体表現性障害／身体症状症，解離性障害／解離症，適応障害などがあげられます。これらを発症する背景として，それまでの生育環境に不適切な養育や友人関係のトラブルによる心理的ストレスなど，何らかの問題がしばしば存在します。

また，精神障害の概念とは必ずしもいえませんが，児童期・思春期の精神医学的問題として不登校，家庭内暴力，ひきこもりなどがあげられます。高度にIT化された現代に深刻化している問題として，ゲームやインターネット等への没頭によって生活リズムが乱れ，不登校などの要因となる場合が増加しています。

(8) 発達障害との併存

近年，発達障害に関する理解が深まるとともに，本講で取り上げた精神医学的問題の多くに，一定の割合で背景に発達障害，なかでも広汎性発達障害／自閉スペクトラム症の特性がみられることが指摘されています。これらの子どもたちは，特有の対人関係・コミュニケーションの異常や興味の偏りが存在するために，通常の子ども向けに設定された社会環境では慢性的なストレス，不全感，違和感，疎外感を受けると考えられます。背景に発達障害が存在する場合，単に前景にある精神医学的問題だけに対応するだけでは不十分であるため，よりいっそうの慎重かつ丁寧なアセスメントと支援が求められます。

4. 児童期・思春期の精神医学的治療

児童期・思春期の精神医学的問題は，狭義の医療の枠組みだけでは治療が難しく，多くの場合，地域の母子保健，学校教育，児童福祉など複数の領域にまたがる支援が必要となります。児童虐待が強く疑われる場合には，児童相談所に通告の義務がある

ことはいうまでもありません。平素から地域の社会資源とのチャンネルをつくっておく必要があります。

(1) 治療構造の設定

　子どもは生活環境の変化に強く影響を受けるので，家族関係や学校などの生活環境における問題点を評価しておく必要があります。家族関係の調整や学校における友人関係などの調整を行うだけでも，問題が大きく改善することがあります。また，誰にどう相談すればよいかわからず困惑していた子どもが，一緒に遊びながら話を聞いてくれる相手を得ただけで安心し，症状の改善をみる場合もあります。薬物療法が有効である場合もありますが，まずは環境調整および精神療法的アプローチを保障したうえで慎重に薬物療法の検討も加味していくというやり方が妥当です。

　治療では，治療する側，される側のいずれにおいても複数の人が関与することが通常です。なかでも保護者は，子ども本人との関係においては治療者チームの一員として振る舞う側面があり，かつ自らが子どもの問題に悩み，相談を求める立場でもあります。したがって，学童期の臨床においては成人のそれにも増して治療の目標を明確に定め，それに応じた治療の場と人の構造を規定しておくことが重要となります。

　保護者と子ども本人への心理教育，学校関係者やプライマリケア関係者へのコンサルテーション，認知行動療法，力動的精神療法，家族療法，薬物療法を組み合わせた多領域的治療が推奨されますが，これらをバラバラに漫然と行うだけでは，かえって混乱してしまいます。個々のケースの詳細な評価に基づいて，最も適切な治療法の組合せを選択し，誰が誰に対してどのようなかかわりをもつのかを計画し，かかわるメンバー全員がその構図を把握しながら進めていきます。

(2) 環境調整

　環境調整の一環として，保護者や学校のスタッフ（担任，養護教諭，スクールカウンセラーなど）が子どもの状態に関する認識と支援方針を共有できるよう，情報提供の場を積極的に設けていく必要があります。特に保護者に対しては，心理教育および心の健康に関するカウンセリングの場を子ども本人の面接とは別に設ける必要があります。虐待の要因も検討する必要がある場合には，児童相談所などの福祉関係者の関与を積極的に求めていきます。

　このように多領域が複雑にかかわるケースの場合，誰かが全体をコーディネートしなければ混乱してしまいます。処遇や連絡会議等のコーディネートは児童相談所のケースワーカーなどが担うのが最も効率的ですが，子どもの心の健康を包括的な視点からとらえて支援方針を決定していくためには医師の判断が重要となります。

(3) 精神療法

　精神療法の検討に際しては，学童期の心理発達に十分配慮しておくことが重要です。抽象的な論理操作がまだ不可能な学童期までの段階では，言語的手段を用いた個別の精神療法には限界があります。認知行動療法も，学童期までの子どもに適用する場合には定型的な手法のみではうまくいきません。そこで，遊びの要素をふんだんに取り入れながら治療者と本人との関係を形成し，日常生活上の具体的な話題を織り交ぜながら面接を進めていくなどの工夫が必要です。

　背景に発達障害の特性がみられる場合，発達障害の特性に照準を合わせたアプローチが有効な場合があります。例えば，自閉スペクトラム症の特徴が背景にある場合，視覚的情報を多用することによって明確な見通しをもてるようにするだけで，不安の大部分が解消することがあります。

(4) 薬物療法

　子どもに対しては，当初から薬物療法のみで治療を進めていくことには慎重であるべきです。やむを得ず薬物療法を行う場合も，原則として環境調整や精神療法を進めながら，それでもなお症状の改善が難しい場合に，本人と保護者に十分な説明を行ったうえで少量から慎重に薬物療法を開始していきます。

【文　献】
1) American Psychiatric Association, *Diagnostic and Statistical Manual of Mental Disorders, 5th ed. (DSM-5)*, American Psychiatric Association, 2013.（日本精神神経学会日本語版用語監修，髙橋三郎，大野裕監訳『DSM-5 精神疾患の診断・統計マニュアル』医学書院，2014.）
2) WHO, *The ICD-10 Classification of Mental and Behavioural Disorders : Clinical descriptions and diagnostic guidelines*, WHO, 1992.（融道男・中根允文・小見山実ほか監訳『ICD-10 精神および行動の障害――臨床記述と診断ガイドライン』医学書院，1993.）

> さらに学習したい方への読書ガイド
>
> ❶青木省三・村上伸治編集『専門医から学ぶ児童・青年期患者の診方と対応（精神科臨床エキスパート）』医学書院，2012.
> ❷日本総合病院精神医学会児童・青年期委員会企画編集『子どものこころの診療ハンドブック（日本総合病院精神医学会治療指針7）』星和書店，2016.
> ❸山崎晃資・牛島定信・栗田広・青木省三編著『現代児童青年精神医学改訂第2版』永井書店，2012.

講義 14 こころの臨床と心理・知能検査

川俣智路 ● 北海道教育大学

1. こころの臨床と心理・知能検査

事例

育てにくい子どもであることを理由に不適切な養育を受けた小学生女児

小学校3年生の女児が，家庭で不適切な養育を受けている事例です。

母親が話した内容によると，女児は母親と5歳の弟と3人で暮らしており，女児が5歳のときに母親は離婚しています。それから，母親はたびたび女児のことを叩く，大声でどなるようになりました。いけないとわかっていても，朝の忙しいときなどにいうことを聞いてくれないと手が出てしまう，反応が返ってこないとないがしろにされているような気がしてついどなってしまうそうです。しかし，弟に対してはそのような感情はあまり抱かないとのことです。

そして，最近になり朝学校へ行きたくないと女児が訴え，スクールカウンセラーに母親が相談をしたことにより，相談機関につながりました。学校の先生によると，勉強が得意ではなく，授業ではわからないでボーッとしていることも少なくないそうです。しかし学校生活の様子は以前と変わりはなく，人間関係にも問題は見あたらないとのことでした。

治療者は女児の心理的な葛藤と母親の不安定な養育が不登校の原因であると判断し，女児に対してはプレイセラピーを，母親に対しては別な治療者が週に1度の支持的なカウンセリングを実施しました。しかし，母親の女児に対する暴力は改善されず，女児は学校に全く行かなくなってしまいました。

そこで再度，この事例についての情報を見直してみました。母親が弟に対してはイライラすることがない点，女児に母親の指示がうまく伝わらない点，プレイセラピーでの遊びの内容がとても幼い点から，治療者は女児の知的な能力に問題があるのではないかと考え直して，知能検査を実施することにしました。その結果，女児には軽度の知的な遅れの可能性があることがわかりました。

そこで母親に対して，この女児が年齢相応の子どもと比較して十分に物事を理解することが難しいこと，朝の時間にすべきことは視覚化して示しておくこと，複数の指示を一度に行わずシンプルに伝えることが必要なことを伝えました。女児にはプレイセラピーによる心理的なケアだけではなく，自分の感情や希望を伝えるトレーニングを実施するとともに，通級指導教室の利用なども検討しました。

その後，家庭での母子の関係は改善し，女児は通級指導教室を週に何時間か利用することができるようになりました。女児の表情も明るくなり，母親も「娘のこと

講義14　こころの臨床と心理・知能検査

を説明してもらって，すっきりした。余裕をもって子育てができるようになった」と語っています。

　ここで紹介した事例は，心理査定（アセスメント）の際の検査の重要性についてお伝えするために作成した架空のものです。当初，この事例の問題は母親の不安定な養育とそれに伴う女児の心理的な葛藤であると考えられました。しかし実際には，女児に知的な面でのハンディキャップがあり，そのことが母親の養育のしにくさにつながり，その不安定さが女児の心理的な葛藤へとつながっていたのです。もし相談につながった時点で，心理検査も含めた適切なアセスメントが実施されていれば，女児と母親への対応は当初からもう少し適切なものになっていたかもしれません。

　このように，こころの臨床を進めていくうえで必要不可欠なアセスメントには心理検査や知能検査は欠かせないものです。本講では，心理・知能検査の意義とその種類について紹介していきます。

2. 心理・知能検査の意義と実施方法

　図14-1を見てみましょう。

　例えば体調が悪いときに内科を受診すると，問診がなされた後に体温を尋ねられる，聴診器を当てられる，レントゲンを撮る，血液検査をするなど，問診以外の客観的な情報が集められ，そのうえで体調不良の原因が突き止められます。このとき，もちろん患者からの直接の情報（問診）はとても重要な情報ですが，同時に客観的に体にどのような異変が起こっているのかということも重視されます。患者も，主観的な情報と客観的な情報がバランスよく収集されたうえで診断が出たほうが安心できるでしょう。

　精神的な疾患が疑われる場合や，日常生活において不調をきたしている場合にも，同じことがいえます。精神科や心理的な相談の際の最初の問診のことをインテーク面接と呼びますが，このインテーク面接では治療者はクライアントの声に耳を傾け，現状をどうとらえているかについて情報収集します。

　しかしそれだけでは，クライアントが置かれている状況を十分に確認することはできません。身体的な問題について自分自身が完全に把握することができないように，精神的な問題についても本人がその原因をすべて把握することは難しいからです。そこで，心理・知能検査が実施されることとなります。こうして，クライアントの主観的な情報と客観的な情報が集められることにより，治療者は適切な治療・ケアの方針を立てることができるのです。

　冒頭の事例を図14-1に沿って考えると，主観的な情報の収集はなされていたが，

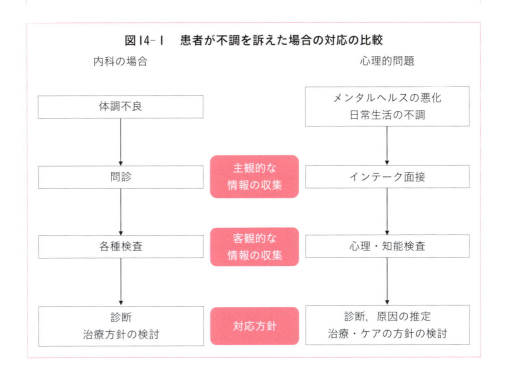

心理検査を含めた客観的な情報の収集が不十分であったと考えることができます。母親の暴力，女児の心理的な問題が事例のなかで注目され，事例に対応した当初には知的な能力の問題がある可能性については注目されませんでした。もし早いうちに多角的な視点から検討がなされていれば，もう少し適切なケアを行うことができたかもしれません。

　心理・知能検査を実施する際の原則は以下のとおりです。相談機関の種類，目的によってはこの原則とは異なる方式の場合もあります。

- 心理・知能検査はトレーニングを受けた心理士などの専門家が実施する。
- 1人のクライアントに対して，1人のテスター（検査実施者）が対応する。
- テスターはクライアントがリラックスして，できるだけふだんの力を発揮できるように配慮しなくてはならない。ただし，結果の正確さが損なわれないように注意しなくてはならない。
- 1人のクライアントに対して，目的に応じて複数の検査が実施される。
- 検査数が多い，検査の所要時間が長い場合には複数日に分けて実施する。

また心理・知能検査を実施する際には，以下の点について留意しなくてはなりません。

- 必ずクライアントに検査の意義，内容を説明し同意を得ること。
- クライアントの負担を最小限にすること。
- 検査結果をクライアント，家族や支援者にフィードバックすること。

・検査結果を過信せず,治療者はクライアントと常に向き合うこと。

ここは大切な点ですので,もう少し詳しく説明します。

(1) 必ずクライアントに検査の意義,内容を説明し同意を得ること

　心理・知能検査を実施する際には必ずクライアント,未成年の場合は家族の同意を得なくてはなりません。治療者が必要な情報であったとしても,必ずクライアントに説明のうえで理解と同意を得なくてはなりません。これを,インフォームド・コンセントと呼びます。

　検査内容を説明し同意を得ることはインフォームド・コンセントの徹底以外にも,治療やケアにおいて重要な意味をもっています。検査が十分な説明や同意がなく実施されてしまうと,クライアントは「私は受け身で治療を待っていればいいのだ」と考えてしまい,治療に対して消極的になってしまうことが考えられます。クライアントが自らの問題として治療やケアのことを考えるためにも,検査内容の説明と同意は欠かせないものです。

　精神的な不調をきたした場合に,クライアントやその家族は「治りにくいのではないか」「もし精神疾患だということが周囲にわかったら偏見をもたれるのではないか」「障害と診断されると,この先の生活で不利益が起こるのではないか」といった心情が生じることも珍しくありません。その場合には,検査を受けることに強い不安を訴え,検査を拒否することもあります。こうした場合でも,もちろん同意を欠いてはいけません。むしろ,こうした場合こそ,より丁寧にその意義について説明し了承を得ることが重要となります。

　またケアの内容によっては,心理・知能検査は必ず実施しなくてはならないものではありません。例えば,クライアントに緊急度の高い問題が起こっている場合には心理・知能検査より先に治療を実施する場合もあり得ることです。

(2) クライアントの負担を最小限にすること

　心理・知能検査は一人のクライアントに対して複数種類のものが実施されることが通常です。この検査の組合せのことを,テストバッテリーと呼びます。テストバッテリーを考えるうえで重要な点は,クライアントの負担を最小限にしなくてはならないということです。ここでの負担とは,検査を受ける際の身体的,精神的な負担,そこにかかる時間,検査を受ける費用のことです。

　治療者はクライアントのさまざまな情報を知っているに越したことはありません。しかし,だからといってやみくもに検査を実施することはクライアントの負担を増加させてしまうことになります。治療者はクライアントの負担を最小限にしつつ,必要な情報は何であるかを見極めて,検査を実施する必要があります。

（3）検査結果をクライアント，家族や支援者にフィードバックすること

　検査で得た結果は，必ずクライアントにフィードバックされなくてはなりません。必要に応じて，家族や支援者にもフィードバックします。

　こころの臨床は，治療者が治すというだけではなく，クライアント自身が自分を知り，立ち直っていく意味合いも強いものです。検査結果を知ることはその第一歩となるものです。先に述べたように，検査結果を十分にフィードバックしないことは，治療・ケアにクライアントやその家族が関与しにくい環境を生み出しかねません。したがって治療者は，検査結果について専門家ではないクライアントにもわかりやすい形で伝えていくことが必要となります。

（4）検査結果を過信せず，治療者はクライアントと常に向き合うこと

　心理・知能検査の結果が，目の前にいるクライアントの実際の姿と異なっている場合があります。その原因として考えられることは，検査結果にほかの解釈の仕方がある，あるいは実施した検査が十分に現実のクライアントの姿を反映するものではない，ということです。ここで大切な点は，現実の姿と検査結果とどちらが正しいかと考えるのではなく，どちらもクライアントのある一面を表しているものであると考えてみることです。

　冒頭にあげた事例を思い出してみましょう。当初は母親が女の子に働きかけても反応が返ってこないことについて，母親の養育上の不安と女の子の心理的葛藤という面が原因として考えられました。しかし，知能検査を実施した結果，女の子の知的な能力に遅れがあることがわかり，反応が返ってこないのは知的な理解力の問題もあることがわかってきました。

　ここからわかることは，養育上の不安や女の子の心理的葛藤もこの家族の問題の一側面であり，女の子の知的な遅れもまた一側面であるということです。近藤直司はこころの臨床の問題を整理する際に，「生物的-心理的-社会的」という三つの視点から整理する枠組みを提案しています[1]。こころの臨床においては，ほとんどの事例で複数の問題や課題が存在していると考えてよいでしょう。養育上の不安や心理的葛藤が原因ではなく，知的な遅れがこの事例の課題であった，というように決めつけてしまわないことが大切です。

3. 心理・知能検査の種類

　心理・知能検査にはたくさんの種類があり，目的に応じて使い分けられます。**表14-1**は，主な心理・知能検査のうちのごく一部を分類して紹介したものです。

　表14-1では，沼初枝を参考に心理検査をその領域と目的によって「知的能力のア

講義14　こころの臨床と心理・知能検査

表14-1　主な心理・知能検査一覧

検査領域	検査内容・特徴	代表的な検査名
知的能力のアセスメント	辞書的な知識，推理力，論理的思考，思考や実施の速度，などを測定する。	・ビネー式知能検査 ・ウェックスラー式知能検査（日本版WAIS-Ⅲ，日本版WISC-Ⅳなど） ・日本版K-ABC Ⅱ
認知的能力のアセスメント	視覚，聴覚，記憶力といった脳機能の働きを測定する。脳科学の発展によりMRIなどの機器によって直接測定される場合もある。また，近年では高齢者の認知機能に関するスクリーニング（選別）検査の重要性も増している。	・ベンダー・ゲシュタルト・テスト ・レーヴン色彩マトリックス検査 ・ベントン視覚記銘検査 ・長谷川式認知症スケール（HDS-R）
発達に関するアセスメント	発達の特徴，言語発達，コミュニケーション能力などを測定する。全体的な発達の様相をとらえるものと，特定の障害の有無を判断するための情報を集める目的のものがある。	・新版K式発達検査 ・遠城寺式・乳幼児分析的発達検査表 ・Conners 3™ 日本語版 ・ADI-R 日本語版
質問紙による人格などのアセスメント	質問紙に答えることにより，人格や性格についてアセスメントできる。比較的実施手順，解釈が容易である。	・新版TEG-Ⅱ（新版東大式エゴグラム第2版） ・矢田部ギルフォード性格検査法（YG性格検査法） ・ミネソタ多面的人格目録（MMPI）
投影法，描画法	絵や図形などを見てのイメージ，あるいはクライアントが描いた絵や図形からクライアントの心的世界をアセスメントする方法。言語を介さずに実施できる反面，解釈の際に知識と経験を要するものが多い。	・ロールシャッハ・テスト ・主題統覚検査（TAT） ・精研式文章完成法（SCT） ・バウムテスト ・風景構成法
病状，精神状態，適正のアセスメント	健康状態や精神状態，病状などについて数値化してアセスメントできる。	・自己評価式抑うつ性尺度（SDS） ・状態・特性不安検査（STAI） ・日本版GHQ精神健康調査票 ・VPI職業興味検査

セスメント」「認知的能力のアセスメント」「発達に関するアセスメント」「質問紙による人格などのアセスメント」「投影法，描画法」「病状，精神状態，適正のアセスメント」の6種類に分類しています[2]。

なお小川俊樹が臨床心理士1000名を対象にして行った2010年の調査によると，多く用いられている心理検査は，順番にバウムテスト，WISC（Wechsler Intelligence Scale for Children：児童向けウェクスラー式知能検査），SCT（Sentence Completion Test：精研式文章完成法テスト）であり，保健・医療臨床領域ではこれに加えてロールシャッハ・テストが多く用いられていました。また近年では，発達障害への注目が高まっていることもあり，知能検査や発達にかかわる検査が多く用いられる傾向があります[3]。

浅野正は，よい心理・知能検査を選ぶ基準として以下の点をあげています[4]。

・客観性
・信頼性
・妥当性
・実用性

客観性とは教示方法，実施方法，採点方法や評価方法などがきちんと定められており，検査者による検査への影響が少ないことを意味しています。得点を算出する心理検査の場合であれば，信頼できる標準化されているデータがあることも客観性を保つための重要な条件となります。投影法や描画法などの検査では標準化されたデータがない場合もありますので，解釈をする検査者が十分にトレーニングを受けており経験豊富であることが客観性を保つために必要となってきます。

信頼性とは，テストの結果にばらつきが少ないことを指します。心理検査を実施するたびに，得点が異なっているようではその検査の得点はとても信頼できるものとはいえません。信頼の置ける心理検査では，得点の誤差ができる限り少ないものとなっています。

妥当性とは，その検査で測っている数値や内容が調べようとしているもの，検査の目的と適合しているかどうかということを指します。通常の心理検査の場合には，抑うつについて調べるための得点が算出されたとき，本当にその得点が抑うつの程度について表している得点であるかどうか，ほかの基準と照らし合わせて確認されています。

実用性とは，実施しようとしている心理検査がどれくらい実用的であるかということです。実施にかかる時間が極端に長い，費用が高い，採点や解釈の労力と得られる情報のバランスが悪い場合には，どんなによい検査であったとしてもクライアントに対して実施するのは現実的ではありません。

心理・知能検査を実施する際には目的に合っており，先にあげた四つの条件を満たしている心理検査を選択することが望まれます。

4. 心理・知能検査の結果は普遍的なものか

　心理・知能検査の結果はいつでも受検者の知能や性格を完全に反映しているものでしょうか？　こうした疑問は，心理・知能検査を学ぶ際に誰しも一度は抱くものかもしれません。先に触れたように，臨床現場で使用される心理・知能検査は十分に信頼できるものです。しかし，検査自体が信頼できるものであることとは別に，受検者（クライアント）の状況によっては，検査の結果が揺らぐ場合があります。

　例えば抑うつ状態のようにメンタルヘルスが悪い場合には，クライアントが心理・知能検査の負担を強く感じて，受けられない場合があります。虐待を受けている子どもの場合も心理検査に応じられない，受検しても集中して取り組めないことがあります。クライアントの状況によっては検査を受けられないことがあること，あるいは十分に心理・知能検査が機能しないことがあることも知っておかなくてはなりません。

　また近年では知能検査の結果を左右する要因として，実行機能の問題にも注目が集まっています。実行機能とは，認知機能，感情，行動などを調整し，問題解決へと導いていく機能の総称です[5]。実行機能を測定する尺度であるBRIEF（Behavior Rating Inventory of Executive Function）では，**表14-2**のように実行機能は次の八つの構成概念からなると定義されています。

　知能と実行機能の関係は，図書館の蔵書数と書籍へのアクセスの関係に似ています。蔵書数が多い，ということは知能が高いということです。しかしいくら蔵書数がたくさんあっても，本が整理されていないためにいざというとき必要な書籍が見つからない状況では，せっかくの蔵書も役には立ちません。

　逆に，蔵書数がそれほど多くない図書館でも書籍へのアクセスがよければ，そちらのほうが得られる情報量は多いかもしれません。実行機能はその人がもっている力を

表14-2　BRIEFにおける実行機能の構成概念
(Gioia, Isquith, Guy, and Kenworthy, 2000から作成，かっこ内の訳は筆者)

インデックス		下位尺度
実行機能	Behavior Regulation（行動調整）	Inhabit（抑制）
		Shift（切り替え）
		Emotional control（感情のコントロール）
	Metacognition（メタ認知）	Initiate（着手する）
		Working Memory（ワーキングメモリ）
		Plan/ Organize（計画／体系化）
		Organization of Materials（物の整理）
		Monitor（管理）

十分発揮できるかどうかに，深くかかわる機能なのです。

　いくら知的な能力が高くても，この実行機能がうまく働いていない場合には，その能力を十分に発揮することはできません。玉木宗久・海津亜希子は，知的な遅れのない自閉スペクトラム症のある子は，定型発達を示す子や学習障害のある子と比べ，実行機能の困難の大きさを報告しています[6]。このような場合では，実行機能を高めるトレーニングを実施する，あるいは実行機能の低さを補うような支援や工夫を実行することが有効な支援となります。このように，心理・知能検査はクライアントの客観的な情報を提供するものですが，その結果が何を示しているかについては，常に慎重に解釈しなくてはならないものなのです。

　心理・知能検査は正しく利用されれば非常に有意義なものでありますが，間違った利用のされ方をすればクライアントやその家族を傷つけるものにもなりかねません。心理・知能検査が正しく活用され，より多くの困難を抱えている人の役に立てるためにはトレーニングが欠かせません。心理・知能検査を活用するためには，大学院以上の教育，訓練を受け，定期的にスーパーバイズを受けなければならないことを最後にあらためて述べておきたいと思います。

【文　献】
1）近藤直司『医療・保健・福祉・心理専門職のためのアセスメント技術を高めるハンドブック（第2版）—— ケースレポートの方法からケース検討会議の技術まで』明石書店，2015.
2）沼初枝『臨床心理のアセスメントの基礎』ナカニシヤ出版，2009.
3）小川俊樹『心理臨床に必要な心理査定教育に関する調査研究：第1回日本臨床心理士養成大学院協議会研究助成（B研究助成）研究成果報告書』2011.
4）浅野正「心理検査によるアセスメント」松原達哉編著『新訂版　臨床心理アセスメント』pp.21-29，丸善出版，2013.
5）Gioia, G.A., Isquith, P.K., Guy, S.C., & Kenworthy, L., *BRIEF : Behavior rating inventory of executive function*, Psychological Assessment Resources, Inc., 2000.
6）玉木宗久・海津亜希子『翻訳版BRIEFによる自閉症スペクトラム児の実行機能の測定の試み —— 子どもの実行機能の測定ツールの開発に向けて』国立特別支援教育総合研究所研究紀要，第39巻，pp.45-54，2012.

> さらに学習したい方への読書ガイド
>
> ❶松原達哉編『臨床心理アセスメント 新訂版』丸善出版，2013.
> ❷津川律子・篠竹利和『シナリオで学ぶ医療現場の臨床心理検査』誠信書房，2010.
> ❸津川律子『精神科臨床における心理アセスメント入門』金剛出版，2009.
> ❹安住ゆう子編著『子どもの発達が気になるときに読む心理検査入門 —— 特性にあわせた支援のために』合同出版，2014.

講義 15　ケースのアセスメントとマネジメント

近藤直司 ● 大正大学

1. アセスメントとマネジメント

　一般に，アセスメント（assessment）には「評価」「査定」などの訳語が充てられています。例えば，生活・自然環境に関する評価や栄養状態に関する査定を環境アセスメント，栄養アセスメントといいます。

　ここでは，こころの臨床や関連領域における対人支援において必要となるアセスメントを，「一つひとつの情報を自分なりに解釈し，それらを組み立て，生じている問題の成り立ちメカニズムを構成し（まとめ上げ），支援課題を抽出すること，あるいは，その人がどんな人で，どんな支援を必要としているのかを明らかにすること」と定義し，抽出された支援課題に対して具体的な支援方針を立案することをプランニングと呼ぶこととします。また，利用者の問題の分析から援助方針の決定に至る一連の手続きと，必要とされる支援に利用者を結びつけるための活動を含めて，「ケースマネジメント」と呼ぶことにします。

2. アセスメントの枠組み

　生じている問題をアセスメントする際に活用できるモデルの一つに，生物-心理-社会モデルがあります。生じている問題のメカニズムを明らかにする際には，①生来的な気質や発達特性，疾患など，問題の成り立ちに関連している生物的な要因，②不安，葛藤，希望，自己感，認知，内省性，感情統制，防衛機制などの心理的な要因，③身近な人たちとの関係，家族や学校・職場への適応など，あるいは，問題の発生にかかわる環境側の要因を含めた社会的な要因，という三領域に分けて評価します。また，特定の領域だけでなく，これらの諸要因が関連し合うことによって問題が生じている場合もあります。こうしたアセスメントの枠組みを「生物-心理-社会的な包括的アセスメント」と呼ぶことにします。

　例えば，頭痛や腹痛のために不登校になっている中学生の事例を，児童・思春期精神科の外来，児童相談所や子ども家庭支援センター，教育センターなどの相談機関，カウンセリング・センターなどで受け付けたとします。受診・来談したのは本人と母親です。母親は子どもの不登校に困惑しており，その原因をクラスメイトからのいじめやからかい，担任の指導不足などと考えているようです。また，担任から本人の努力不足を何度か指摘され，やや不信感を抱いているようです。初回面接で本人は，「頭やお腹が痛くなるので登校できない」という説明に終始しましたが，学習や友達関係，父親との関係など，困っていることを援助者に話したいようでもあります。

これまでの学校生活や発達歴などを聞き取ってみたところ，小学校低学年のころから学習不振が生じており，家族の丁寧な指導があっても追いつけなかったことなどから，生来的に軽い知的発達の遅れがありそうですが，家族や教師にはその認識が乏しいようです。本人はクラスメイトとの関係にも苦労しているようです。見栄を張ったり，自分を大きくみせようとするような言動によって，かえって周囲のからかいを誘発してしまうことが多くなっており，登校前に頭痛や腹痛が生じたのもそのことが関連しているようです。

　このケースの場合，不登校という問題は，①軽度知的障害ないしは境界知能という生物的要因，②周囲の認識不足によって能力以上のことを期待され，適切な支援が提供されていない，また友達からのからかいがエスカレートし，学校生活が本人にとって過酷なものになってきている，といった社会的要因，③その狭間で本人の不適応感が高まり，抑うつや身体症状が生じているという心理的要因，さらに，それら3つの要因が関連し合って生じていることが考えられます。

　こうしたアセスメントに基づいて支援課題をリストアップします。このケースの場合，❶これまでの頑張りや，つらい心情を汲み，自己評価の回復を図る，あるいは適応的な言動が増えるように助言し，不安の軽減を図るなどの本人への心理療法的アプローチ，❷本人が適応しやすいクラス運営について学校に検討してもらう，❸本人の能力的な問題と，困っている状況を理解してもらうような家族への働きかけ，❹生物的要因（本人の知的能力）に応じた学習環境を整える，といった4点が課題になりそうです。このうち❷❸❹は，本人ではなく，学校や家族への働きかけであり，こうしたアプローチを環境調整といいます。

　支援課題には，緊急性や本人・家族のニーズ，短期的な課題と中・長期的な課題などを踏まえて，支援課題に優先順位をつけます。このケースでは，❶はすぐに始められますし，❷についても家族から同意を得ることができそうです。一方，❸❹については慎重に進める必要がありそうです。中学校への進学後，学習面や対人関係面で苦労することを心配して，小学校時代の担任が両親に特別支援教育の活用を勧めたときに，特に父親が「知的発達の遅れ」という説明に激怒し，学校と家族との関係がこじれたばかりか，本人への叱咤激励が強くなってしまったというエピソードがあるからです。

3. プランニング

　こうしてリストアップし，優先順位をつけた個々の支援課題について，できるだけ具体的に（誰が，どんな方法で，いつまでに，どのくらいの期間）支援方針を立案します。

　このケースの場合，家族の同意のもとに，まずは本人との個別面接（2週間に1回，

30分）を設定することにしました。残りの20分ほどで，母親と，もし可能なら父親にも来談を促し，家族の考えや意向，家族関係，養育状況などを把握する，あるいは，少しずつ本人の発達について理解を促すことにしました。

「知的発達の遅れ」という説明に対する反応から，父親には子どもの障害を受け入れがたい，特別な事情があるのかもしれませんが，2回目の面接で，家族も本人がクラスの友達関係に悩んでいることを理解できたので，クラスメイトへの働きかけを担任に依頼することには同意が得られそうです。知能検査によって本人の知的能力を評価することや特別支援教育の活用などは，もう少し時間をかけるべき，中期的な課題としました（**図15-1**）。

4. 「その人」をアセスメントしたいとき

（1）生物-心理-社会的な視点

「この人にどのようにかかわったらよいのだろうか」と迷っているときには，「その人がどのような人なのか」をアセスメントすることが必要です。この場合にも，生物-心理-社会モデルを活用することができます。①気質，発達，障害，疾患などを生物的な側面，②不安，葛藤，希望，自己感，認知，内省性，感情統制，防衛機制などを心理的な側面，③対人関係の特徴や所属する集団への適応のあり方を社会的な側面と考えます。

例えば，「穏やかで親切なときと，イライラして怒りっぽいときが極端で，気分の波が大きい子です（感情，気分）。身体症状や一人で眠る寂しさを訴えてくるなど，常に関係を求めているようにみえます（対人関係）。ただし，本児が望んでいるのは，甘えや依存が満たされるような二者関係レベルの対人関係のようです（対人関係）。集団に適応することはできず，些細なことで怒り出したり，落ち込んだりするので，手厚いかかわりが必要な子です（対人関係，適応）」。

あるいは，「中学3年生の女の子です。自己イメージは否定的で（自己感），他者から好かれていないと感じやすいようです（自己，対象の認知）。居場所がなく，非行仲間からの誘いを断れないため，引きずられるような形で問題がエスカレートしている面があるようです（対人関係）。知的には平均以下で，表現力や内省性はやや低いのですが（生物的な知的能力と内省性），1対1の場面ではとても素直で，面接を一つの支えと感じてくれそうな子です（対人関係）」といった感じです。

（2）強み（ストレングス）にも目を向ける

例えば，上記の「素直さ」はその子の強みです。こうした視点は，対応の難しいケースであればあるほど重要な視点です。

図15-1　アセスメントのためのフォーマット

インテーク（情報の収集・整理）	アセスメント（評価）			プランニング（支援計画策定）
情報（見たこと，聞いたこと，データなど）	理解・解釈・仮説（わかったこと，解釈・推測したこと）			支援課題（支援の必要なこと）	対応・方針（やろうと思うこと）
小学校2年生から学力の遅れが生じている／趣味や遊びの好みが幼い／不器用で運動が苦手	本人について	生物的なこと（疾患や障害，発達の遅れ・偏りなど）	生来的な知的発達の遅れがありそう	①心理的にサポートし，適応的な言動を増やす	①隔週の来談，30分の個別面接
				②味方になってくれる友達を増やし，からかう友達を減らす	②家族から担任に依頼し，味方派，からかい派の中心メンバーとそれぞれ話し合いの機会をもってもらう
		心理的なこと（不安，希望，気分，認知，感情統制など）	周囲についていけないことで傷つくことが多く，自信をなくしている	③家族の問題認識，意向，養育状況を把握する	③まずは母親，できれば父親との面接を設定
よく，「どうせぼくなんか」と言う／体育と数学がある日は腹痛を訴えることが多い／支援学級の活用を勧めると渋る			登校することがつらくなっているが，特別扱いされたくもないらしい（父親の意向を気にしているのかもしれない）	④本人の発達について家族に理解を促す	④学校・家族との定期的な情報共有（学校が工夫している点と成果を強調してもらう）来年度から支援学級を活用できることを目標に
友達に強がって見せることが多く，からかわれやすい		社会性・対人関係の特徴	平均的な同年代集団に適応することが難しくなってきている		
知的能力の問題を指摘した小学校の担任に対して父親が激怒した／担任は「怠けていて，できることもやろうとしない」と強調するが，指導について専門機関に相談したいといっている	環境について	家族	父親は本人の知的発達の遅れを否認する傾向が強い		
		学校	知的な遅れという視点をもっていないが，助言は受け入れてくれそう		
		友人	心配してくれる友達が1/3，からかう友達が1/3，中間派が1/3くらい		

(3) 医学診断だけでは不十分

　生物的なアセスメントにおいて医学診断は重要ですが，診断だけで支援課題を抽出することはできません。疾患や障害のために，何が問題になっているのか，という視点が重要です。

　統合失調症やアルツハイマー型認知症などの診断名だけでなく，金銭や財産の管理が難しい，内服を中断すると再発しやすい，といったアセスメントがあってはじめて支援方針に結びつきます。

（4）ストーリーを描く

　その人は，どんな人たちと，どんなふうに暮らしてきて，どんな影響を受けてきたか，問題が発現する時期にはどのような出来事があって，それをご本人はどのように体験していたのか，その結果，どのような葛藤が生じ，それがどのような問題として顕在化し，維持されているのか，といったストーリーを読み解くことを意識します。また，過去の重要な人間関係が援助者との関係に影響しているかもしれません。

　ある地域で，夕方になると大声で叫び始める単身高齢者のことが問題になっていました。自宅を訪問した保健師は，この人に軽い片麻痺があることに気づきました。脳血管障害や認知症に伴う夜間せん妄の可能性を伝え，繰り返し受診を勧めましたが，頑なに拒絶されるだけでした。

　何度目かの訪問で，いつもは取り付く島のないような不機嫌な人が，家族の話題になると急につらそうな表情，しんみりとした口調になることに気づきました。その後，この人が親や兄弟からは見放されたと感じていること，さらに，やや一方的な思い込みのようではあるものの，かつて頼りにしていた援助者から裏切られたと感じていることがわかってきました。「この人は夕方になると，ひどく心細くなるみたい」「誰かに頼りたいと思いつつ，また見放され，裏切られることが不安なのではないか」という仮説に至り，初めてこの人へのかかわり方がみえてきたように感じました。

5. 複数の支援対象者がいるケース

　一つのケースに複数の支援対象者がいる場合のアセスメントには，**図15-2**を併せて使うとよいかもしれません。

6. ネットワーク支援の必要性

　ここまでみてきたように，あるケースをマネジメントしようとするときに，さまざまな支援課題（ニーズ）が見出され，自分だけ，あるいは自分の所属機関だけで支援が完結できない場合があります。こうした場合，利用者・支援対象者に他機関を紹介する，あるいは他機関と協働することが必要になります。

　例えば，高齢の女性を支援することになった介護保険領域の援助者は，自宅を訪問した際に，すべての部屋にごみが山積みになっていることと，20年以上自宅にひきこもったまま40歳を超えた長男が同居していることを知りました。

　母親は中等度の認知症と考えられ，援助者は母親に施設入所を勧めたいと考えました。しかし，長男に自活するだけの経済力・生活力がなければ，母親の施設入所によって長男は生活困窮の状態に陥りますし，母親は残される長男のことを心配して，

図15-2　複数の支援対象者がそれぞれいくつかの支援ニーズをもつケースのプランニング票

アセスメント要約　発達上の問題を踏まえた支援を必要とする長男と心理的ケアを必要とする長女，養育指導と就労支援の必要な母親からなる3人家族

支援を必要としている人	支援課題	支援体制と役割分担		
		誰が	どんな方法で	いつまでに／いつ頃まで
長男	①クラスへの適応を助ける	担任	本児に親切な子と批判的な子とそれぞれと話し合う	来週中に
	②教室でのかんしゃくを防ぐ	担任	保健室へ退避させ，養護教諭が対応（クールダウンと事情聴取）	随時
長女	①心理療法的ケア	スクールカウンセラーと毎週　○○センター心理担当が毎月	基本は支持的な面接，展開によっては身体化のメカニズムを話し合う	当面の間，継続
	②学習の遅れを防ぐ	担任	定期的な家庭訪問により自習の達成度を確認	当面の間，継続
母親	①2人の子どもに対する養育指導	○○センターの心理担当	長女の来談時に並行面接	当面の間，継続
	②就労支援	障害者生活・就業支援センターの担当	面接（これまでの失職の経緯と今後の就労について）	来週から随時

ごみ屋敷での生活に固執するかもしれません。

　長男が精神障害や知的障害をもっていると考えられれば，母親の支援担当者は母親と長男に説明し，長男を福祉領域の援助者に紹介することになります。長男を担当することになった援助者は，長男と母親との間で良好な関係を築き，障害福祉サービスを利用するメリットを説明します。母親と長男が納得してくれれば，精神障害者保健福祉手帳や療育手帳を発行できる精神科医療機関や障害者更生相談所などの公的機関への受診・相談を段取りすることになり，今度は医療機関や公的機関の医師やケースワーカーもこのケースにかかわりをもつことになります。さらに，家事援助のために派遣されることになったヘルパー，長男が通所を始めた就労支援事業所のスタッフなど，必要に応じてかかわる援助者が増え，機関同士の連携・連絡が必要になる場合は，複数の機関・援助者によるネットワーク支援が展開することになります。

7. ネットワーク支援の考え方

　厚生労働省による『青年期・成人期の発達障害者へのネットワーク支援に関するガイドライン』では，ネットワーク支援は以下のように概念化されています。

　第一に，ネットワーク支援の形態や機関連携のあり方として，①協働：単一の機関・援助者では担いきれない複数のニーズを有するケースに対して複数の機関・援助者が支援にあたること，②移行：進学や就職，転居といった生活状況の変化，あるいは健

康状態の変化などによって，主な支援機関が替わること，③コンサルテーション：他機関・他職種への専門的助言，という三つの方法が示されています。

　第二に，協働においては，とくにニーズ（生活を支えるさまざまな要素のうち，現時点で欠けているもの）と支援との一対性を重視します。

　そして第三は，有効なネットワーク支援が展開されるためには，新たに生じた支援ニーズを確認し，必要な機関やサービス・支援者につなぐ，機関同士の関係や支援ネットワーク全体を調整するなど，機関・支援のネットワークを統合するようなケアマネージャー・コーディネーター的な存在が必要です。多くの場合は，相談機関の担当者や医療機関のケースワーカー，市町村から委託を受けた相談支援事業者など，フォーマルな支援者（専門職）がこの役割を担っているものと想定されます。

8. ネットワーク支援における留意点

　次に，ネットワーク支援の留意点について述べます。これらは有効なネットワーク支援を展開するために必要な構成要素であり，ケアマネージャー・コーディネーターがもっているべき資質や意識と言い換えてもよいと思います。

（1）アセスメント

　「協働」が有効に機能するためには，本人・家族の生活全般に目を配り，支援ニーズを的確にアセスメントすることが必須です。本人が述べている希望や訴えを尊重しつつ，その背後にある心情や生活状況を読み取ること，収集された情報を手がかりに，本当に支援の必要な課題について専門職がアセスメントする必要があります。

　また，他機関への紹介（主な支援機関の移行や他機関に協働を依頼する場合）にあたっては，他機関を的確に利用するための本人と家族の資質・力量，あるいは，どの程度の支援があれば他機関や新たなサービスを利用できるかをアセスメントする必要があります。紹介先に関する情報提供だけで十分なケースから，紹介先の担当者を指名して事前に連絡しておけばよいケース，確実につなぐために初回相談ないし数回は同行が必要なケースまで，他機関を利用する際に必要となる支援の量はケースによってさまざまです。

（2）コスト

　「協働」においては必要な支援を不足なく提供すると同時に，必要以上に多くの関係者を巻き込まないこと，援助者・機関同士のネットワークを維持するために生じる業務量の増大をできる限り抑えることが求められます。また，紹介先の業務量を増やさないような配慮，関係機関を集めて開催するケース会議・支援検討会議を効率よく進行する技術も重要です。

（3）情報管理

　地方自治体の個人情報保護条例は，大枠としてはネットワーク支援の際にもガイドラインとして活用できる内容を備えています。通常のネットワーク支援では，本人・家族への十分な説明と承諾によって初めて守秘義務が解除されることを共通認識とするべきです。

　情報の収集についても同様です。必要な情報は本人・家族から収集することが原則であり，それ以外の方法が許されるのは，自傷他害や虐待事例などを除けば，どのような情報を，どこから収集するかについて，本人の承諾が得られている場合に限られます。

　一方，要保護児童対策地域協議会は，その構成員に守秘義務が課せられており，民間支援団体など守秘義務が課せられてない関係機関が積極的にネットワーク支援に参加し，児童虐待を防止するための情報交換・連携が進むことが期待されています。

（4）スピード（時間感覚）

　ネットワーク支援においては機関同士のスピード感覚について意識することも重要です。例えば，地域の関係機関は，現在の精神科医療機関にとって入院治療の短期化が極めて優先順位の高い課題となっていることに留意する必要があります。医療機関に入院治療を依頼する相談機関は，どのような状態に回復すれば地域支援に戻せるのかといった入院治療の目標を明確にし，退院後の生活条件を整えるなどのマネジメントを病院任せにしないように努める必要があります。入院と同時に，あるいは入院の前から，退院後の受入れや地域の支援体制について検討・整理を始めるくらいのスピード感覚が必要です。

（5）対等性

　ネットワーク支援にかかわる機関・職種の関係は対等であることが原則であり，そこに何らかの権威性が働くことで，ネットワーク支援全体に思わぬ影響を及ぼすことがあります。

　例えば，学校や相談機関と本人・家族が対立関係に陥っているような局面において，本人・家族の訴えや批判に医師やベテランの心理職などが安易に同調してしまうことで，対立関係をさらに煽ってしまうような場合です。医師や大学教員，地域でも有名なベテラン専門職などは，自分の権威性が本人や家族，関係機関の援助者，あるいはそれらの関係性に強い影響を及ぼす場合があることを自覚しておく必要があります。

（6）説明と同意

　「協働」「移行」にあたっては，他機関を利用することの必要性を本人と家族が十分

に理解していることが重要です。本人・家族が援助者と同様の問題意識をもつに至っていない場合や，ほかの支援・サービスを利用することが自らの利益につながることを理解していない場合には，新たな機関・サービスの利用を拒否する，あるいはいったんはつながったとしても，すぐに利用を中断してしまうといった事態が生じやすくなります。ネットワーク支援を円滑に展開させるためには，本人・家族への説明の仕方や告知のあり方，問題認識や自己理解をどのように促すかといった点について十分な検討が必要不可欠です。

　また，上記のような情報管理の原則とネットワーク支援の有効性を無理なく両立させるためには，他機関への情報伝達や他機関からの情報収集が支援に役に立ち，自らの利益につながるということを本人・家族が理解できるように伝えることが必要であり，ここでも援助者の「説明力」が問われることになります。

【文　献】
1）近藤直司『医療・保健・福祉・心理専門職のためのアセスメント技術を高めるハンドブック——ケースレポートの方法からケース検討会議の技術まで』明石書店，2012.
2）厚生労働省「青年期・成人期の発達障害者へのネットワーク支援に関するガイドライン」2011.

　　さらに学習したい方への読書ガイド
❶近藤直司『医療・保健・福祉・心理専門職のためのアセスメント技術を高めるハンドブック第2版 —— ケースレポートの方法からケース検討会議の技術まで』明石書店，2015.

講義 16　生物学的治療論

岡田俊●名古屋大学

1. 心の不調を生物学的にアプローチすること

　心の不調は，思い悩みからくるものであり，カウンセリングなど心理的側面からアプローチすることが本質的な治療法で，生物学的なアプローチは姑息的な方法に過ぎないという考え方は一般的に根強くみられます。また，心の支援に携わる専門家においても，生物学的な治療は心の病としての側面のみを治療するもので，心の不調を抱えた人の育ちや生の営みを全人的に支えることは，心理的援助によってのみ可能であると考える人は少なくありません。

　しかし，この考え方はいくつかの点で現実とは乖離しています。私たちが物事を見聞きしたり，さまざまな感情を抱いたり，行動することの一つひとつは，心の働きですが，同時に脳の働きであり，心理的側面と生物学的側面を切り離すことはできません。認知行動療法が脳活動に変化をもたらすことが示されていますし，薬効成分を含まないプラセボの投与によっても脳活動の変化が示されています。

　つまり，心理的なアプローチでも生物学的な変化をもたらしますし，薬物療法のような生物学的アプローチであっても，その効果は生物学的機序によってのみもたらされているわけではないのです。さらに，心理的アプローチと生物学的なアプローチは，それぞれ他方を排除する関係ではなく，相乗的に作用し得るものであることを理解しておくことも大切です。

2. 薬物療法とはなにか

　精神科薬物療法は，向精神薬（psychotropic agent），つまり神経細胞から神経細胞に信号を伝える物質（神経伝達物質）の動きに影響を及ぼす薬剤を用いた生物学的治療です。

　脳は神経細胞からなるネットワークであり，神経細胞体から別の神経細胞体へと脚を伸ばしており，神経終末と次の細胞体の間にシナプスと呼ばれる間隙が形成されています。神経伝達物質は，神経細胞体のなかでつくられ，その脚のなかを運ばれ，神経末端からシナプスに放出されます。そして，別の神経細胞体にある受容体に結合することで信号が伝えられるわけです。さらに，シナプスに存在する神経伝達物質は，トランスポーターと呼ばれる輸送体で細胞体内に回収されます。向精神薬は，神経伝達物質の産生，放出，受容，再取り込みに変化を与えることで，脳の働きを変化させるのです。

　向精神薬は，いくつかの種類に分類されています。例えば，抗精神病薬は，統合失

調症などの精神病性障害の治療に用いられることが多いために，そのような名称で呼ばれますが，自閉スペクトラム症やトゥレット症などの神経発達症，双極性障害の治療にも用いられます。また，抗うつ薬のなかには，SSRI（Selective Serotonin Reuptake Inhibitors：選択的セロトニン再取り込み阻害薬）やSNRI（Serotonin Noradrenaline Reuptake Inhibitors：選択的セロトニン・ノルアドレナリン再取り込み阻害薬）がありますが，これらはセロトニン・トランスポーターやノルアドレナリン・トランスポーターを阻害し，シナプスにおけるセロトニンやノルアドレナリンの濃度を高める薬剤であり，作用メカニズムに基づいて命名された薬剤の分類です。では，それぞれの分類の薬剤がどのようなもので，どのように役立ち得るかをみてみましょう。

3. 向精神薬について

（1）抗精神病薬

A. 従来型抗精神病薬

抗精神病薬は，ドパミン2受容体に対する遮断作用を有する薬剤です。

ドパミンは中脳の黒質と呼ばれるところでつくられており，その神経の脚を通って，前頭前野，中脳辺縁系，線条体，漏斗下垂体へと運ばれます。統合失調症の陽性症状（幻覚や妄想など）は，黒質から中脳辺縁系に向かうドパミン経路が過活動であることによって起こり，陰性症状（意欲や自発性の低下）は，黒質から前頭前野に向かうドパミン経路が低活動であることによって起こると考えられています。

初めてつくられた抗精神病薬は，クロルプロマジンという薬です。この薬剤の作用メカニズムは，ドパミン2受容体への拮抗作用（遮断作用）であり，これによって陽性症状が改善することが示唆されました。ドパミン2受容体の拮抗作用をさらに強めた薬剤がハロペリドールです。

従来型抗精神病薬は，統合失調症を治療可能な病気へと大きく変化させました。しかし，ドパミン2受容体拮抗作用は，中脳-辺縁系だけでなく，中脳-線条体系にも作用するため，手の震えや四肢のこわばりなどのパーキンソン病に似た症状を出現させることがありました。また，中脳-前頭前野を遮断することで，抑うつや自発性低下を強めることもあります。さらに中脳-漏斗下垂体系を遮断することで，乳汁分泌などの内分泌系の副作用を出現させることがあったのです。

また，クロルプロマジンのようなアセチルコリン受容体を遮断する薬剤は，便秘，口の渇き，目のかすみなどの副作用を伴うことがあります。

B. クロザピンの発見

　抗精神病薬の歴史の大きな展開は，クロザピンの発見です。しかし，その歴史は多難でした。

　この薬剤は，クロルプロマジンと同じく，さまざまな神経伝達物質の受容体に作用します。そのため，アセチルコリンの受容体で起こる抗コリン系の副作用がありますし，あるいは，体重増加や糖尿病・脂質異常症のリスクが増加するなど内分泌系の副作用があります。しかし，陽性症状に対して十分な作用を示すにもかかわらず，手の震えや四肢のこわばりなどのパーキンソン病に似た症状はほとんどみられませんでした。その理由としては，ドパミン2受容体への拮抗作用が弱いこと，セロトニン2A受容体への拮抗作用を併せもつことが考えられたのです。

　しかし，発売されてからほどなくして，血液中の顆粒球という成分が減少して感染症にかかり死亡するケースがあることが報告され，この薬剤は姿を消します。ところが，この薬剤がほかの薬剤に対して有効性が不十分な患者にも，しばしば有効であることが確認され，難治性の統合失調症の患者に対して限定して用いられる薬として復活したのです。日本でも，この薬剤を使用することができますが，使用中は定期的に決まったスケジュールで血液検査を行うことが定められています。

C. 新規抗精神病薬

　クロザピンの有効性とそのリスクが知られるようになり，その後の薬剤開発では，クロザピンのようにパーキンソン病に似た症状の副作用が出現しにくく，しかし，顆粒球が減るという副作用が出現しにくい薬剤の開発が試みられました。このなかでは三つの流れがあります。

　一つ目は，ドパミン2受容体への遮断作用は強いのですが，セロトニン2A受容体遮断作用も強いため，パーキンソン病様の副作用が出現しにくい薬で，リスペリドンやブロナンセリンです。しかし，これらは使用している量が多くなるとパーキンソン病様の副作用が出現しますので，少ない用量でコントロールできる場合に真価を発揮します。また，乳汁分泌，体重増加，じっとしていられないそわそわ感（アカシジア）などの副作用が出現することもあります。

　二つ目は，クロザピンのようにさまざまな神経伝達物質の受容体に作用しますが，ドパミン2受容体への作用は弱い薬剤です。このなかには，オランザピンやクエチアピンが含まれます。これらは十分な量を使用しても，パーキンソン病様の副作用を出現しません。しかし，体重増加や糖尿病・脂質代謝異常のリスクを高めます。そのため，薬剤を使用中には定期的な採血や体重変化などを観察していくことが求められます。

　三つ目は，ドパミン受容体に対しては強い親和性を示しますが，その作用は完全な

遮断ではなく，適度な刺激作用をもつため，ドパミン受容体遮断による副作用が緩和されている薬剤で，アリピプラゾールといいます。この薬剤は，十分な量を使用してもパーキンソン病様の副作用が出現しにくく，体重増加などのリスクも低いのが特徴です。

D. 抗精神病薬の展開

抗精神病薬は，統合失調症以外にも有効性を示すものがあります。その一つに双極性障害があります。例えば，オランザピンは双極性障害の躁症状およびうつ症状の改善，アリピプラゾールは，双極性障害の躁症状の改善，あるいは既存治療で十分な効果が得られないうつ病，うつ状態に対して効果を示します。

リスペリドンやアリピプラゾールは，自閉スペクトラム症の興奮性や易刺激性に対して効果を示します。かんしゃくやこだわり，感覚過敏の緩和に有効であるといったほうがわかりやすいかもしれません。

また，トゥレット症といって，長期に持続する多彩な運動チックや音声チックのある病気に対しても，リスペリドンやアリピプラゾールは有効です。従来はハロペリドールやピモジドを使用することが多かったのですが，ハロペリドールは眠気が強く，効果が得られるところまで服用できませんし，ピモジドは心電図異常を引き起こしやすいため，最近では避けられることが多くなっています。

(2) 抗うつ薬

A. 従来型抗うつ薬

従来型抗うつ薬は，化学構造式に亀の甲の形がいくつあるかによって，三環系抗うつ薬や四環系抗うつ薬と呼ばれます。

いずれもセロトニンやノルアドレナリンなどの神経伝達物質の再取り込みを阻害し，神経細胞の脚と別の神経細胞体との間に形づくられた間隙（シナプス）におけるセロトニンやノルアドレナリンの濃度を高めます。うつ病やうつ状態では，脳のなかのセロトニンやノルアドレナリンの濃度が低いと考えられており，これらの低下を改善することで抗うつ作用を発揮します。

従来型抗うつ薬は，十分な有効性を示しますが，副作用が強いのが難点です。アセチルコリン受容体への遮断作用（抗コリン作用）により，便秘や尿閉，口の乾き，目のかすみなどが出現しやすく，また心電図異常を起こしやすいので，大量服薬時に死の危険があります。また，改善した状態（寛解）を維持するためには一定期間の服薬継続が求められますが，鎮静や抗コリン作用のために，服薬の継続が得られにくいという問題点もありました。

B. 新規抗うつ薬

新規抗うつ薬の代表格は，パロキセチン，セルトラリン，エスシタロプラム，フルボキサミンなどのSSRI，ベンラファキシン，デュロキセチン，ミルナシプランなどのSNRIです。

これらの薬剤の作用は，従来型抗うつ薬の主作用と同じであり，その効果としても従来型抗うつ薬を上回るものではありません。しかし，抗コリン作用が少なく，また心毒性も少ないため，副作用や安全性の点からみて優れた薬剤です。これらの薬剤では，服薬開始時などに吐き気や食欲低下などの副作用がみられることがありますが，多くの場合，服薬の継続により軽減します。

しかし，新規抗うつ薬について新たな懸念が生じることになります。新規抗うつ薬の服用後に，自殺行動に結びつきうるような事象を増加させるというデータが明らかになったのです。さまざまな検討の結果，新規抗うつ薬はうつ病の症状を改善させることで自殺予防に寄与しており，新規抗うつ薬を自殺の増加と直結して忌避することは好ましくないと考えられました。

しかし，抗うつ薬の投与開始時，増量時には，自殺関連事象が多く注意が必要であること，そのようなことは特に24歳以下の若年者で多くみられること，その背景には患者側の要因，すなわち，その患者のうつ病が双極性要素を併せもっていて，抗うつ薬の投与により気分が不安定化する可能性があるので，投与以前ならびに投与後の気分の変化を注意深く観察する必要があることが明らかになりました。また，服薬中止後に不安やめまいなどの中止後発現症状が認められるため，少しずつ薬の量を減らして中止する必要があることが強調されました。

もう一つの新規抗うつ薬は，ノルアドレナリン作動性・特異的セロトニン作動性抗うつ薬（NaSSA）に属するミルタザピンです。ミルタザピンの作用メカニズムはとても複雑ですが，SSRIやSNRIと異なり再取り込み阻害作用はもたず，さまざまな受容体の遮断作用によって，神経細胞の末端からセロトニンやノルアドレナリンの放出を増加させる薬剤です。

C. 抗うつ薬の展開

抗うつ薬は，パロキセチンやフルボキサミンのように強迫症状に対する作用をもつほか，パロキセチンはパニック症，社交不安症，外傷後ストレス障害，セルトラリンはパニック症，外傷後ストレス障害，エスシタロプラムは社交不安症，デュロキセチンは線維筋痛症に伴う疼痛に対して適応を有しており，総じて抗強迫作用，抗不安作用を有しています。

(3) 気分安定薬

　気分安定薬は，躁気分と抑うつ気分との間の気分の波を安定化させる薬剤のことをいいます。気分安定薬の代表は炭酸リチウムで，リチウムを含む水が不機嫌に対して有効であることはすでに古代ギリシアの時代に認知されていたといいます。そして，19世紀半ばには双極性障害に対するリチウムの有効性が示唆されていました。

　しかし，炭酸リチウムがどのようにして作用し，気分安定化作用を発揮するのかは必ずしも明らかでありません。リチウムがリン酸化イノシトールの脱リン酸化酵素を阻害してイノシトールが枯渇します。このためにイノシトール三リン酸の産生が抑制されて，カルシウムイオン濃度が上昇せず，神経伝達物質の放出が減少すると考えられていますが，それ以外の作用メカニズムも関与すると考えられています。リチウムは，口の渇き，振戦，甲状腺機能障害，腎機能障害など，さまざまな副作用があり，中毒になると腎透析をしなければ危険です。そのように適切な血中濃度の範囲内で治療を行うことが必要な薬剤ですので，定期的に血中濃度が測定されます。

　気分安定薬には，抗てんかん薬としての使用されるものが多くあります。例えば，バルプロ酸，カルバマゼピン，ラモトリギンです。バルプロ酸とカルバマゼピンは，躁病および双極性障害の躁状態，ラモトリギンは，双極性障害の気分エピソードの再発・再燃抑制に適応が取得されています。

　しかし，バルプロ酸は，食欲増多，高アンモニア血症，多嚢胞卵巣症，催奇形性などの副作用がありますし，カルバマゼピンは，運動失調やスティーブンス・ジョンソン（Stevens-Johnson）症候群と呼ばれる重篤な皮疹を引き起こし，ときには失明を引き起こすことがあります。スティーブンス・ジョンソン症候群は，特にラモトリギンで高頻度にみられますし，バルプロ酸との併用下では，そのリスクがさらに増加することが知られています。副作用出現リスクを低下させるためには，ゆっくりとした増量が大切であり，添付文書に記載された増量スケジュールを遵守することが求められます。

　近年では，すでに述べたように新規抗精神病薬を気分安定薬として使用することも増えてきました。オランザピンは双極性障害の躁症状およびうつ症状の改善，アリピプラゾールは，双極性障害の躁症状の改善，あるいは既存治療で十分な効果が得られないうつ病，うつ状態に対して適応を有しています。

(4) 注意欠如・多動症治療薬

　現在，ADHD（注意欠如・多動症）治療薬として，メチルフェニデート徐放錠とアトモキセチンとグアンファシンが発売されています。

　メチルフェニデートは，前頭前野のノルアドレナリン・トランスポーターの働きを阻害することで，前頭前野のドパミンとノルアドレナリンの濃度を上昇させます。こ

れによって，順序立てて行動したり，衝動的な行動を抑制しやすくなるのです。また，側坐核のドパミン・トランスポーターの働きを阻害することでドパミン濃度を上昇させます。これによって，待つべきときに待つことができるようになります。こうした前頭前野や側坐核の機能の改善によって，メチルフェニデートは不注意，多動性－衝動性を改善すると考えられます。

　一方，アトモキセチンは，ノルアドレナリン・トランスポーターに作用しますが，ドパミン・トランスポーターには作用しません。そのため，前頭前野の機能は改善しますが，側坐核の機能には影響をもたらしません。

　このような作用メカニズムの違いをみると，メチルフェニデート徐放錠のほうがアトモキセチンよりも，服用を開始してから早い段階で効果を認め，その効果がいくぶん強いことにもうなずけます。しかし，側坐核への作用は，薬剤のもつ依存リスクとも関連することに注意が必要です。また，メチルフェニデート徐放錠は，浸透圧を利用して放出を制御しており，およそ12時間にわたり効果が持続しますが，アトモキセチンは終日にわたり効果が持続します。したがって，二つの薬剤は効き心地の違う薬であることに留意すべきです。

　メチルフェニデートの副作用としては，頭痛，腹痛，食欲低下，入眠困難，チックの増悪，易刺激性の出現が認められることがあります。体重や身長の伸びが遅くなるなどの成長遅延の可能性が指摘されてきましたが，ADHDの子どもは成長のピークが遅めであることが多く，成長過程ではあたかも成長遅延が顕著にあるかのようにみえますが，最終身長ではその差はわずかであるといわれています。

　依存リスクについても，側坐核の働きが正常な定型発達の人では，メチルフェニデートの使用により，側坐核が過剰に刺激されて依存症になるリスクが高まりますが，側坐核の働きが低いADHDの子どもでは，側坐核の働きが定型発達の子どもに近いところまで引き上げられるので，むしろそのほかの依存性薬物に手を出すリスクが減り，結果として薬物依存のリスクが下がる可能性もあります。アトモキセチンの副作用は，食欲低下，眠気，血圧の上昇や心拍数の増加などです。

　二つの薬剤の使い分けには，併存障害のプロフィールも関係してきます。素行症や反抗挑発症などの外在化障害を併存する場合にはメチルフェニデートが優先され，不安症，チック症，物質依存症，睡眠障害を併存する場合にはアトモキセチンが優先されます。

　自閉スペクトラム症に併存するADHDに対してもメチルフェニデート徐放錠やアトモキセチンの有効性が確認されています。メチルフェニデート徐放錠は，特に多動性に有効であり，その他，易刺激性，常同性に対する効果も示唆されています。アトモキセチンは，多動性－衝動性のみに有効性を示しており，不注意については有意な改善を認めていません。しかし，いずれの場合も，ADHD単独の子どもに比べると有効性がやや低く，副作用の発現率がいくぶん高いことから，適切な診断と見立ての

もとに投薬を開始するとともに，投与後の症状の変化をより慎重に見極める必要があります。

2017年3月には，グアンファシンの徐放性製剤という新たなADHD治療薬が承認され，同年5月より発売されています。グアンファシンは，アドレナリン受容体の一つである$α_{2A}$受容体を刺激する薬です。グアンファシン徐放錠は，水に触れると少しずつ崩壊していくポリマーを使用し，グアンファシンが少しずつ溶け出すように調整されています。そのため1日1回の服用で終日にわたる効果がみられます。

ノルアドレナリン$α_{2A}$受容体は，シナプス後部の神経細胞の膜の上に存在していて，グアンファシンが$α_{2A}$受容体に結合すると，細胞内の環状アデノシン一リン酸（cAMP）という物質の濃度が低下します。cAMP濃度が低下すると，陽イオンの通り道となっているチャネルの開口が低下するので，細胞内から細胞外への陽イオンの流出は低下します。そのためにシグナル伝達が増強することになると考えられています。

グアンファシン徐放錠は，メチルフェニデート徐放錠やアトモキセチンと異なり，食欲低下や消化器系副作用をもたらしにくいことが最大の利点です。メチルフェニデート徐放錠と異なり，入眠困難をきたしません。また，チックを悪化させないため，チックを有するADHDの患者には優先される薬剤の一つと考えられます。しかし，グアンファシン徐放錠は低血圧，徐脈，鎮静，傾眠などの副作用をきたすことがあります。そのため，服用中は血圧や脈拍数の変化に注意をする必要があります。

（5）抗認知症薬

認知症の病態解明ならびに診断技術の進歩はめざましいものがあります。同時に，複数の抗認知症薬が発売され，アルツハイマー型認知症やレビー小体型認知症に使用されています。しかし，症状の進行をいくぶん抑制することはできても，脳内における認知症の病態の進行を抑制する薬剤の開発には至っていないのが現状です。

最初に導入された抗認知症薬は，塩酸ドネペジルです。アルツハイマー型認知症では脳のなかのアセチルコリン濃度が低いことから，アセチルコリンを分解するアセチルコリンエステラーゼという酵素を阻害することで，脳内のアセチルコリン濃度を高める薬剤です。

その後に導入されたガランタミンは，このアセチルコリンエステラーゼ阻害作用に加え，シナプス後部にあるニコチン性アセチルコリン受容体に結合し，受容体の形態を変化させ，アセチルコリンが結合するとより多くのイオンが通過するようになります。つまり，結果としてアセチルコリンの作用を増強させる薬剤です。アルツハイマー型認知症において沈着が見られるアミロイド$β$タンパクによる細胞傷害に対して神経細胞保護作用を示すことも知られています。

リバスチグミンは，湿布のように貼り付ける薬剤ですが，貼付した場所にかゆみが

出ることが多くあります。

メマンチンは，中等度および高度アルツハイマー型認知症における認知症症状の進行抑制に用いられます。アルツハイマー型認知症ではグルタミン酸受容体の一つであるNMDA（N-メチル-D-アスパラギン酸）受容体の過剰な活性化があることから，このNMDA受容体の働きを阻害することで，認知症症状の改善を図るのです。

(6) 抗不安薬と睡眠薬

抗不安薬や睡眠薬で，現在最も普及しているのはベンゾジアゼピンです。ベンゾジアゼピンは，γ-アミノ酪酸（GABA）のGABA$_A$受容体に作用し，GABAの作用を強め，催眠作用，抗不安作用，抗けいれん作用，筋緊張低下をもたらします。抗不安薬となるか，睡眠薬となるかは，そのベンゾジアゼピンが催眠作用と抗不安作用のどちらが強いかによって決まります。

また，GABA$_A$受容体は複合体であり，ω1サブユニットとω2サブユニットに分かれます。ω1サブユニットは催眠作用に関連し，ω2サブユニットは抗不安作用や筋緊張の低下に関連します。ω1サブユニットに選択性が高い睡眠薬，例えば，ゾルピデムやクアゼパムは，ふらつきや転倒のリスクが低い，ということになります。しかし，精神的緊張が高かったり，筋緊張性頭痛などが認められる場合には，ω1サブユニットに選択性が高くないほうがよいということも考えられます。

かつてベンゾジアゼピンは，過剰量の服用を継続した場合に，依存を形成しやすいと考えられてきました。しかし，常用量であっても依存を形成し，薬剤の中止時に反跳症状や離脱症状が認められることが知られるようになりました。日本では，そもそも海外に比べてベンゾジアゼピンが数多く販売されていますし，漫然とした長期投与が多いことが懸念されています。また，ベンゾジアゼピンの投与により，脱抑制などの奇異反応が認められることがあります。これは特に若年者に投与した場合に多いので注意が必要です。

ベンゾジアゼピン以外の睡眠薬について補足しましょう。一つは，ラメルテオンと呼ばれるメラトニン受容体に作用する薬剤です。人間は，朝太陽の光を浴びたときに，夜に眠気のくる時間が設定されます。「眠くなる」というのはメラトニン分泌によってもたらされる現象です。ラメルテオンは，メラトニン受容体を刺激することで，眠くなるタイミングを調整することができます。

もう一つの薬剤は，スボレキサントと呼ばれる薬剤で，オレキシン受容体に拮抗します。オレキシンは，視床下部の神経細胞で作られるペプチドであり，覚醒の調節に重要な働きをしています。スボレキサントは，オレキシン受容体に拮抗することで，覚醒中枢の働きを低下させ，睡眠中枢優位の状態にすることで入眠をもたらすものです。

4. 薬物療法を実施するにあたっての留意点

　精神科治療は，薬物療法の進歩によって大きく前進してきたことは確かです。しかし，精神障害の病態を特定し，その病態に応じた創薬が行われるようになったのはごく近年のことで，多くは経験の知として薬剤が登場し，その作用メカニズムを解明することで精神障害の病態の一部が解明され，さらに薬剤の副作用を軽減する形で薬剤開発が行われてきました。

　薬物療法を実施するにあたっては，その治療が何を目的とするかを明確に意識する必要があります。統合失調症やうつ病，双極性障害は，急性症状を改善するとともに，再発・再燃を予防し，寛解を維持することが目標となります。そのためには，急性症状や再発・再燃を予防できることが大切ではありますが，同時に，その薬剤の服用を継続できること，そのためには飲み心地がよく，副作用によって日常生活の機能が損なわれないことが大切です。

　ここでアドヒアランスという言葉を紹介しておきましょう。それまでは服薬遵守(コンプライアンス)という言葉が用いられていました。コンプライアンスは法律用語で，契約を守ることです。つまり，医師が指示した内服指示を患者が守るかどうかという視点であったわけです。

　しかし，現にコンプライアンス不良の患者も多くみられますし，時代の流れとしても医師が最善と考える治療方針を呈示し患者がその方針に従うという時代ではなくなりました。今日では患者は自分の価値観に基づいて意思決定を行う権利があり，医師は患者の意思決定に必要な診断と治療に関する情報を提供する義務があると考えられています（インフォームド・コンセント）。処方の決定にも，さまざまな情報を提供したうえで，医師と患者が協働して治療方針を決定していくというSDM（Shared Decision Making：共同意思決定）が重視されるようになりましたし，服薬遵守についても，医師の指示に従うという一方向的なものではなく，患者がその内服治療になじみやすいかどうか，というアドヒアランスという言葉が重視されるようになったわけです。

　薬剤には，通常錠，散剤，注射剤だけでなく，2週間あるいは1か月持続する注射剤である持続性注射剤（デポ剤，LAI製剤）や，水なし服用が可能な口腔内崩壊錠もあります。内用液も拡大しました。また，薬効成分は同じジェネリック医薬品もあります。患者の好みやライフスタイルに合わせて，薬剤選択を行う必要があるわけです。

　発達障害に対する薬物療法は，対症療法に過ぎません。しかし，ADHDのように中核症状の改善が可能な疾患もあれば，自閉スペクトラム症のように中核症状に対する薬物療法は存在せず，関連症状や併存障害の治療にとどまるものもあります。薬物療法を実施しなければ，その障害が悪化するわけでもありません。それだけに薬物療法の適応がどこまでなのか，薬物療法によって改善しうることはどういうことなのか

を明確にしなければ，患者や家族は薬物療法に過大な期待をして漫然とした薬物療法を過剰に実施することにつながりかねないという問題があります。

発達障害の薬物療法は，大人だけではなく，子どもに対して実施されることが多いのも特徴です。薬物療法の実施にあたっては，薬物療法の目的，期待される効果と限界，起こりえる副作用について説明し，親からインフォームド・コンセントを求める必要がありますが，自己決定権を尊重する必要性から，児童思春期の患者に対してもその理解力に応じた説明を行い，積極的同意（アセント）を取得する必要があると考えられるようになっています。

アセント能力は，有する精神障害でも制限を受けることから，一概に年齢のみで決められるわけではありませんが，さまざまなガイドラインなどでは総じて中学生以降，すなわち思春期年齢においてはアセントが可能と考えられています。思春期年齢になれば，納得しない服薬に応じることはないことから，現実的な要請としてもアセントが必要になるでしょう。しかし，患者は，親の期待を取り入れるなど，多様な心理的環境のもとで意思決定するものであり，表明されたアセントが全く独立した本人の意思とはいえないことに留意しておかねばなりません。

精神科薬物療法が拡大する一方，市民から批判も多く向けられており，そのために患者や家族が不安になることも少なくありません。それだけに，医療者は患者とオープンな関係を構築し，十分な説明を行い，患者とともに意思決定をしていくこと，その目的は患者の生活の改善にあることを肝に銘じておく必要があります。

さらに学習したい方への読書ガイド

❶功刀浩編『研修医・コメディカルのための精神疾患の薬物療法講義』金剛出版，2013.
❷ウィレンズ,T.E., 岡田俊監訳監修・大村正樹訳『わかりやすい子どもの精神科薬物療法ガイドブック』星和書店，2006.（Wilens,T.E., *Straight Talk About Psychiatric Medications for Kids,* Guilford Press, 1998.）

講義 17 心理・社会的治療論

渡辺俊之 ● 東海大学

1. はじめに

　精神疾患や精神障害をもつ人たちへの治療を，生物学的治療と心理・社会的治療に分けるとすれば，前者の代表が薬物療法，後者の代表が心理療法とソーシャルワークということになります。

　心理・社会的治療には，支持的精神療法，認知行動療法，精神分析的精神療法，心理療法，相談援助，ソーシャルワーク，家族療法，集団療法というふうに職種や対象の特性によりさまざまな方法がありますが，こうした個別の心理療法や支援のやり方は，卒後にそれぞれの治療が学べる学会主催の研修や学会認定のスーパービジョンを通して学習することが大切です。

　ここでの講義では，こうした治療を行ううえで押さえておくべき基本理論として力動精神医学を中心に紹介します。力動精神医学における概念を理解しておくことが，患者，クライアントを理解するうえで重要であり，その視点で傾聴することがすでに心理・社会的治療の第一歩となっているのです。

2. 力動精神医学とは

　精神医学は二つの理論的潮流があります。

　一つはドイツ精神医学からの流れである記述精神医学で，これは対象である患者の症状，行動，生活様式などを詳細に観察し，記述することでその背景にある個人の精神病理を明らかにしている方法論です。

　これに対してフロイト（Freud, S.）の精神分析，それを発展させた米国からの流れを汲む力動精神医学があります。症状，行動，生活様式を，個人と環境（会社，家族，学校など）との関係性の力学の不調和から生じたと理解する方法論です。こちらは，精神分析，精神分析的精神療法などの治療の基本になっています。以下，四つの概念を提示しておきます。

3. 対象喪失とモーニング

　私たちには，健康，家族，仕事，趣味，人間関係，将来，自尊心など大切な「対象」があります。人生ではこうした対象を喪失する体験に誰もが出会います。大切な対象が失われる体験を力動精神医学では「対象喪失」（object loss）と呼びます。

　失った，あるいは失われつつある対象の重みや価値は個々人で異なるため，対象喪

主な心理・社会的治療

　心理・社会的治療とは，薬や機械で脳内の神経伝達物質に働きかけて，幻聴，妄想，不安，恐怖，うつ気分など改善させる薬物療法以外の治療の総称と理解すればよいでしょう。

個人精神療法
　感情や苦悩を傾聴し「わかってあげる」ことを中心とした支持的精神療法と，直面化と明確化（問題を明確にして，それに直面させる）と解釈（幼児期体験が現在に与える影響を理解してもらう）を中心にした精神分析的精神療法（心理療法）に分類されます。

家族療法・家族支援
　家族システム（連合，境界，階層性など）を理解し，コミュニケーションを促進させ，家族役割を明確にして，家族機能を高める治療です。カップル・セラピー，メディカル・ファミリー・セラピー，ナラティブ・セラピー，家族心理教育などがあります。

認知行動療法
　現実の受け取り方やものの見方の自身のクセやパターン（自動思考）を理解して，それを適応的に修正させる方法で行動や生活の変化，そして感情の変化をもたらすことを目指します。

森田療法
　森田正馬により創始された（森田）神経質に対する精神療法で，強迫神経症やうつ病を対象にして行われます。「あるがまま」という考え方，態度を重要とする治療で，世界的に普及している日本が生んだ治療です。

遊戯療法
　遊びを通して心に働きかける治療です。多くは，主に3歳くらいから12歳くらいまでの言語化が十分に育っていない子どもを対象とします。しかし，大人でも箱庭などを活用して自分の知らない自己を発見するために活用することもあります。

精神科リハビリテーション
　患者やクライアントの生活面や就労面に焦点をあてて，その機能を高めるために用いる技法の総称です。また，再発防止や社会適応を上げるために働きかけます。精神科病院，精神科クリニック，デイケアなどで行われています。

SST（Social skills training：生活技能訓練）
　社会とかかわって生活していくためのソーシャルスキルを高めるためのトレーニングで，教示（なぜ，そのスキルが必要か），モデリング（お手本を見せる），リハーサル（参加者の前でやってみる），フィードバック，一般化という手順で行います。

デイケア
　精神科デイケアとは，精神障害者の社会参加，社会復帰，復学，就労などを目的にさまざまなグループ活動を施設で行う治療です。朝10時から午後4時くらいまでをスタッフや他の参加者と過ごします。スポーツ，創作活動，料理実習，パソコン学習，ミーティングなどを行います。

講義17　心理・社会的治療論

失でこころに生ずるダメージには，対象の特性や価値よりも，その人と対象との関係性に規定されます。大人にとってガラクタのような玩具も，子どもの世界で大切な対象なのです。

対象とは，身体，精神，社会的役割，家族，友人，恋人，ペット，大切な持ち物など，自分を支えてくれ，自分に役割を与えてくれるすべてを指します。定年退職，老化，死別など，対象は必ずいつかは失われていくため，誰もが必ず喪失を体験することになります。

事例1

その町工場の社長は，会社が倒産に追い込まれた後から，しだいに口数が減り元気がなくなってきました。娘も息子も自立して幸せな家庭をつくり，妻の愛情にも恵まれていました。会社の負債は少なく，経済的な面でもそれほど落ち込む理由は，客観的にはありませんでした。

しかし，彼は激しく落ち込み，自殺を考えるまでになります。彼の会社は，明治時代から続いている会社で，社長の喪失感には，先代の社長であった父親に対して会社を閉じてしまったことで生じた「罪悪感」が関係したのです。それと同時に，解雇した部下に対する「償い」の気持ちが強く影響していました。社長にしてみれば部下たちは家族同然の仲間だったのです。

対象喪失は，なんらかの理由によって，外的環境から「変化を強いられる体験」です。つまり，病気，死別，倒産，失恋……自分はそれを望んでいない状況で，喪失は外部から訪れます。体験そのものはこころの中（内部）の体験なので，失われた対象の社会的特性と，こころのなかの体験の重さや質は同じではありません。対象喪失に陥っている人に出会ったとき，私たちは，「何を失ったか」よりも「何を体験しているか」のほうに関心を向けるべきでしょう。

対象喪失に伴い，人は「怒り」「悲しみ」「さみしさ」「償い」などさまざまな情緒を体験しますが，こうした情緒を克服したり，対象喪失に伴って生ずる情緒を体験し，それを克服し，対象を断念し，喪失を受容していく過程が「モーニング」と呼ばれる過程です。精神疾患，とりわけ，うつ病や神経症性障害の場合には，背景に対象喪失を体験していることが多々あり，そこに焦点をあてるだけで心理・社会的治療となります。

モーニングはmourningという英語で，悲嘆，哀悼，喪といった意味ですが，精神医学や心理学では，喪失体験から回復して新しい環境に適応していく過程についてもモーニングといいます。グリーフワークという言葉も使われますが，これは死別に特化したいい方と考えてよいと思います。

モーニングワークは四段階からなるといわれています。こうした段階の期間や深度は人により異なります。

（1）ショックの段階

第一段階は「ショックの段階」です。

突然，友人や肉親の死に出会ったり，深刻な病気を宣告されたり，突然の事故に遭遇したりすると，私たちには強烈な情緒的反応が引き起こされます。それは一般に数時間から1週間持続し，頭が真っ白な状態を経て訪れます。

その直後に，落胆，悲しみ，怒り，強い不安，憤りなどの否定的感情が体験されます。この状態は，目の前に起きた外的状況，自分に降り注いだ不幸に対する危機への反応です。この状況では周囲からの強い心理的支持が必要になります。

（2）抗議の段階

第二段階は，失った対象を思慕し，探し求める段階で，別名「抗議の段階」と呼ばれます。この段階は数か月から，ときには数年続きます。本当に対象が失われたことを認めることができないで，「まだ失われた対象に愛着が向いている段階」です。

この段階では，否認が働きます。すでに対象は存在しないのに，それを否認し続けます。例えば，がんの宣告を受けた人や家族がそれを信じることができずに，いくつもの病院を受診したりするのは，この段階にいることを示します。

事例2

建設会社に勤めるNさん（59歳）が昇進したのが4月，多忙な日々を送っていましたが，高血圧性脳出血で倒れてしまいました。一命は取りとめましたが，小脳機能の障害と左上下肢に麻痺が残りました。Nさんはリハビリに対して，非常に熱心に取り組んでいます。最初のうちは改善がみられましたが，なかなか自力歩行することができません。彼はしだいに怒りっぽくなっていきました。

「訓練時間が足りないから回復が進まない」「訓練方法に問題がある」と不満をリハビリテーションスタッフに訴えます。家族も医療スタッフも，彼の職場復帰は無理だと考えていました。

ある日，妻に「自分はいつごろから会社に戻れるか，主治医に確認したい」と伝えました。彼は，会社に復帰し，仕事の前線に戻れることを確信していました。自立歩行さえできれば，会社に復帰できると信じていたのです。失った対象（上下肢の機能）を，こころのなかで探し求めていました。

抗議の段階では，愛する対象がもはや現実世界にいなくなっているのにもかかわらず，こころのなかでは対象への思いが続いています。このため，目の前の外的対象には気持ちが向きません。こころのなかには失われた対象がまだ存在しているのです。

そのため，周囲が新しい対象に無理やり目を向けようとしても無理があります。ゆっくりと，失った対象に向き合い，喪失への否認と喪失に伴う悲しみの間を揺れ動

きながら，次の段階への準備をする段階なのです。早期治療や早期退院が要求されるようになった今日，多くの患者は，対象喪失の途上で退院を強いられます。本当の悲しみや葛藤は，退院してから生じてくることが多くなりました。

(3) 絶望の段階

　第三段階では，失われた対象が永久に自分には戻ってこないという現実を認めるようになります。

　「それはもうないのだ」「その人はもういないのだ」「命は永遠ではないのだ」というように，現実を受け入れて対象を断念するようになります。通常，この状況では，激しい絶望と落胆が襲います。対象を取り戻そうとするすべての試みが無駄であり，対象が存在しないことを知り，絶望と落胆が生じます。この状態から，うつに移行する場合があります。この段階では，ただ情緒的，心理的レベルだけではなく，身体的変化も起こることが解明されてきています。免疫力が低下して病気になりやすくなります。

(4) 離脱の段階

　第四段階は「離脱の段階」です。この段階になると，やっと，失われた対象からこころが離れることができるようになります。

　周囲に関心が向くようになり，新しい対象に気持ちを向けることができるようになり，傷ついたこころは癒され，立ち直り，新しい対象，新しい自分を発見していくための努力と行動が開始されます。病気や障害をもったときに，離脱の段階までたどりつくには時間がかかります。しかし，この段階まで到達した人は，「それがない，新たな自分」を受け入れ，新しい生活，新しい自分を探し出すように努力をしています。

4. 退行

　誰もがショックな出来事があったり，とても疲労したり，ある特殊な環境に置かれたりすると，知覚，思考，感情，行動を司る「こころの機能」が低下し，認知（物事の見方）が歪んだり，ふだんは考えないようなことを空想したり，特殊な感情がわき上がったりします。

　医療現場や介護の現場では，子どもじみた言動や態度に対して「退行」という言葉を使うことが多いのですが，力動精神医学では，退行とは「こころの機能が子ども返りする」ことを意味しています。退行は日常生活の至るところで生じます。

　フロイトは精神分析のなかで退行を明らかにしました。フロイトは，誰のこころにも幼児期の過去が残っていて，それが，ある状況に置かれると出現してくることを発見しました。

退行は，病的な退行と健康な退行（自我のための一時的・部分的退行）に分けて考えるのが一般的です。ストレスが加わり，神経症や精神病が発病するのは病的な退行です。健康な退行は，私たちの日常生活に組み入れられています。遊び，ゲーム，性生活，睡眠，それに芸術や文学などの創作活動などです。これらの退行は，むしろ疲れた心と体にエネルギーを供給し，意識的な回復が可能です。

私たちは日常生活の中で退行を無意識的に活用しています。仕事で緊張を強いられている一家の主は，家に帰ると「ゴロゴロして何もしない」，これも緊張感を緩和して，退行しているのです。健康な退行はエネルギーを補給し，活力を取り戻してくれます。誰もが退行する対象（場所，人，時間）を活用して緊張から解かれてリラックスしています。その対象は，妻であったり，夫であったり，友人であったり，です。精神分析では，治療のなかで退行させることによって，幼児期の葛藤が再現されてくるのを待ち，それを解釈したりして，自分のなかにある幼児的葛藤を明確にしていきます。

A. 感情の変化

退行すると，さまざまな感情が生じます。退行によって生ずる否定的感情には「誰かに責められている」「きっと，自分のことを悪く思っているに違いない」「何か裏があるのではないか」といった被害感，「自分が悪かった」「自分に問題があった」「申し訳ない」といった自責感があります。被害感と自責感は誰にでも出現します。

B. 認知の変化

強い不安を体験しているとき，人は誰かにすがりたくなります。このとき退行が生じ，すがる相手は，たくましくて立派な人にみえてきます。退行は認知にも影響します。自分の置かれた心理的状況と補完し合うのです。被害感に支配されているときには，周囲の人たちは自分にいじわるで，不親切で，敵対的と認知されます。自責感や劣等感に支配されているときには，周囲の人たちは自分より優れていて，立派な存在にみえてきます。

C. 思考の短絡化

退行は思考能力も変化させます。激しい不安は，思考能力を低下させます。思考を短絡的にさせるのです。

パニック発作という，突然，不安と動悸が襲ってきてパニックのようになる不安障害があります。この瞬間は，患者さんの多くは「心臓が止まって死んでしまう」という観念に支配されます。医師から「心臓が止まることは絶対にない」と何度もいわれていても，〈不安⇒死〉というように思考が短絡します。

被害的感情も思考を短絡させます。仕事で注意された部下は上司に対して被害的感情をすぐにもってしまいます。上司は部下を育てようと思っていっているのに，部下

は「あの上司は自分を嫌っている」と思い込んでしまうのです。

　自責的感情も同様です。常に「自分が悪い」「自分が迷惑をかけている」と思い込んでいる人は，自分にひきつけて自分の責任と感じやすくなっています。「仕事のプロジェクトがうまく回らないのは自分のせいである」というように考えてしまいます。つまり，自責的な人は〈うまくいかないことがある⇒自分のせいである〉というふうに短絡化しやすいのです。

D. 態度，行動の変化

　患者が，とても「わがまま」になったり依存的になったりして，それを態度や行動に示すことがあります。例えば，社会的地位のある人が，病気になり，家族や看護師のケアを受け始めると，子どものように甘えたり，高齢になった親が子どもたちに対して，「あれをしてほしい」「これをしてほしい」と，自分ができることでも依頼してくることがあります。こころだけでなくて，態度や行動にまで退行が現れてきます。子どもの場合には，退行は明らかな態度や行動に現れます。入院した子どもは，母親が帰る時間になるとぐずったり，「あれを買ってほしい」とねだったり，「あれが食べたい」と無理な要求をしたりと，実年齢よりも態度と行動が幼稚になります。

E. 退行と回復

　「頼る」という行為は私たちにさまざまな感情を引き起こします。病気や障害をもった人は，一時的にしろ，誰かに頼らなければなりません。それは身体的ケアでも精神的ケアでも同様です。世の中には，素直に頼る人と素直に頼らない人がいます。頼る対象がそばにいる人もいれば，いない人もいます。医療スタッフしか頼る相手がいない人は，退行から回復しないかもしれません。自立して仕事に戻りたくないために，退行から回復しない人もいます。

　私たちのなかでは「頼りたい」という依存的な自己イメージと，「一人で何とか頑張ってみたい」という自立的な自己イメージが葛藤します。つまり「世話を受ける私」には，「世話をする他者」の存在があります。ここにケアを介した新しい人間関係が生まれます。親子関係や夫婦関係が，ケアする人とケアを受ける人との関係に変化するときに新しい葛藤に出会います。その葛藤は，それまでの親子関係や夫婦関係の影響を受けます。

　私たちは自立して生活することが重要と教えられてきました。しかし，そうした自立した生活を営むためには，健康に退行することも必要です。つまり，自分のなかにある退行的な側面（子どもの心の部分）を受け入れることが大切です。

　退行した状況における情緒交流のなかで，人は不安や傷ついた心を癒し，ときには家族にも言えない悩みを語り，心を支えるためのエネルギーを獲得していきます。医療スタッフや介護者がケアを受ける人の退行に上手に応答すれば，そこには円滑な人

間関係が生まれ，傷は癒され，退行から回復していくでしょう。

5. 転移

　　転移とは，患者やクライアントが幼児期に自分とかかわりの深かった他者，つまり父母，兄弟姉妹，ときに祖父母や叔父叔母，保育士等との間で形成された情緒的体験の交流パターンを新しく出会った対象に向けることです。患者は自分の感情，幼児的願望，態度，空想などがつくり出したイメージを医師，看護師，心理職などのスタッフに重ね合わせ，そしてコミュニケーションを始めます。

　　転移に伴う感情は，肯定的感情の場合と否定的感情の場合があります。愛着，敬愛，過大評価，理想化，好意，期待，愛情，依存など，相手に陽性の感情やイメージを向けるのが陽性転移で，不信，疑惑，過小評価，敵意，競争心，恨み，反抗，恐れなど，相手に陰性の感情やイメージを向けるのが陰性転移です。この陽性・陰性転移は，どちらか一方だけが強く現れることもありますし，陽性，陰性それぞれの感情やイメージが交錯して出現することもあります。

　　転移は心理・社会的治療に促進的にも抑制的にも働きます。例えば，思春期の患者が，兄のような心理職に同一化して，自分の将来を決めていく場合もあるでしょう。精神科医に死別した父親像を重ね，外来での相互交流を通して身体的にも精神的にも自立していく場合もあるでしょう。ソーシャルワーカーが，精神疾患で入院している母親代わりになっていた患者の息子が，ソーシャルワーカーになった事例もあります。

　　よい関係が形成されていれば，相手は説得に応じたり，元気づけられたり，一緒にいるだけで支持されたり，保証されたりして，障害に対する不快や不安に耐えて，過酷な現実を受け入れるようになっていけます。

　　心理・社会的治療では，それを提供する側が，患者・クライアントからの陽性転移に巧みにのっていくことで順調に進められている場合が多くあります。その一方で，陰性転移が心理・社会的治療の抵抗となる場合もあります。スタッフに対する敵意，不信感，被害感，憎しみ，羨望，怒りが強くなる陰性転移が存在する場合には，治療経過に支障をきたす原因になります。

　　すべての人間関係は転移によって潤っています。転移が生じなければ，役割関係しかない殺伐とした関係になってしまいます。転移は先に述べた退行と密接に関係しています。ストレス状況では，患者は退行を起こし，認知や感情が変化し，転移が生じやすくなります。

　　転移を理解するためには，まず，「どのような転移が生じているか」「転移がなぜ，どのようにして起こっているのか」について，患者と医師，看護師，心理職，ソーシャルワーカーとの現実的な関係に，「特徴的な転移を起こすのは無理もないような状況があるかどうか」を検討しておくことが大切です。次に，転移が，患者のどのような

講義17　心理・社会的治療論

発達歴や生活歴と結びついていて，幼いころの誰のイメージが，医療スタッフ，医療スタッフ以外のスタッフに重ね合わさっているかを理解することが大切でしょう。

6. 逆転移

　逆転移は患者に向けられた治療者側の転移と限定されており，これは患者の転移に対する反応であり，それは治療の抵抗や妨げになるものと認識されていました。しかし現在では，逆転移は「患者に対する治療者の情動的反応」というように理解され，その治療的意義も見出されています。

　逆転移の影響因子は三つです。一つ目は患者の転移に対する反応，二つ目は医療スタッフ側の現実的状況（治療外の生活，毎日の出来事など），三つ目は医療スタッフ側の過去体験（患者に過去にであった人物，つまり父，母，兄弟，友人，先生，別患者などを重ねる）です。

　心理・社会的治療をやっていると，知らずに患者やクライアントに「入れ込んでいる」体験をしたり，「かかわりがうまくいかない」という体験をしたりすることがあります。そのときには，治療を立ち止まり，心理・社会的治療を提供する自らを振り返る必要があるでしょう。そして逆転移について内省するのです。この態度はすべての心理・社会的治療において最も重要なスタンスです。

【文　献】
1）渡辺俊之『新版 ケアを受ける人の心を理解するために』中央法規出版，2013.

> **さらに学習したい方への読書ガイド**
> ❶渡辺俊之『新版 ケアを受ける人の心を理解するために』中央法規出版，2013.
> ❷日本家族研究・家族療法学会編『家族療法テキストブック』金剛出版，2013.
> ❸ギャバード，G. O.『精神力動的精神医学 —— その臨床実践［DSM-IV版］』（全3巻【理論編】権成鉉訳，【臨床編：I軸障害】大野裕監訳，【臨床編：II軸障害】舘哲朗監訳）岩崎学術出版社，1997～98.（Gabbard G. O., *Psychodynamic Psychiatry in Clinical Practice : The DSM-IV Edition*, Jason Aronson, 1994.）
> ❹大野裕『はじめての認知療法』講談社，2011.

講義 18 　地域精神医療の現状と課題

阿瀬川孝治 ●汐入メンタルクリニック

1. はじめに

　本講で述べる「地域」とは，個人レベルと国レベルの間にあって，人が暮らし，移動している生活圏をイメージしてくれればよいです。

　国レベル，医療全体で俯瞰してみますと，超高齢化社会ならびに人口減少社会を迎えるため，ずいぶん前から，準備をしてきています。住み慣れた地域で最期まで過ごすべく在宅医療の推進，医療・保健・介護・福祉のサービスを切れ目なく受けられるような地域包括ケアシステムの構築，多職種が連携・協働するチームケアと当事者のニーズに応じた個別ケア（パーソン・センタード・ケア）などの実践を目指しています。地域特性に合わせ，特長ある取組みが始まっています。

　この流れは，地域精神医療の変化と軌を一にしています。精神科の場合，長く収容型モデルの治療が中心で，海外と比較してとても長い在院日数や病床数の多さは，古くから問題視されてきました。入院治療の脱却（脱施設化）に向けて努力してきたものの遅々として進みませんでした。最近になって，上述した地域包括ケアの構築，在宅医療の推進の流れが強くなっていることもあいまって，精神医療においてもようやく動き始めたようです。財源，人材，技術などの医療資源を病棟から地域に移行すること，具体的には診療報酬の枠組みを効率よく活用し，科学的根拠のある治療・ケアを確実に実施することが重要なのです[1]。

　もう一つ重要な変化として，当事者や支援者を中心に始まった「リカバリー」の考え方が，少しずつ精神医療の現場にも広まってきたことです。リカバリーとは，精神疾患をもつ人それぞれが夢や希望，自分が求める生き方を主体的に追及するプロセスとされています。リカバリー志向の治療プログラムは，外来診療や精神科リハビリテーションの場面において，少しずつ広がり，実践されています。

　病棟から地域へ，および，リカバリーの考え方を通奏低音として，外来機能，精神科救急，精神科リハビリテーション，訪問看護といった診療の流れに沿い，加えて自殺対策，高齢者対策に触れながら，地域精神医療の現状とその課題について述べてみます。

2. 地域における精神科診療の実際

（1）外来〜通院治療

　病棟から地域生活へ移行する流れの中で，外来，通院治療の重要性はいっそう増え

ています。医療機関の大小を問わず，外来には，診断，急性期治療（柔らかな救急も含む），維持治療（再発予防），地域連携などの機能があります。アクセスのしやすさ（accessibility）という観点からは，昨今の精神科診療所の増加，インターネットの普及等はよいことです。軽症状態や発症まもない早期に受診，治療開始でき，重症化を防ぎ，入院を回避できる可能性があります。統合失調症の予後と関係する未治療期間を短縮できるかもしれません。

　その一方で，外来対応機関が増えたけれど，予約制をとっていることも多いため，待機期間が長いことは課題の一つです。アクセス性を高めるための医療機関のさらなる努力，保健所，精神保健福祉センター等による市民への疾患啓発，スティグマ対策も大切です。

　治療の専門性も重要なポイントです。精神科外来の主たる疾患は，気分障害（うつ病性障害，双極性障害），不安症，統合失調症です。common mental disorder（一般的な精神疾患）と呼ばれ，地域精神医療保健の支援対象者でしたし，今後もその方向は変わりません。

　しかし，精神障害は時代とともに全体に軽症化，また広範になってきています。米国精神医学学会がつくる診断基準DSM-5などをみればよくわかります。パーソナリティ障害，アルコール・薬物依存，摂食障害，児童期思春期の精神疾患，発達障害，高次脳機能障害など，これらの疾患を積極的に診る専門医療機関や専門医はまだ少なく，治療の必要性があるにもかかわらず，暮らす地域では受診できないこともあります。現状は遠方でも適切な医療機関や支援機関につなぐことでとりあえず対応しています。この場合，自分のところに欠けている診療機能を補える機関の情報収集と地域連携が大切です。

　治療について，少し触れておきます。薬物療法についてはガイドライン，アルゴリズムも出ており，科学的根拠に基づいた治療（evidence-based practice）は広がりつつあります。しかし，まだ医師の経験や裁量に任されていることが多いです。抗精神病薬，抗うつ薬，抗不安薬等の多剤大量療法と，ベンゾジアゼピン系薬剤の頻用と課題も多く，政策的には診療報酬により健全化する方向で進めています。

　外来治療の両輪のもう一つは，個人精神療法，集団精神療法，心身医学療法，認知行動療法，SST（Social Skills Training：社会生活技能訓練）など心理社会療法です。医療機関の特性に合わせ，心理社会療法を組み合わせ，精神科リハビリテーション（後述）として実践されています。

（2）精神科救急〜急性期治療

　病棟から地域へ，リカバリー志向という医療の流れにおいても，急性期治療を担う精神科救急は重要な構成要素です。統合失調症，双極性障害など主たる精神疾患は，寛解と再発を繰り返す特性をもち，どのケースにおいても救急事例になる可能性があ

るからです．再発，再入院は地域で暮らし，就労を続けるためにはマイナス要因になります．長期予後の観点からも，より早く，より軽い状態で受療し，病状を安定化することが大切です．

精神科救急の事例とは「精神疾患によって自他への不利益が差し迫っている状況」[2]にあり，その緊急度は，①症状の重症度（病勢），②衝動性（自傷他害，行動の逸脱度），③サポート因子（家族，支援者要因），④時間帯因子（救急要請の時刻），⑤患者・家族の受療意志，⑥診療情報（過去・現在の治療歴），などで評価されます．また，特に受療意志が明確な場合を柔らかい（ソフト）救急，受療意志が不明確もしくは拒否している場合を硬い（ハード）救急と分類しています[2]．

精神科救急医療体制（マクロ救急）は，精神科救急情報センターと精神科救急医療施設が中心になって運営されています．前者は都道府県，政令指定都市などで公的に運営され，後者は公立・民間のいずれでも，精神科救急入院料を算定される病棟（「スーパー救急病棟」と呼ばれています）で運用されています．マクロ救急は主に夜間休日の医療体制で，平日日中発生する急性発症・再発事例の多くは，この救急医療体制を通さず，通常の急性期治療病棟で治療開始されています．

例えば，精神科診療所に通院中の患者が急性精神病状態になり，入院加療を要するとき，地域連携している精神科病院につなぎ，入院治療が開始となります．急性期から脱し，回復した時点でかかりつけの診療所で通院治療を続けられます．リカバリーと地域移行の観点からみても，地域連携と治療の継続性がとても重要で，自院加療中の患者を責任もって救急対応するミクロ救急の整備が求められています．

ミクロ救急の観点から，わが国では比較的新しいサービスであるACT（Assertive Community Treatment：包括的地域生活支援）を紹介しておきます．これは重い精神疾患をもつ人たちが住み慣れた地域で暮らし続けるための訪問型（アウトリーチ）支援・治療プログラムです．欧米では1970年代に開発され，再発予防，QOL（Quality Of Life：生活の質）など多くの実証研究により有用性が証明されています．ACTは精神科リハビリテーションの一つであると同時に，機動性の高い精神科救急医療サービスともいえます．設置地域はまだ少ないですが，少しずつ増えてきていますので，今後の広がりが期待されます．

(3) 精神科リハビリテーション

精神科リハビリテーション（以下，リハビリテーション）は，重い精神疾患を抱える患者が住み慣れた街で，また働いている地域で，長く生活し続けるために不可欠な支援です．そのためリハビリテーション＝リカバリーへの道と呼ばれたりします．

A. 対象者はだれか？

精神疾患のため陽性症状，陰性症状，不安・うつ，認知機能障害などの慢性化した

精神症状（残遺症状）などにより，日常生活に障害をきたしている人すべてです。

日常生活の障害とは，仮に一人暮らしすると考えたときに想定されるような支障です。一人暮らしするためには，食事の用意・片づけ，住まいの管理，金銭管理，移動，疾病管理（通院，服薬，栄養，睡眠など），コミュニケーション，危険回避，社会参加など多方面での能力が必要となります。できること（強み；ストレングス）／支援を要することを見極めるアセスメントにより，その人の日常生活の障害がみえてきます。

B. いつ始めるのか？

リハビリテーションは，急性期治療を終えて一段落してから始めるものと誤解されることがあります。実は急性期治療病棟では適切な薬理学的介入とともに，自分の疾病の振り返りや特性の理解，治療（服薬）の継続・アドヒアランスの意義，ストレス対処技能の確認，家族（ケアラー）への支援など心理教育的な介入が行われます。

C. どこで実施するのか？

急性期病棟では上述のとおりです。回復期病棟では退院後の生活を見据えたプログラムがあります。院内作業療法，再発予防のためのIMR（Illness Management and Recovery：疾患管理教育），認知行動療法，SST，家族心理教育など，医療機関や患者の特性に合わせ，選択して実施されています。外来では医師中心に個別の精神療法に盛り込む形で心理教育を行っている医療機関もあります。

リハビリテーションの多くは，わが国の場合，デイケア，ナイトケア，デイナイトケア，訪問看護の診療報酬の枠組みを弾力的に活用して，実践されています。提供されるプログラムの内容は，医療機関ごとにかなり差があり，課題の一つになっています。さらにデイケア治療の効果（アウトカム）の検証の乏しさ，利用者の長期化も課題です。

リハビリテーションの特徴として，医療機関から外に広がり，地域の支援機関や自宅でも行うことが可能です。上述したACTや精神科訪問看護では，患者宅に赴いて疾患管理，服薬管理，生活支援とともに，認知行動療法，SST，心理教育など実施しています。

地域で問題が生じたとき，本人宅に相談事業所，民生委員，保健所，児童相談所などの多職種が集まりケア会議を開催することもあります。大事なのは当事者にチームの一員として治療・ケアに参加してもらうことです。就労支援においては，担当者が患者の勤務先企業に同行することもあります。リハビリテーションにおいては医療機関にとどまらず，積極的に外に出ることがリカバリーへの近道です。

D. 何をどのように行うのか？

いま，患者は何を希望し，必要としているのか？　それを達成するために，いま，どの病期にいて，何が課題になっているのか，どんな治療やサービスが必要か，などを以下のようなポイントでアセスメントしていきます。これらをワークブックなどを活用しながら，患者本人と共有しながら行うことがキーとなります。

①希望・ニード
②精神疾患の病期（前駆期，急性期，回復期など）
③提供可能な治療・介入技法（SST，認知行動療法，家族心理教育，IMRなど）
④必要なサービス内容（デイケア・デイナイトケア，訪問看護，訪問診療，ACT，援助付雇用，住居サービスなど）

仮想例で考えてみましょう。治療を自己中断したのち2回目の再発をし，急性期治療中のケースです。

このようなケースでは，まず疾患管理についてのプログラムを導入するでしょう。リカバリーの下地となる再発予防が中心となります。病棟もしくはデイケアを利用してもらい，疾患特性の理解，服薬継続の重要性，ストレス時の対処方法に対し，自分にあったプログラムを選択してもらいます。

服薬継続については，SSTの服薬自己管理モジュール，ストレス対処技能については，WRAP（Wellness Recovery Action Plan：元気回復行動プラン）がよく用いられています。これらを活用し，ストレス耐性の低さ，コミュニケーションの苦手さ，状態悪化時の対処方法，疾患や服薬を自己管理するスキルを獲得することが目標になります。薬物療法について，適切な薬剤選択（例：単純化，持続性注射剤）も検討されます。この介入のアウトカムは，再発・再入院しないこと（もしくは再発再入院までの期間）および患者と家族の治療満足度が重要な指標になります。

E. デイケアのこれから

最近デイケアの長期利用，メンバーの固定化，デイケアの居場所化に対して，批判が高まっています。1974（昭和49）年診療報酬に組み込まれた当時は退院した患者が昼間過ごす，文字どおりデイホスピタルとしての役割がありました。

しかし，有効性の高い急性期治療とリハビリテーションの開発・実践により，当初の役割は果たせたと考えられます。現在，限られた医療財源を有効活用する点，リカバリー志向の考え方，などから見直しされてよい時期にきていると思います。従来からあるデイケア――急性期後の回復期での再発予防のための心理教育，服薬自己管理，疾患管理などの場として――は継続しつつ，出口を見据えたリカバリー志向のデイケアを運営し，科学的根拠のある有効なプログラムを実践することが必要だと考えます。

本人の希望や多様なニーズに合わせ，選択できるメニュー（プログラム）を準備し，

デイケア参加の目的を就労にし，個別ケアを重視したIPS（Individual Placement and Support：就労支援プログラム）を実施，従来型からリカバリー志向のデイケアへのリフォームに成功した例も報告されています[2]。デイケアの変革はわが国の地域精神医療のあり方に大きなインパクトを与えることになるでしょう。

（4）精神科訪問看護

精神科救急医療の整備により急性期を抜けたら早期退院し，また長期入院患者の地域移行がいっそう推進されることから，患者が暮らしている場に出向き，支援する精神科訪問看護がさらに活用されることが期待されています。

具体的な支援内容を整理すると，①退院後を支える：再発予防，服薬管理，心理教育，身体管理など，②暮らしを支える：本人や家族の生活上の困り感への支援，「暮らしの相談・解決」を通じて心理療法的・家族療法的かかわり，現場SSTの実践など，③社会資源につなぐ：地域の関連機関（保健所，児童相談所，福祉事務所，NPO法人（Non-Profit Organization：特定非営利活動法人），支援事業所，ハローワーク，就労援助センターなど）への連携（本人と同行する）など，となります。

精神科医療機関から直接訪問する場合（医療機関型）と訪問看護ステーションから精神科訪問看護する場合（ステーション型）があります。現在診療報酬上，いずれも看護師のほか精神保健福祉士の配置，訪問が可能となっています。徐々にですが，多職種でのチームケアが実践されているようです。

（5）多機能型精神科診療所

医師1人，事務スタッフ数名で構成され，うつ病，不安障害などのcommon mental disorderを主に診療している単機能型精神科診療所に対して，外来とともにデイケア，デイナイトケア，就労支援，訪問看護，訪問診療など，いくつもメニューを用意している診療所を多機能型診療所と呼んでいます。病棟から地域へ，リカバリー志向の流れを持続し，さらに地域移行を進めるために，限られた人材や財源をうまく活用することが肝要です。診療報酬を弾力的に活用し，多彩なサービスを装備してきた多機能型精神科診療所が地域精神医療に果たす意義は大きいと考えます。

3. 地域精神医療の個別課題への取組み

（1）自殺対策

1998（平成10）年に自殺者が急増，年間3万人を超えたため，2000（平成12）年以降，自殺者数の減少の数値目標を掲げ，国家プロジェクトとして取り組んできました。2006（平成18）年に自殺対策基本法施行，2007（平成19）年に自殺総合対策大

綱を定め，内閣府主導で多部門がかかわる包括的な自殺予防の事業を行ってきました。その後，自殺総合対策大綱は見直され（2012（平成24）年8月28日付閣議決定），自殺対策基本法も一部改正されました（2016（平成28）年4月1日施行）。見直しされた大綱では「誰も自殺に追い込まれることのない社会の実現を目指すこと」が明示され，一部改正された自殺対策基本法においては，市区町村により実践的な自殺対策の策定を義務付け，地域自殺対策の予算が恒久財源化されました。自殺者数は2012（平成24）年以降3万人を割り，2016（平成28）年は2万1764人と減少傾向にあります。2017（平成29）年7月には，新たな自殺総合対策大綱も出されました。

　ハイリスクである自殺未遂者に対して，自殺企図再発防止のためのケースマネージメント介入の効果が多施設無作為化比較研究（ACTION-J）で，有効性が確かめられたことは大きな成果です。この成果が多くの地域，医療機関に普及することが期待されます。

　ふだんは別の目的で運用していますが，実は自殺予防に有効な取り組みがあります。①24時間体制の一般救急もしくは精神科救急，②訪問看護や訪問診療などのアウトリーチ（悪化徴候の気づき），③精神科医療機関とふだんからゲートキーパー機能をもつ関係機関との連携（自殺対策連絡協議会などで顔が見える関係），などです。

　医療界全体での取組みとして，自治体と地域医師会と協働し，非専門のプライマリケア医に対するうつ病対応力向上研修も定期的に開催されてきました。その効果について十分検証されていないのが課題ですが，自殺企図の原因のトップがいまも変わらず「健康問題」で，プライマリケア医に受診する割合が高いことからも，引き続き実施する意義はあると思います。

　近年中高年の自殺者数は減少傾向にある反面，若年者の自殺は減っていません。自殺は15〜39歳の死因の第1位，10〜14歳では第2位になっています。若年者の自殺対策においても，地域，教育，医療，保健などが連携した包括的なかかわりが不可欠です。ふだんからハイリスクの若年者，具体的には自傷，薬物使用，摂食障害などで相談してくれた若年者を，生きづらさを抱える人として受け止め，支援していくことが第一歩だと考えます。

（2）高齢者対策

　超高齢化社会において地域精神医療の関与は不可欠で，いくつも課題があります。認知症対策，精神障害者の高齢化，見逃される高齢者のうつ病・ひきこもり，などが代表的なものです。ここでは増加の一途をたどる認知症高齢者対策において，精神医療の果たす役割について述べてみます。

　65歳以上の高齢者における認知症有病者数は2012（平成24）年調査で462万人と推計され，今後も増加は必至と予測されています。認知症対策は国家プロジェクトであり，次々と施策が打ち出されています。

2015(平成27)年1月「認知症施策推進総合戦略」(新オレンジプラン)が発表され，7つの柱として，①認知症への理解を深めるための普及・啓発の推進，②認知症の容態に応じた適時・適切な医療・介護等の提供，③若年性認知症施策の強化，④認知症の人の介護者への支援，⑤認知症の人を含む高齢者にやさしい地域づくりの推進，⑥認知症の予防法，診断法，治療法，リハビリテーションモデル，介護モデル等の研究開発およびその成果の普及の推進，⑦認知症の人やその家族の視点の重視，が示されています。

この柱にそって地域ごとに，さまざまな取組みが行われ始めています(注：これまでにも地域ごとに，ユニークで有効な取組みは実践されています)。今回の新オレンジプランにおいて注目されるのは当事者の声に耳を傾けるよう明記されたことです。認知症の本人，その家族の希望やニーズを認知症施策の企画・立案に反映させることになりました。今後は，実施された事業のアウトカム評価にも参画してもらうことも大切だと考えられます。

現在進行中の認知症施策において，精神医療の果たす役割として，①専門医としてより正確な診断と治療(認知症疾患医療センター，認知症初期集中支援チーム)，②本人および家族の認知症の心理的受容プロセスの支援，③BPSD (Behavioral and Psychological Symptoms of Dementia：行動・心理的症状)の発生予防と適切な治療，介護者・スタッフへの助言，④地域連携：身体合併症の治療医との連携，⑤不適切な向精神薬使用の是正，などが求められています。

(3) 災害時の地域精神医療(こころのケア活動)

地域精神医療の現状を述べるにあたって，災害時の精神保健医療のあり方は避けて通れません。阪神淡路大震災，中越地震，中越沖地震，東日本大震災後の津波・福島第一原発事故，2016(平成28)年の熊本地震の後展開された精神保健医療(こころのケア)の活動報告から，私たちはどのような準備をすればよいのか，学ぶ必要があります。

被災から数か月以内の急性期において，こころのケアの支援対象になるのは，①精神疾患をすでにもっていた方，②新たに精神的問題が出た方，③支援者／職員(一次被害，二次被害へのストレスケア)です。また，子ども，高齢者，障害者は災害への対応能力が低いことが多い(災害弱者)こと，被災前に潜在していた問題が災害後に表面化したと考えられるケースが少なくないともいわれています。

災害時の精神保健医療の展開において，情報センターであり，マネジメント機能をもつ活動拠点(よく「こころのケアセンター」と呼ばれています)をどこに置き，どのように運営するかということを，しっかり準備，検討しておくことが重要といわれています。ふだんやっていないことは非常時にはできないのです。

表18-1　精神保健サービスの実践に携わるすべての人に求められる10の基本

1. 関係を築き協働できる
2. 多様性を尊重できる
3. 倫理を尊重した実践ができる
4. 不平等に挑んでゆける
5. リカバリーを促進できる
6. 利用者のニーズを明らかにし，ストレングス（持っている力）を見出すことができる
7. 利用者中心のケアを提供できる
8. 本当に役立つサービスを提供できる
9. 安全の確保とリスクへのチャレンジを両立して促進できる
10. 自己啓発と学習を進める

出典：Thornicroft, G., Tansella, M., *Better Mental Health Care*, Cambridge University Press, 2009.（ソーニクラフト，G.・タンセラ，M.，岡崎祐士ほか監訳『精神保健サービス実践ガイド』日本評論社，p.210, 2012.）より抜粋

4. 終わりに～さらなる「学び」と人財について

　ここまで病棟から地域へ，リカバリーの考え方をベースにして，地域精神医療の現状について述べてきました。今回，筆者の臨床経験の乏しさと，能力を超えているために取り上げられなかったテーマがいくつもあります。精神疾患の予防ならびに早期介入，児童期・思春期の精神疾患，発達障害について，薬物・アルコールなど依存症治療，妊娠・出産・授乳・育児の精神医学的問題，医療観察法の現状ならびに触法精神障害者への対応，等々。いずれも地域精神医療の観点から重要なことばかりです。みなさんなりに課題を見つけて勉強なさってください。

　最後に，よりよい地域精神医療の担い手としての人材（人財）の意義について述べ，終わりにします。精神医療が他の医療と最も異なる点は，投資されるのが高度医療機器ではなく人的資源（スタッフ）だということです。スタッフには，医師，看護師，薬剤師，心理職，精神保健福祉士，作業療法士などが含まれます。それぞれの専門領域について，知識，スキルとともに，士気，治療・ケアの姿勢，心身の健康，他職種との協働する能力などが求められます。

　英国で用いられている「精神保健サービスの実践に携わるすべての人に求められる10の基本」[3]から**表18-1**に抜粋しておきました。

【文　献】
1）伊藤順一郎・坂田増弘・佐藤さやか「地域における統合失調症治療に必要な構造とスタッフ技術――国立精神・神経医療研究センター病院地域精神科モデル医療センターのリフォームの過程から」『精神神経学雑誌』第116巻第6号，pp.506-512, 2014.
2）平田豊明「『精神科救急』の定義についての提案」日本精神科救急学会ホームページ（2015年4月3日），

http://www.jaep.jp/psy99.html（最終アクセス2017年8月1日）．
3) Thornicroft, G., Tansella, M., *Better Mental Health Care*, Cambridge University Press, 2009.（ソーニクロフト，G.・タンセラ，M.，岡崎祐士・笠井清登・福田正人・近藤伸介監訳『精神保健サービス実践ガイド』日本評論社，p.210, 2012.）

さらに学習したい方への読書ガイド

❶ソーニクロフト，G., タンセラ，M., 岡崎祐士・笠井清登・福田正人・近藤伸介監訳『精神保健サービス実践ガイド』日本評論社，2012.（Thornicroft, G., Tansella, M., *Better Mental Health Care*, Cambridge University Press, 2009.）
❷筒井孝子『地域包括ケアシステムのサイエンス――integrated care理論と実証』社会保険研究所，2014.
❸セイックラ，J., アーンキル，T.E., 高木俊介・岡田愛訳『オープンダイアローグ』日本評論社，2016.（Seikkula, J., Arnkil,T.E., *Dialogical Meetings in Social Networks*（*Systemic Thinking and Practice Series*），Karnac Books, 2006.）

講義 19　精神障害のある人の地域生活支援

坂本智代枝 ● 大正大学

1. はじめに

　精神障害のある人の地域生活支援において，権利としての「当たり前の生活」を保障するという理念が基盤になければなりません。ここでは精神障害のある人の「生活のしづらさ」を理解し，精神障害のある人の「生活支援」の理念と当事者主導の「地域生活支援システム」の考え方を理解することをねらいとします。

2. 精神障害のある人の地域生活支援の歴史

（1）隔離収容時代から医療の対象へ

　わが国では精神障害のある人への処遇は，1900（明治33）年の精神病者監護法から隔離収容の時代が長く，私宅監置を禁止して医療を受ける対象となったのも，1919（大正8）年の精神病院法を経て1950（昭和25）年の精神衛生法からです。

　私宅監置とは，精神障害のある人びとを警察署長の許可を受け，親族の責任において精神科病院ないし私宅に設けられた監置室にて監護することを義務づけるというものでした。その私宅監置の実態を調査した呉秀三は，『精神病者私宅監置ノ実況及ビ其統計的観察』において「我邦十何万ノ精神病者ハ実ニ此病ヲ受ケタルノ不幸ノ外ニ，此邦ニ生マレタルノ不幸ヲ重ヌルモノト云フベシ」と述べ，精神病者に対する劣悪な処遇の実態を明らかにして，治安の対象ではなく医療の対象として治療を受けることができるように提言しました。

（2）地域生活支援の実践活動の萌芽から社会福祉の対象へ

　精神衛生法までは，医療対策中心の施策であったものの，1970年代から始まった公設リハビリテーション施設や「やどかりの里」等の民間の法定外の先駆的な地域生活支援の実践活動は，その後の精神障害のある人への地域生活支援の理念および施策に大きく影響を与えました。そして，精神衛生法から精神保健法になり，社会復帰施設の設置，その後法改正を経て地域生活支援事業が法制度として位置づけられました。

　1993（平成5）年の障害者基本法の制定により，精神障害のある人が法的に社会福祉の対象となり，1995（平成7）年の精神保健法から精神障害のある人の「自立と社会参加促進のための援助」が目的に加えられ，「精神保健及び精神障害者福祉に関する法律（精神保健福祉法）」へと改正されました。そこで，初めて精神障害のある人の福祉施策が法的に位置づけられました。さらに1999（平成11）年には，「精神保健

福祉法」が改正され,「精神障害者の人権に配慮した医療の確保」および「保健福祉の充実」等を目指す内容が盛り込まれました。

(3) 地域移行から地域生活支援への展開

　精神障害のある人の生活を「入院中心から地域生活中心へ」と精神保健福祉施策の改革がなされたのは,2002(平成14)年社会保障審議会の「今後の精神保健医療福祉施策について」の報告において,「入院医療主体から,地域における保健・医療・福祉を中心としたあり方へ転換する」と宣言したことから始まります。

　その後,国は2004(平成16)年に「精神保健医療福祉の改革ビジョン」を発表し,10年間に約7万人の「社会的入院者(受け入れ条件が整えば退院可能な者)」の解消を数値目標として掲げました。2005(平成17)年の精神保健福祉法改正では,障害者福祉サービスに関する事項や精神通院医療に関する事項は削除され,「障害者自立支援法」その後「障害者総合支援法」にて身体障害,知的障害,精神障害の3障害が統合されて整備されてきました。

　このように精神科病院からの地域移行や地域生活支援の施策が整備されてきたものの,社会的入院者は依然多く,精神科医療と地域生活支援とが連携して地域生活支援に早急に取り組む必要があります。加えて,2006年に国連が採択した「障害者の権利に関する条約(障害者権利条約)」を2014(平成26)年に日本は批准したことから,精神障害のある人の生活のしづらさの解消と人権の保障を推進していく必要があります。

3. 精神障害の概念と精神保健福祉の対象

(1) 精神障害の概念

　精神障害のある人の概念を大きく分類すると,障害者基本法に基づく定義と精神保健福祉法に基づく定義とに分けることができます(**図19-1**)。

　「障害者基本法」では生活能力に着目した「精神障害(精神疾患)及び社会的障壁により継続的に日常生活又は社会生活に相当な制限を受ける状態にあるもの」と定義されています。社会的障壁とは,「障害がある者にとって日常生活又は社会生活を営む上で障壁となるような社会における事物(通行,利用しにくい施設,設備など),制度(利用しにくい制度など),慣行(障害のある方の存在を意識していない慣習,文化など),観念(障害のある方への偏見など)その他一切のもの」とされています。

　そして「精神保健福祉法」では,医学的な障害概念で,精神障害者の定義を「統合失調症,精神作用物質による急性中毒又はその依存症,知的障害,精神病質その他の精神疾患を有する者」としています。

つまり，医療と福祉の異なる施策のなかで「精神障害」が定義されている背景に，精神障害のある人は疾病と障害とを併せもっている特性があるということです。

(2) 精神保健福祉の対象

精神障害の概念の分類を踏まえると，精神保健福祉の対象は広範囲に及び，**図19-1**のように「精神保健の対象者」は予防の対象として国民全体となり，「精神障害者の医療の対象者」は精神疾患を有する者となり，「精神障害者福祉の対象者」は障害

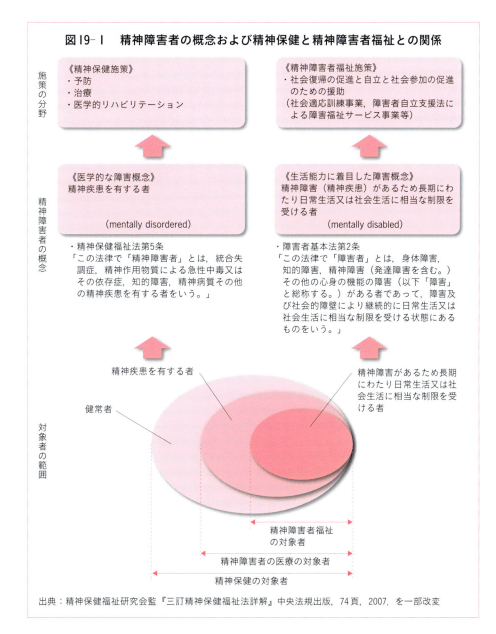

図19-1 精神障害者の概念および精神保健と精神障害者福祉との関係

出典：精神保健福祉研究会監『三訂精神保健福祉法詳解』中央法規出版，74頁，2007．を一部改変

者基本法に基づく範囲となります。

(3) 精神障害のある人の「生活のしづらさ」とは

　精神障害のある人の「障害」は「疾病と障害を併せもっている」がゆえに固定しているものではなく，環境の側面に大きく影響を受け変化することから「生活のしづらさ」や「人生の生きづらさ」をもっている人として捉える必要があります。
　一つは，精神科病院における長期入院等によって生み出された意欲や希望の減退という「施設病」や生活力が奪われてきたことと，社会の側の偏見，周囲の無理解等，社会的障壁によるものです。二つは疾病と障害とが併存していることから，それらがお互いに影響し合うことです。例えば，生活のリズムが崩れることにより不眠になり疾病に影響が出る場合があることや，反対に仲間の支え合いがあることでストレスを回避し病状がよくなるということもあるのです。
　精神障害のある人の「生活のしづらさ」を理解するには，「障害」を構造的に捉えておく必要があります。WHOが1980年に発表したICIDH（International Classification of Impairments, Disabilities and Handicaps：国際障害分類）では，「疾患または変調」が起因して生物レベルの「機能障害」へ，そこから個人レベルの「能力障害」へ，そして社会レベルの「社会的不利」へと左から右に一方向に向かうという特徴があります（286頁 図6-1）。しかし，すべての「障害」が疾患をもつ個人に起因する医学モデルであることから，障害研究者や当事者団体等から批判されていました。そこで，WHOは国際的な議論を踏まえて2001年にICF（International Classification of Functioning, Disability and Health：国際生活機能分類）を示しました（287頁 図6-2）。それは，障害を「心身機能・身体構造」「活動」「参加」という三つのレベルで捉えて，障害に影響するものとして「個人因子」のみならず「環境因子」も循環するモデルであることが重要な特徴です。加えて，構成要素間の相互作用や環境因子を独立して規定することへと変化してきました。さらに，ICFは医学モデルと社会モデルの統合モデルを目指すものであり，精神障害のある人にとっての「障害」を「環境的側面」に焦点をあてることによって，「参加」が制限されるという「生活のしづらさ」がより理解できるようになります。

4. 精神障害のある人の生活実態とその課題

(1) 精神障害のある人の生活実態

　『障害者白書 平成28年版』によると，わが国の精神障害のある人の総数は392万人で，そのうち外来の精神障害者は361万人，精神科病院に入院している人は31万人と入院患者数は2009（平成21）年度と比較しても増加していないものの，依然減少に

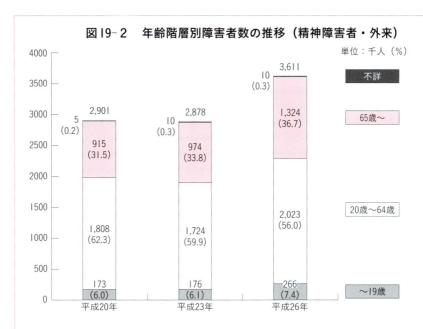

図19-2 年齢階層別障害者数の推移（精神障害者・外来）

資料：厚生労働省「患者調査」（平成26年）より厚生労働省社会・援護局障害保健福祉部で作成
出典：内閣府『障害者白書 平成29年度版』p.222, 2017.

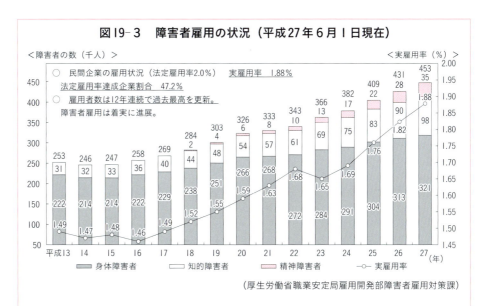

図19-3 障害者雇用の状況（平成27年6月1日現在）

（厚生労働省職業安定局雇用開発部障害者雇用対策課）

出典：精神保健医療福祉白書編集委員会編『精神保健医療福祉白書 2017──地域社会での共生に向けて』
中央法規出版, p97, 2016.

も転じていない現状です。また，**図19-2**からもわかるように外来の精神障害者の65歳以上の高齢者の割合が，2008（平成20）年から6年間で31.5％から36.7％にもなり高齢化が加速しています。

(2) 精神障害のある人の生活実態の課題

このような背景には，精神科医療においても地域生活の中でアウトリーチによる地域生活支援体制が整備されてきたことと，障害者雇用促進法の改正により，精神障害のある人も企業の雇用率の算定対象になり，2018（平成30）年には企業の雇用率の算定基礎に追加されることが考えられます。

しかし，一方で依然入院患者数に変化がみられないということもあり，そこにはますます長期に入院している精神障害のある人の高齢化の課題が重くのしかかっているのです。

5. 精神障害のある人の地域生活支援の理念

(1) 生活支援の理念

精神障害者の生活支援の理念は，谷中輝雄が1970年代に自身が始めた地域で精神障害者を支援する「やどかりの里」の実践から，提示した4段階の基本的な考え（理念）があります。

A. 当たり前の人として

精神障害のある人は，前述したとおり長く医療の管理下にあって，隔離・収容されてきた歴史がありました。そこでは，精神障害のある人は治療対象の患者としてみなされてきました。しかし，精神障害のある人を患者としてではなく，生活者として，当たり前の人としてとらえることを生活支援の理念の基本にしなければなりません。つまり，一人の人間として「かかわること」が求められます。

B. 当たり前の付き合い

長く治療の対象となっていたことから，精神障害のある人と援助者との間には管理される／管理する関係，または援助を受ける／援助をする関係があります。精神科医療では，現在は廃止されているものの保護者制度が長くあったことから，家族の保護，監督を受ける存在としてみなされていて，責任能力がある人とはみなされてこなかったのです。しかし，当たり前の人として，責任能力がある人として，当たり前に付き合っていくことが求められます。さらに，精神障害のある人の自己決定を尊重し，対等な関係を構築していくことが必要なのです。

C. 当たり前の生活

　精神障害のある人の生活支援では，権利として当たり前の生活を保障するという側面と，当たり前の生活を可能にしていく過程という側面の両側面について強調し，当たり前の生活を獲得していくことを支援することが求められています。そこには地域で生活するなかで，当たり前に起こる失敗や課題も生の生活の体験として，支えていくという「当たり前の生活を当たり前の生活の場で支える」という思想が根底にあるからです。

D. ごく当たり前の生活

　当たり前の生活の前に「ごく」という言葉がつくことの意味は，一人ひとりのありようを変化させるのではなく，その人のありのままの姿，その人なりの生活を認めていくことを指しています。生活支援の理念の基盤となる考え方は，その人なりの「個別化」した生活を保障していくための環境を整備することです。環境整備とは，足りないものを補完，補充することで，「ごく当たり前の生活」とは，一人ひとり，その人なりの生活，ありのままのこれまでの人生や生活スタイル，価値観を大切にできる生活のことです。この生活支援の理念は，ノーマライゼーションの理念と自立生活思想の理念の二つに共通しているといわれています[1]。つまり，地域でありのままに生活することと，訓練ではなくサービスの利用や環境改善によって，その人の自己決定を尊重することが大切なのです。

　以上四つの基本理念を示し，**表19-1**のとおり，従来の精神障害のある人の社会復帰活動（医療モデル）と対比させた考え方として，精神障害のある人の生活支援活動（生活モデル）を提示しました。これは，従来の「個人的側面」に焦点をあてたものではなく，「主観的側面」に合わせて「環境的側面」を整備していく考え方です。

表19-1　医療モデルと生活モデルの比較

	社会復帰活動（医療モデル）	生活支援活動（生活モデル）
主体	援助者	生活者
責任性	健康管理をする側	本人の自己決定による
かかわり	規則正しい生活へと援助	本人の主体性へのうながし
とらえ方	疾患・症状を中心に	生活のしづらさとして
関係性	治療・援助関係	共に歩む・支え手として
問題性	個人の病理・問題性に重点	環境・生活を整えることに重点
取り組み	教育的・訓練的	相互援助・補完的

出典：谷中輝雄『生活支援——精神障害者生活支援の理念と方法』やどかり出版，p.178，1996.

(2) ストレングスとリカバリーの視点

近年地域生活支援において，精神障害のある人が潜在的にもっている能力に焦点をあてるストレングス（強み）を評価して活用する支援が求められています。ストレングスとは，ラップ（Rapp, C. A.）とゴスチャ（Goscha, R. J.）によれば，①特性，人柄，個性，②才能，技能，能力，③家族，隣人，地域などの環境，④願望，希望，目標，その人の希望や願いなどをあげ，相互に関連し合う特徴があります[2]。

ストレングスに基づく支援は，精神障害のある人が自分自身の人生に向き合い自分なりの人生を歩むというリカバリーの視点です。リカバリーとは，アメリカのセルフヘルプ運動から生まれたもので，当事者である研究者のディーガン（Deegan, P. E.）によれば「一つの過程であり，生活の仕方，姿勢であり日々の課題への取組み方である。それは完全な直線的過程ではない。（中略）願いは，意味ある貢献ができる地域で，生活し，仕事をし，人を愛することである」と説明しています[3]。

リカバリーとはあくまでも精神障害のある当事者の視点であり，当事者自身がつくりだすものとしてとらえる必要があります。リカバリーの考え方に基づいたプログラムとして「WRAP（Wellness Recovery Action Plan：元気回復行動プラン）」[4]や「当事者研究」[5]等がリカバリーのツールとして実践されています。

6. 精神障害のある人の地域生活支援システムと地域包括ケアシステム

(1) 当事者主導の地域生活支援システム

地域生活支援の構成要素として，石川到覚は精神障害のある人の生活に欠かせない要素として「医・職・住・仲間」をあげています[6]。特に「仲間」について「同じ障害のある仲間同士で話し合い，助け合う場を求める」としてセルフヘルプグループや当事者活動を加えています。精神障害のある人の地域生活支援において生活課題を支援する者と支援を受ける者という二者関係にとどまらず，ピアサポートである当事者活動やセルフヘルプグループが要素に入ることで，当事者主体の生活支援のとらえ方が創出されていくのです。

さらに，石川は理念としての生活支援論にとどまることのない，援助者（専門職）と被援助者（当事者）という二者関係で構造化されていた福祉実践ではなく，福祉実践の基礎的構造において市民性を土台にした地域生活支援システムの概念を提言しています。それらは，「専門性」を有したプロフェッションである専門職（精神保健福祉士等），「当事者性」を発揮する利用者主導のセルフヘルプ活動（障害当事者・家族）やピアサポート活動，「素人性」をもったボランティアの三領域を対等に関係づけし，

それらの共通基盤を「市民性」として，三者がそれぞれの役割を発揮しながら協働していく当事者主導の地域生活支援システムを提示しています（**図19-4**）。

（2）精神障害のある人の就労支援とリカバリー

前述したとおり，障害者雇用施策の充実により一般就労に結びつく精神障害のある人が増えるなか，一般就労を希望しても雇用に結びついていない利用者も一定程度存在します。また，就労継続支援A型事業所も著しく増えています。精神障害者の就労支援は，段階的な訓練によりゴールは「一般就労」という障害福祉サービス体系となっています。

しかし，リカバリーの考え方に基づいたIPS（Individual Placement and Support）では，place then train —— 保護的な場で訓練してから就職するというよりも，就労先の場で個別に支援することで早く仕事について慣れることを重視している実践も多くみられるようになっています。それは，職場定着率を上げる効果にもなっています。

一方，うつ病等の発症により，職場を休職する人は2013（平成25）年の調査（独立行政法人労働政策研究・研修機構）によれば，過去3年間で半数の企業に休職者が存在することが明らかになっています。そこで，うつ病からの再休職を防ぐプログラムとして「リワーク・プログラム」があります。

リワークとは，return to workを略した言葉で復職を意味しています[7]。リワーク・

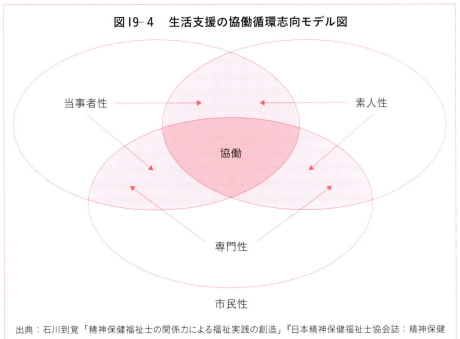

図19-4　生活支援の協働循環志向モデル図

出典：石川到覚「精神保健福祉士の関係力による福祉実践の創造」『日本精神保健福祉士協会誌：精神保健福祉』通巻71号, Vol.38 No.3, p.190, 2007.

プログラムを実施しているところは，クリニック等の医療機関，地域障害者職業センター等の公的機関，社会福祉法人やNPO法人等の民間団体，の三つがあり，約半年を1クールとして集団精神療法を中心に認知行動療法やSST（Social Skills Training：社会生活技能訓練），心理教育等を実施しています。リワークは，復職することが大きな目標にはなりますが，再休職しないためにも自身のうつ病とうまく付き合うことができるような自己理解を深める場つまりリカバリーを考える場としても重要です。

(3) 精神障害のある人々の地域生活を支える地域包括ケアシステムの構築

わが国の地域生活支援システムの展開は急速に進められてきたものの，精神科医療対策は遅々として進まないなか，地域包括ケアシステムの構築が求められています。その背景には，①社会的入院者の地域移行と定着支援体制づくり，②精神障害のある人の高齢化に伴う支援課題，③認知症の高齢者の増加による支援課題，④精神疾患の疾病構造の変化による若年層の精神疾患や発達障害も含めた多様な精神障害のある人への支援の課題があります[8]。現在の日本の政策は，保健，医療，介護，福祉，教育，労働等の縦割りの施策で展開されていることから，地域生活支援を支えるためには，それらの主なる専門職等が必要に応じて連携，協働して早急に地域包括ケアシステムを構築していく必要があります。

そこで，2017（平成29）年2月8日に厚生労働省から出された「これからの精神保健医療福祉のあり方に関する検討会報告書」において，「新たな地域精神医療体制のあり方について」の一つとして「精神障害にも対応した地域包括ケアシステムの構築」を提示しています。そこでは，「精神障害の有無や程度にかかわらず，誰もが安心して暮らすことができるよう，障害福祉計画に基づき，障害保健福祉圏域ごとの保健・医療・福祉関係者による協議の場を通じて，精神科医療機関，その他の医療機関，地域援助事業者，市町村などとの重層的な連携による支援体制を構築すること」とされています。

すでに実践現場では児童や高齢者，生活困窮者問題など，従来の精神医療保健福祉分野に限った課題だけではない，横断的で多様な福祉課題に直面している現状があります。そのようななかで，国の示す方向性を理解すると同時に，多様化・拡散化の一途をたどる福祉課題やメンタルヘルス課題に，迅速かつ的確に対応する必要性があります。

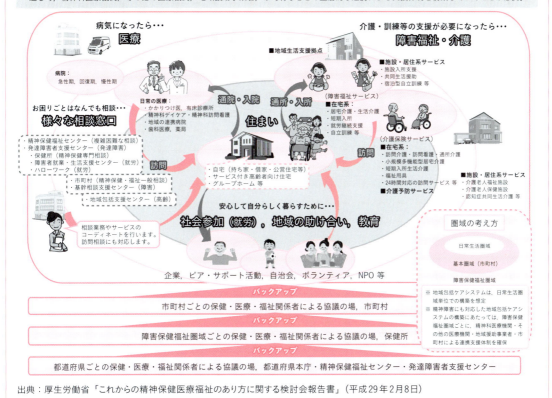

図19-5　精神障害にも対応した地域包括ケアシステムの構築

出典：厚生労働省「これからの精神保健医療福祉のあり方に関する検討会報告書」（平成29年2月8日）

【文　献】
1）藤井達也「『生活支援』論の形成過程と今後の課題――谷中輝雄の生活支援論の可能性」谷中輝雄他『生活支援Ⅱ』p.270, やどかり出版, 1999.
2）ラップ, C. A., ゴスチャ, R. J., 田中英樹監訳『ストレングスモデル（第3版）――リカバリー志向の精神保健福祉サービス』金剛出版, 2014.
3）Deegan, P.E., *Recovery : The lived experience of rehabilitation*, Psychosocial rehabilitation journal, 11 (4), p.15, 1998.
4）コープランド, M. E., 久野恵理訳『元気回復行動プランWRAP』道具箱, 2009.
5）浦河べてるの家『べてるの家の「当事者研究」』医学書院, 2005.
6）石川到覚「精神障害者の自立と社会参加の促進――精神保健福祉法の理念と現実」『社会福祉研究』第74号, 1999.
7）秋山剛・うつ病リワーク研究会監修『うつ病の人の職場復帰を成功させる本――支援のしくみ「リワーク・プログラム」活用術』講談社, p.13, 2013.
8）石川到覚「第8章地域生活を支援する包括的支援の意義と展開」『新・精神保健福祉士養成講座⑤ 精神保健福祉の理論と相談援助の展開Ⅱ』第2版, p.339, 中央法規出版, 2014.

さらに学習したい方への読書ガイド

❶精神保健医療福祉白書編集委員会編集『精神保健医療福祉白書2017——地域社会での共生に向けて』中央法規出版，2016．
❷佐竹直子編著，リカバリーを生きる人々『わたしと統合失調症——26人の当事者が語る発症のトリガー』中央法規出版，2016．
❸一般社団法人日本精神保健福祉士養成校協会編『精神保健福祉士の養成教育論——その展開と未来』中央法規出版，2016．
❹レーガン，M., 前田ケイ監訳『ビレッジから学ぶリカバリーへの道——精神の病から立ち直ることを支援する』金剛出版，2005．(Ragins, M., *A Road to Recovery,* Mental Health Association in Los Angeles County, 2002.)

講義 20 チーム医療としてのこころの臨床

森岡由起子 ● 大正大学

1. はじめに

　チーム医療という言葉は1970年ごろから，特に看護領域で使用されるようになっていましたが，2000（平成12）年に日本医師会から出された「医の倫理綱領」のなかに「いわゆるチーム医療の重要性が強調される」と言及されてから急速に関連した論文が増加し，それまで医師・看護師以外の医療従事職者をパラ・メディカル（para-medical）といっていたものをコ・メディカル（co-medical）と呼称し，その活用を促進するシステムが検討されるようになっていきました[1]。

　2010（平成22）年3月になって厚生労働省は発表した「チーム医療の推進に関する検討会報告書」で，チーム医療を「医療に従事する多種多様なスタッフが，各々の高い専門性を前提に，目的と情報を共有し，業務を分担しつつも互いに連携・補完し合い，患者の状況に的確に対応した医療を提供すること」と定義しました。そしてチーム医療の果たす具体的な効果として，①疾病の早期発見・回復促進・重症化予防など医療・生活の質の向上，②医療の効率性の向上による医療従事者の負担の軽減，③医療の標準化・組織化を通じた医療安全の向上，などが期待されるとしています。

　その領域は，急性期・回復期（医療・介護の連携）・在宅医療（医療・介護・福祉の連携）と特定の診療領域等，多岐の医療場面でのチーム医療が，実践事例とともに報告されています。また「チーム医療」構造の中心には患者・家族が位置し，チームの一員としてとらえられたのも画期的なことといえます[2]。

　この背景には，医療に対して質の高さと安心・安全を求めるユーザーの声が高まる一方で，医療の高度化・複雑化に伴う業務の増大，医療現場の疲弊が指摘されるなど，医療のあり方が根本的に問われている今日的問題があり，医療のあり方を変えるキーワードとして「チーム医療」が注目されるようになっているともいえます。

　またこの報告書では，「看護師の役割の拡大」についてと「看護師以外の医療スタッフ等の役割の拡大」について言及されています。薬剤師，助産師，リハビリテーション関連職種（理学療法士，作業療法士，言語聴覚士），管理栄養士，臨床工学技士，診療放射線技師，臨床検査技師，医療事務職員，介護職員それぞれについて，専門性の向上と業務範囲・役割の拡大を活かして，患者・家族とともに質の高い医療を実現するため，チームとしての方針のもと，各医療スタッフの専門性に積極的に委ねていこうという方向性が示されています。また，これまで医療の領域で働いている専門職のなかで，心理職だけが国家資格ではありませんでしたが，「公認心理師法」が2015（平成27）年に成立し，2018（平成30）年には公認心理師が誕生することとなりました。

　今後，多職種がチームとして協動していくためには，自分の専門的な知識と技能に

基づいた見立てと方法を堅持した上で，他職種の仕事を理解し尊重すること，「共通言語」で話せるようになることが求められています。

2. チーム医療のもつ特徴

具体的な方策として，
- カルテと看護記録，薬歴と統合する等の情報の共有
- 薬剤師，専門看護師，管理栄養士などの積極的な回診への参加など，意見交換の機会の確保
- 診療科を超えた合同カンファレンス
- 精神科医と臨床心理士が，他科の患者の心理的ケアをリエゾンやコンサルテーションとして，あるいは緩和ケア病棟などでの実施

などがあります。

また，患者が主体的に医療に参加できるために，患者を育てていくことに医療従事者は努力する必要があります。患者が主体的に健康に関する情報を得て，活用していくこと（ヘルス・リテラシー（health literacy））が推奨されるようになっています。

臨床心理士で医療経営・管理学の専門家となった荒木登茂子は，理想的なチーム医療は，①共通の目標をもつ，②構成員は目標の達成に向けて協働意思をもつ，③チーム内の情報伝達は双方向のコミュニケーションによってなされること，としています。

また，実際の医療現場での問題を以下のように指摘しています。専門職間の目標や価値観・仕事の内容の理解が十分でないこと，相互の境界が曖昧で職務内容に重複と間隙があり，そこから医療行為の重複と欠落が生じること，どの専門職が構成員として必要かを多面的に評価して，マネージメントするリーダーあるいはコーディネーターが必要であるが，十分機能しているとはいえないこと，などをあげています[3]。

3. チーム医療におけるこころの臨床領域の職種

チーム医療を行うにあたっては，他職種の専門性を獲得するための教育システム，大事にしていることとその背景にあるものをある程度理解しておく必要があるでしょう。そこでこころの領域に関係する職種について簡単に述べておきます。

A. 精神科医

医師法第17条に「医師でなければ医業をなしてはならない」とあるように，医療現場では医師を頂点とする組織で成り立っています。医師もチーム医療の一員として，他職種と対等な立場にたって協働し双方向のコミュニケーションを取ることが求められますが，実際は権威勾配による多くの問題があります。

チーム医療スタート時には医師がコーディネーターとなることが多く,徐々に他職種に委譲していくことでチームが機能していくことが多いようです。

医師は6年間の医学部を卒業後,2年間の基礎研修を経て専門診療科を選び,後期研修3年がスタートします。精神科医3年以上の医師歴5年以上の医師が,講習と事例提出によって厚生労働省の審査を受け,精神保健指定医(精神保健法第18条)の国家資格を得ることができます。

B. 看護師

今回のチーム医療推進のなかで従来は医師がやっていた医行為を,看護師がやってよいこととする業務役割の拡大が提言され,2016(平成28)年に「特定行為研修(日本看護協会)」を受けた認定看護師が公表されました。このことについては,賛成する立場と,看護本来の姿から離れてしまうのではと危惧する意見(川島みどり,2014)がありますが[4],チーム医療において看護師は長年の蓄積があり,コーディネーターとしての役割を担っている病院もあります。

看護師の多くは,3年の専門学校あるいは4年制大学卒業後,国家資格を取得しています。大学院卒業あるいは専門領域での実践3年以上を経た者に対して,13の専門看護師(がん看護,精神看護,地域看護,老人看護,小児看護,母性看護,家族支援看護など)が日本看護協会から認定されています。就業看護師数は1883人(2016年度)で過去最高となっています。

C. 精神保健福祉士(Psychiatric Social Worker:PSW)

PSWは1950年代から精神医療を中心に医療チームの一員として導入された専門職です。実務内容は,①個別援助技術,②集団援助技術,③地域援助技術があげられ,それぞれの役割が個別に存在するのではなく,本人と家族のニーズに応じて対応しています。

精神保健福祉士は,名称独占資格であり,精神科病院では作業療法士とともに診療報酬業務となっています。保健福祉系の大学または養成校を卒業し国家資格を取得します。1997年に国家資格化され,約7万4000人の資格登録者がいます(2017(平成29)年1月末現在)。

精神医療における病院から地域移行・地域支援へのシフトが大きくなっている今日では,環境に働きかけていく精神保健福祉士の役割は大きくなっています(図20-1)[5]。

D. 作業療法士(Occupational Therapist:OT)

18・19世紀の「道徳療法」が起源だといわれ,これを最初に行った者が,フランス革命下のピネル(Pinel, P.)とされています。

講義20　チーム医療としてのこころの臨床

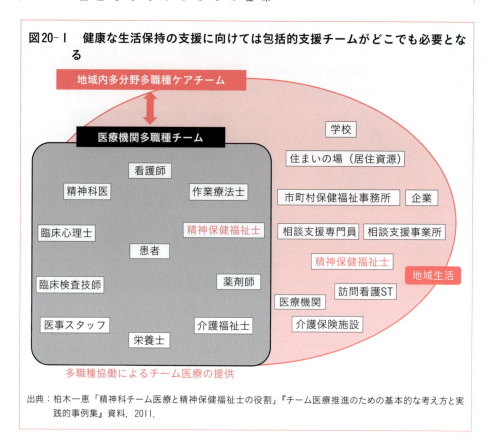

図20-1　健康な生活保持の支援に向けては包括的支援チームがどこでも必要となる

出典：柏木一恵「精神科チーム医療と精神保健福祉士の役割」『チーム医療推進のための基本的な考え方と実践的事例集』資料, 2011.

　第二次世界大戦後WHOの指導に基づき，米国の作業療法をモデルとしてリハビリテーション領域から導入され，精神科リハビリテーション領域にも導入されるようになりました。専門学校は厚生労働省，短大・大学での養成課程は文部科学省の管轄にあります。1965（昭和40）年に「理学療法士及び作業療法士法」が制定され1966（昭和41）年に国家資格となりました。1974（昭和49）年には精神科作業療法診療報酬制度の法定化がなされています。

　厚生労働省の前述した報告書のなかで，理学療法士及び作業療法士法第2条の「作業療法」の定義では「手芸，工作その他の作業を行わせること」とされていますが，作業を日常生活動作に関するADL訓練や発達障害・高次脳機能障害等に対するリハビリテーションに広げるなど，「その他の作業」を解釈上拡大し明確化すべきだと提案されています。現在，3年制の専門学校・短期大学・4年制大学の養成校189校（2016（平成28）年度）があり，約7万5000人の資格登録者がいます（2014（平成26）年12月末現在）。

　現在，作業療法士は多くの精神科病院で病棟ごとに1人が勤務しています。

E. 理学療法士（Physio Therapist：PT）

　日本でも19世紀にはマッサージ師が病院で雇われたりしていましたが，戦後WHOの指導により1965（昭和40）年「理学療法士及び作業療法士法」が成立し，東京都清瀬市に養成のための学院が設立されました。現在では，3年制の専門学校・短期大学・4年制大学258校の養成校（2017（平成29）年2月現在）での教育がなされ，約13万人が登録されています（2014（平成26）年12月現在）。

　加齢・事故などの身体機能障害からの回復目的のトレーニングばかりでなく，脳卒中によるマヒからの回復，新生児の運動能力の促進，種々の身体疾患による障害をもつ人に対して基本的動作能力の回復を図ることを目的として，運動療法，物理療法（電気刺激，熱，マッサージなど）を行います。日本においては理学療法士は業務独占資格でないため，理学療法自体は運動器リハビリテーション従事者（看護師，指圧師など）も認定を受ければ保険点数にかかわることができます。

　理学療法士についても作業療法士と同様，厚生労働省の前述した報告書のなかで，理学療法士及び作業療法士法第2条で規定されている「理学療法」を，従来は実施できないと考えられていた「喀痰などの吸引」などを行いうる行為として提言されています。また，地域で「治療院」などの名称で整体師として起案するPTも増えています（現在のところ，OT・PT・STは「開業」できない）。

F. 言語聴覚士（Speech-Language-Hearing Therapist：ST）

　1930年代に東京大学や九州大学の障害児教育のなかで音声言語障害の治療が開始されていました。1960年代になって医療制度調査会が，医療リハビリテーションの専門技術者を養成する制度をつくることを政府に答申しました。このとき，専門学校で可とする意見と，大学院と連携した大学卒とする意見に分かれて，診療補助職か専門職かという議論が続けられました。現在，3年制の専門学校・短期大学・4年制の大学で養成され，指定科目の既修得者は2年制の大学院・専門学校・1年制の短期大学専攻科があります。

　1997（平成9）年に言語聴覚士法が制定され，1999（平成11）年に初めての国家試験が実施されました。ことばの障害（失語症や言語の遅れなど），きこえの障害（音声障害，構音障害），食べることの障害（摂食・嚥下障害）などを対象に，アセスメント・訓練・指導・助言などの支援を行います。約2万5000人の資格登録者がいます（2014（平成26）年12月末現在）。

　理学療法士，作業療法士，言語聴覚士は，視覚訓練士などとともに，リハビリテーション関連職種とされています。

G. 薬剤師

こころの医学のなかで薬剤師は，薬物について本人と家族に対して情報を提供するための「教室」を設けたり，チーム医療に積極的にかかわろうとしています。チーム医療に関する論文数も増加しています。2012（平成24）年度から6年制大学卒業後に国家資格を取得した薬剤師が輩出され，業務範囲・役割の拡大が検討されています。

H. 栄養士・管理栄養士

栄養士・管理栄養士は，食行動異常の食事教育に参加するようになり，摂食障害患者の心理療法カウンセラーとして役割を果たす者もいます。さらに高齢者の増加に伴って，栄養管理におけるチームリーダーとしての役割が期待されています。

I. 臨床心理士

これまで述べてきた職種はすべて国家資格ですが，臨床心理士は大学卒業後指定大学院を修了した者が受験して得られる日本臨床心理士資格認定協会の学会認定資格です。2016（平成28）年4月1日現在，臨床心理士の有資格者は全国で約3万人，そのうち約39％が保健医療領域で働いているとされています。

チーム医療のなかで臨床心理士が期待されることは，主に心理アセスメントと心理的支援で，ほかの医療スタッフが対応に苦慮する場合にコンサルテーションが求められることもあります。

前述したように2018（平成30）年の汎用性のある「公認心理師」の国家資格化に向かってカリキュラム等が提案され，より医学的知識と現場での実習が課されることになりました。「心理相談」業務は心理職だけが実施するわけではなく，医療のなかでは看護師，PSW，OTなども業務の一つとなっていることから，チームでの協動の際にはそれぞれの専門性を理解しながら「オーケストラのシンフォニーを演奏するように」（村瀬嘉代子，2015），人を支援してゆくことが求められています[6]。

4. こころの医学領域での各職種との実際の連携

A. 児童精神医療

戦後日本においていち早く米国での医療モデルが導入されたことから，精神医学，小児科学，心理学およびケースワークなどによるチーム医療の重要性が説かれました。1960（昭和35）年に開催された第1回日本児童青年精神医学会総会のパネル・ディスカッションで，中沢たえ子はcooperationという言葉で多職種連携の必要性を当然のこととして述べています。しかし米国から帰国した高木四郎がチームのリー

ダーは医師でなければならないと主張し，心理職の畠瀬稔はチームによってはリーダーが医師である必要性はないと反論しました[7]。

50年たって出た厚生労働省報告書では，ようやくそれぞれの専門職がチームリーダーとなるチーム医療モデルが提案されています。

B. 精神科病院のなかでのチーム医療

精神医療のなかで，学際的連携チームケアモデル（Interdisciplinary Collaborative Team Care Model：ICTCM）を実践的に取り入れている病院では，①朝の申し送りへの多職種の参加，②看護申し送り後の週1回の多職種カンファレンス，③解決が困難だったり，治療方針が定まらないときは，週1回夕刻症例検討会の開催，④月1回昼食時の病院全体のチーム医療会議があります。ここでは病院全体および各部署の方針の提示・確認，各部署の取組みの発表と，それについての協議，各部署連絡事項，検討課題が提出され，院外関係者（保健所，警察，福祉機関など）との情報交換や検討も行われます[8]。

このようなさまざまなレベルでの会が設定されることにより，各部署の情報が共有され，各職種がパートナーとして信頼関係が担保されるのです。

C. 大学病院においての心理教育

表20-1は，東京女子医科大学病院精神神経科で実施されている統合失調症患者を対象とする「心理教育プログラム」において，各職種が他職種から期待される専門性について示しています。

大学病院という特殊性もありますが，臨床心理士は機能評価（アセスメント），心理教育，生活技能訓練（SST），認知行動療法などにおいて高く期待されています。

これに対して精神保健福祉士は，家族の心理教育やACT（包括型地域生活支援プログラム）など，患者の生活と周辺に働きかける機能が期待されているといえます。

5. チームで働くこと，チームが機能すること

医療社会学者である細田満和子（2012）は，22職種のべ150人へのインタビューと文献研究から，チーム医療の四つの要素（専門性志向：各職種が専門性を発揮する，患者志向：患者が中心であること，職種構成志向：複数の職種がかかわること，協働志向：複数の職種が互いに協力していくこと）を抽出していますが，多くの医療従事者がチーム医療の重要性を認識しつつ，実際にそれを実施するのは難しいという困難性を抱えていることを指摘しています[9]。

細田が上述した四つの要素は相補的でもありますが，互いに相容れない相克関係にあったり，両立しようとすると緊張関係が起こったりすることを指摘しています。例

表20-1　心理教育において各職種が他職種から期待される専門性

	医師	臨床心理士	精神保健福祉士	看護師	作業療法士	ケース・マネージャー	就労スペシャリスト	ジョブ・コーチ	薬剤師
診断	●●●●	●●●	●	●		●	●		●
症状のモニタリング	●●●●	●●●	●	●●●	●	●	●●	●●	●●●
危機介入	●●●●	●●●●	●●	●●●●		●●●●	●●		
動機づけ面接	●	●			●●		●●●●	●●	
機能評価	●	●●●●	●●		●●●●		●	●●	●●
薬物療法	●●●●	●		●●		●	●●		●●●
家族の心理教育	●●	●●●	●●●●	●		●			●●
患者の心理教育	●●●	●●●	●●	●●●	●	●●			●●
技能訓練	●	●●●●	●●		●●		●●	●●	
認知行動療法	●●	●●●							
援助付き雇用		●●●●	●●		●●	●	●●●●	●●●●	
ACT	●●	●	●●●	●●	●●	●●●●	●	●	
チームのリーダーシップ	●●	●●	●●	●●					●●
プログラム開発	●●	●●	●●	●●			●		●●

●の数が多いほど期待度が大きいことを示す。
ACT：assertive community treatment（包括型地域生活支援プログラム）

出典：石郷岡純編『チームで実践！レジリアンスモデルによる統合失調症のサイコエデュケーション（改訂版）』医薬ジャーナル社，p.89，2014．

えば，診断は医師がするが，カウンセリングは臨床心理士に任せてしまったり（誤った専門性志向），医師と臨床心理士の見立てが違っているときの治療の進め方についての議論などは治療に対する責任性からしても対等とはいえないなどの現状があります（もちろん経過を追いながら検証していくことが必要です）。

　医療の現場では，長らく医師だけが「先生」と呼ばれるヒエラルキーにありましたが，医療の高度化・複雑化と，ユーザーの要求などから，医療のあり方が根本的に問われるようになり，医師一人の責任では背負い切れなくなった現状から「チーム医療」が推進されるようになりました。こころの臨床領域では，まだ身体的医療領域ほどの大きな変化はありませんが，異なる専門性と知識・情報をもつ専門職が，互いの専門性を理解しつつ協働していくことが求められています。

【文　献】
1）上別府圭子・森岡由起子編『サイコセラピューティックな看護』金剛出版，2007．
2）厚生労働省「チーム医療の推進について（チーム医療の推進に関する検討会報告書）」2010．
3）荒木登茂子・大倉朱美子「医療現場におけるチーム医療」『日本ヘルスコミュニケーション学会雑紙』第2巻第1号，2011．
4）川島みどり『チームと医療と看護』看護の科学社，2014．
5）柏木一恵「精神科チーム医療と精神保健福祉士の役割」『チーム医療推進のための基本的な考え方と実践的事例集』資料，2011．
6）村瀬嘉代子「心理職の役割の明確化と育成に関する研究」2014年度厚生労働科学特別研究事業資料，2015．
7）森岡由起子「児童青年精神医療における心理療法」『児童青年精神医学とその近接領』第50巻（50周年記念特集号），pp.222-227，2009．
8）石郷岡純編『チームで実践！レジリアンスモデルによる統合失調症のサイコエデュケーション（改訂版）』医薬ジャーナル社，2014．
9）細田満和子『「チーム医療」とは何か──医療とケアに生かす社会学からのアプローチ』日本看護協会出版会，2012．

さらに学習したい方への読書ガイド

❶一般社団法人日本臨床心理士会監修，同第I期医療保健領域委員会編，津川律子責任編集『臨床心理士のための精神科領域における心理臨床』遠見書房，2012．
❷山本賢司『精神科領域のチーム医療実践マニュアル』新興医学出版社，2016．
❸川島みどり『増補版チーム医療と看護 ── 専門性と主体性への問い』看護の科学社，2016．

講義 21 コンサルテーション・リエゾン精神医学

三上克央 ●東海大学
須藤武司 ●東海大学

1. コンサルテーション・リエゾン精神医学とは

　コンサルテーション・リエゾン精神医学（Consultation-Liaison Psychiatry：CLP）は，総合病院において精神科以外の領域で精神科医の行う診断，治療，教育，研究などの活動を含む臨床分野です[1]。このコンサルテーションとリエゾンの概念は同義語として使用されることがありますが，厳密には以下のように少し意味が異なります[1]。

　コンサルテーションは，医師や看護師，そのほかの医療スタッフから相談を受け，それに対して精神科医が適切な助言を行うことです。具体的な医療上の問題が生じてから相談を受けるという点では効率的ですが，専門としない医療者からの相談であるため，専門的な問題を見落としている可能性があり，また，精神科医の助言を採用するかどうかは相談者の裁量に委ねられています。

　一方リエゾンは，チーム医療の一員として，専門家同士が連携を取って診療することです。精神科医が医療チームの一員として参加するため，精神科医自身が問題を発見でき，また，チームで緊密な連携を取ることで精神医学的問題に予防的に関与できます。さらに，患者だけでなく，患者と家族間，患者と医療者間の問題にも介入できます。

　このようなリエゾン体制は，一見理想的な形態にみえます。しかし，当該形態に充填できるほど精神科医数は満たされておらず，この形態を維持するとなると精神科医の負担は大きくなり，また，非効率性ゆえの対医療費効果からは，現実的には採用しがたい形態です。したがって，実際のCLPは，精神科医がいわゆる他科併診という形態で行っています。すなわち，他科からの依頼があってはじめて，精神科医が当該患者の担当科や看護師，ほかの医療スタッフとの連携を開始する形態が今日的なCLPといえます。

　なお近年，一部の総合病院では精神科リエゾンナースの資格を有する看護師が，精神科チームの一員としてかかわっています。本講では詳述は避けますが，精神科リエゾンナースは，病院内の医療スタッフからの相談を拾いやすく，精神医学的問題を比較的早期に発見できることから，今後CLPにとっては重要な役割を担っていくことが期待されています。

　現在CLPは，病院によっては，病棟カンファレンスのなかで精神科的問題を有する症例の相談のみを精神科医が受ける形式や，虐待委員会など児童虐待が疑われる児童が入院となった場合に小児科医，精神科医，身体科医師，看護師，ソーシャルワーカーなどが不定期に招集されるミーティングの形式，そして実際に患者や医療スタッフと接し患者の精神科治療にあたるCLPの形式まで，さまざまな様式で活動を行っ

ています。

　このCLPは，患者やその家族，医療のスタッフのニーズにより，また，地域や当該施設の必要性に応じ，さらには時代の要請により，さまざまなCLPの体制が構築されてきています。したがってCLPは，静的な診療体制ではなく，今後もさまざまな要請により変容し，さらには新しい診療体制が生まれる余地のある領域といえましょう。本講では，総合病院で行われている一般的なCLPを概説したうえで，精神科医や看護師だけでなく，心理職，ソーシャルワーカー，リハビリテーション職，教育職，さらには地域の福祉職が密接に関連する児童や思春期青年のCLPについて詳述します。

2. 一般的なコンサルテーション・リエゾン精神医学

(1) CLPが対象とする問題

　CLPで扱う問題は多岐にわたりますが，主な問題を**表21-1**に示します[1]。

　表にそって簡単に説明すると，①は，甲状腺機能異常や副腎皮質機能異常などの内分泌疾患や全身性エリテマトーデスなど，精神症状に直接影響を及ぼす場合です。②は，心筋梗塞や糖尿病，脳卒中の経過中に，うつ病や適応障害などの精神障害をきたす場合です。また，CLPが扱う頻度が極めて高い，いわゆるせん妄も②の問題といえます。③は，代表的な薬剤がステロイドであり，うつ状態や躁状態，幻覚妄想状態をきたす場合があります。また，抗コリン作用のある薬剤やオピオイドはせん妄のリスクが高まります。さらに，向精神薬はさまざまな相互作用があるため留意が必要です。④は，通常は移植前から患者にかかわり，必要があれば退院後もかかわることがあります。移植前の免疫抑制剤や移植後の拒絶反応に対しては，本人だけでなく家族の精神的サポートも必要となります。⑤は，入院前から精神疾患を抱える患者が身体

表21-1　CLPで扱う問題

① 身体疾患により発症する精神医学的問題
② 身体疾患治療中に生じる精神医学的問題
③ 薬剤起因性の問題
④ 心移植，腎移植などの移植に伴う問題
⑤ 精神疾患を有する患者における身体疾患治療
⑥ 社会的な問題
⑦ 家族の問題
⑧ スタッフの問題

出典：大西秀樹「コンサルテーション・リエゾン精神医学（CLP）」山内俊雄・小島卓也・倉知正佳・鹿島晴雄編『専門医をめざす人の精神医学（第3版）』医学書院，p.577, 2011.

疾患を理由に入院となった場合です。精神症状が活発な場合はCLPの問題となることはもちろんですが、そうでない場合でも向精神薬の調整や精神疾患への対応に不慣れなスタッフへの助言の必要性からCLPの問題となることがあります。⑥は、精神医学的な問題を抱える患者が、身体疾患の罹患により生活背景に問題が生じた場合、ソーシャルワーカーとともに対応する場合があります。⑦は、患者の入院を契機に家族と患者間の問題が表出した場合、患者家族と医療スタッフ間の問題に対する調整が必要な場合です。⑧は、スタッフと患者間、スタッフと患者家族間で、スタッフの葛藤が強く疲弊してしまっている場合などです。この⑦や⑧は、患者の精神医学的問題が明らかではない場合は、いわゆるコンサルテーションの形式で相談を受ける場合があります。

　それでは、実際の身体疾患の治療現場で、精神科疾患の有病率はどの程度なのでしょうか。表21-2に総合病院での精神疾患の有病率を示しました[2) 3)]。

　健康人と比べて身体疾患罹患患者でのうつ病は3倍、身体化障害では10倍の頻度で認められます。また、せん妄は入院患者の15〜30％に及んでいます。さらには、慢性身体疾患を抱えた症例の精神疾患の生涯有病率は40％を超え、物質依存・感情障害ならびに不安障害に罹患している危険が高いといわれています[4)]。このように、一般医療現場では精神疾患を併存する頻度が高く、コンサルテーション・リエゾン精神医療の需要は高まってきています。

　一方で、通常は全入院患者の1〜5％がCLPの対象になっているに過ぎません[5)]。表21-1と併せて考えると、実際のCLPは身体科医の依頼に依存しているため、精神疾患の見逃しが多いことがわかります。それならば、総合病院で精神疾患をスクリーニングして介入すればいいかとの発想に至りますが、身体科医が必要な場合に依頼する場合と比べ、在院日数、入院中の総医療費、退院後の医療資源利用、精神症状、クオリティ・オブ・ライフにおいて全体として差は認められていません[3)]。

表21-2　精神疾患の有病率

臨床症状	一般健康人（％）	一般外来症例（％）	総合病院（％）
うつ病	5.1	5〜14	15以上
パニック障害／全般性不安障害	4.2	11	4.5
身体化障害	0.2	2.8〜5	2〜9
せん妄			15〜30
物質依存	6.0	10〜30	20〜50
何らかの精神疾患	18.5	21〜26	30〜60

出典：Kathol, R., Saravay, S. M., Lobo, A., Ormel, J., *Epidemiologic trends and costs of fragmentation*, Med Clin North Am, 90, pp.549-572, 2006.

（2）一般病棟での評価と対応

　まず当たり前なことですが，身体科医からの依頼後何が問題となっているのか，すなわち，当該患者の問題の所在を明確にすることが極めて重要です。身体科医は，必ずしも精神医学に精通しているわけではないため，さまざまな問題が混在して依頼となることがあります。実際の問題が，患者の精神障害の問題か，身体状況や身体疾患により精神症状をきたしているのか，医療スタッフ側の問題か，患者家族の問題か，またはこれらの問題が絡み合っている場合は何が中心となる問題か，などをある程度見極めることが重要です（もちろんしだいに明らかになっていくこともしばしば経験することです）。この初期の見立てを重視しないと，対応が後手に回ってしまうことがあります。

　そして問題と方針を十分に見立てるためには，病歴と生活歴，現在の生活背景を十分に確認する必要があります。特に，身体疾患の病歴や精神疾患の病歴は詳しく聴取し（終了，中断している情報も含め），それらが相互にどのようにかかわってきたかを意識する必要があります。

　精神科に継続通院している場合は，当該医療機関から診療情報提供書などで患者情報を把握する必要があります。また，身体疾患の現状や予後を身体科医から確認します。必要に応じて頭部の画像（CT，MRI，SPECTなど）や脳波の検査を行います。全身状態は，採血上の血算や生化学の情報（血糖，炎症所見，貧血，電解質異常など）や低酸素，妊娠状況などを確認します。

　さらに，内服や静脈内投与により使用されている薬剤の確認は必須です。特に，精神症状をきたす頻度の高い薬物（ステロイド，免疫抑制剤，抗コリン薬，オピオイドなど）や向精神薬と相互作用を惹起しうる薬物（エピネフリン，抗凝固薬，抗真菌薬など）は十分に注意すべきです。なお，現在使用されている向精神薬だけでなく，使用歴のある向精神薬とその効果の有無は問診で確認する必要があります。過去の使用時の効果の有無は，使用する向精神薬の選択の参考となります。

　精神症状の評価は，通常の精神医学的評価と大きく異なることはありません。ただ，CLPの場面では，とりわけせん妄と抑うつ状態，認知症を念頭に置いた評価を意識する必要があります。すなわち，通常の気分や知覚，思考（思路と内容の問題）だけでなく，意識の覚醒度，注意（集中，維持，転導），見当識，記憶（特に近時記憶，即時記憶）などの認知機能，会話（脱線，迂遠，まとまりの有無など）や，手指失認，左右失認，構語障害などの高次機能，そしてそれぞれの時間経過による変動の有無を確認していきます。

3. 児童と青年の コンサルテーション・リエゾン精神医学

(1) 児童と青年のCLP

　児童と青年（以下，児童と略します）は，精神的にも身体的にも発展途上であり，経験が乏しいことから，身体疾患にさらされ未知の環境下で治療を余儀なくされた場合，さまざまなストレス反応を呈することが予想されます。このような身体疾患への適応上の問題，すなわち身体疾患に関連する精神症状や精神的ストレスによる身体化症状（または両者）に対する評価と対応が，児童CLPの柱の一つです。そして，急性疾患だけでなく慢性疾患（悪性腫瘍や腎疾患など）の治療で入退院を繰り返している場合も児童CLPの重要な対象です。

　一方，児童のCLPのもう一つの柱として，自殺関連行動（自殺念慮や自傷行為，自殺企図など）の評価と対応があります。なかでも自殺企図の児童は総合病院の救命救急施設に搬送されるため，小児科医だけでなく，救命救急医や内科医，外傷を伴えば整形外科医や脳神経外科医らが当該児童の身体加療を担い，残された自殺関連行動の評価と対応は児童CLPの対象となります。

(2) 児童リエゾンの依頼理由と精神科医の役割

　児童のリエゾンでは，身体疾患に関連する精神症状の問題と自殺関連行動の評価は2大依頼理由と考えられています[6]。例えば，東海大学医学部付属病院精神科では，年間の身体科からの依頼のなかで5～10％が児童CLPの対象となります。当科でも児童CLPの依頼理由は，自殺関連行動の評価と身体疾患に関連する精神症状の評価と対応が中心でした。

　以上の理由により精神科へ依頼があった場合，精神科医は当該児童の精神医学的評価と対応の役割を担います。そして，この対応には環境調整だけでなく，精神療法やときに薬物療法も含まれます。もちろん，児童の精神療法と家族力動へのアプローチは切り離せないことから，児童CLPでは家族機能の評価と家族への対応も精神科医の役割の一つです。また精神科医には，患児を家族構成員の一員ととらえるだけでなく，患児に関連する医療スタッフ相互の力動関係も踏まえ，患児のメンタルケアの方向性を指南する役割も求められます。さらに，退院後の社会的支援のため，ソーシャルワーカーとともに地域の福祉や教育現場との環境調整を行います。

　なお，総合病院の成人CLPでは，一般CLPとは別に，サイコオンコロジー領域（緩和ケア領域），救急領域などがそれぞれ専門のCLP領域として臨床や研究が行われています。児童CLPもそれぞれの専門領域に分かれて対応できれば，よりきめ細やかな対応が可能となります。しかし，そのような専門化に対応できる人的資源を確保で

きないだけでなく，上記の児童CLPの頻度に鑑みれば，そのような専門化はむしろ非効率的であり，対医療費効果は乏しいと筆者は考えています[7]。

（3）児童CLPへの一般病棟での評価と対応

　他科からの依頼後，現病歴や既往歴，併存疾患，家族構成を確認することは当然ですが，とりわけ重要なことは，当該患児がどのような子かを把握することです。そのためには，子どもを家族の構成員と位置づけ，当該患児の生育歴を親から丁寧に確認する必要があります。

　その際，幼児期からの親子の営みと患児の思考習性や感情の言語表出の傾向を把握するとともに，認知特性や知能，これまでの対人関係，気分変動のパターン，そして現在の生活習慣行動レベルや学校や家庭での適応状況を確認します。さらに家族力動も考慮できると，入院を契機に家族が危機的状況に陥った際の対応に役立ちます。そして，生育歴を踏まえたうえで，初診時に当該患児の精神現症を評価します。この精神現症は，行動面，認知面，そして感情面に焦点を当て確認します。

　まず行動面は，生活習慣行動レベルが年齢相応かどうかを確認します。そして，対人関係の状況や多動・衝動性，習癖と興味，ストレス負荷時の行動習性などを確認します。次に認知面は，言語的コミュニケーションが年齢相応か，会話に食い違いなどの違和感を覚えないか，非言語的コミュニケーションに問題があるかなどを確認します。そして，知能レベルを学習状況から推測し，可能なら心理検査で確認します。最後に感情面は，現在の抑うつや躁状態，苛立ちや不機嫌，不安や恐怖などを評価します。

　入院中の精神現症の評価は，初診時に把握したふだんの患児との違いを確認していきます。そして，患児の精神現症は，患児からの問診だけでなく，親や看護師，主科の医師による日々の判断を念頭に置き評価します。特に感情の変化は，行動と認知に影響を及ぼすことから，入院中の精神現症の評価の中心となります。感情の変化は，表情，会話，活動性，機嫌，抑うつや高揚感，興味や集中，行動範囲，赤ちゃん返り，過剰な不安や恐怖，過剰な適応，睡眠状況，食欲，継続期間などを丁寧に評価していきます。

　一般的な対応として，患児には，対応できる内容や予定をわかる範囲で説明し提示します。また，患児の安定のため家族を支援する必要がありますが，一方で，家族が十分に機能して患児を支えている場合は，家族のじゃまをしないことも重要です。そして，患児が家族と過ごす時間を十分に確保すべきですが，一方で，家族に対して，病室内でできることとできないことを早い時期に明確にする必要があります。

　感情面が問題となっている場合，ストレス因子が明確であればそれに対応します。そして，身体疾患の急性期は，睡眠に対応し改善を待ちます。身体疾患の急性期を過ぎても，ほぼ1日中の抑うつ，苛立ち，不機嫌が1週間以上継続し改善傾向を認めな

い場合，精神科的問題と考えられます。苛立ちや不機嫌が目立つ，自殺念慮を認める，または食欲低下が著明な場合以外は，なるべく薬物を使用せずに対応します。なお，自閉スペクトラム症の患児には，当該患児の認知行動特性の特徴を細かく把握し，それに応じて対応します。

(4) 児童CLPへの救急現場での評価と対応

　自殺企図の児童は，総合病院の救命救急施設に搬送されるため，児童CLPの対象となります。救急現場での精神医学的対応は，蘇生室またはICUでの当該患児の安全な管理に主眼が置かれ，自殺再企図防止は，救急施設の受療終了後に精神科医が中心となり取り組みます。救急現場では退院後の道標をつけるために重要な判断が求められます。

　救急現場で自殺企図症例に行う精神医学的評価は，成人例の場合と大きく異ならず，以下が重要なポイントです[8]。

　最初の評価は，患児が自殺企図者か否かであり，この判断は極めて重要です。なぜなら，自殺企図か否かでその後の対応が異なるからです。したがって，自殺企図かどうかの判断は児童であれ躊躇することなく本人に直接聞きます。そして，自殺念慮に基づく身体損傷である場合は自殺企図と評価します。

　また，退院後の自殺再企図のリスクを判断する必要があります。特に青年期自殺の2大リスクファクターとして，精神障害と自殺企図歴があげられます。国際的にもわが国でも，青年期自殺者のほとんどに精神障害を認め，精神障害では男女ともに最も頻度が高いのはうつ病です[9][10]。一方，青年期自殺企図例の12％に自閉スペクトラム症を認め，際立った特徴を呈することから，特に男性の自殺企図例では自閉スペクトラム症の可能性を念頭に置く必要があります[11]。

　児童の場合，初発の自殺企図であることが多く，精神科通院歴がないのが一般的です[10]。したがって，再企図防止の最低限の道筋をつけるため，児童症例は可能であれば入院とします。入院の場合，スタッフの目の届く病床が望ましく，周囲から危険物を除去し，患児がベッドを離れる場合は必ず誰か同伴します。自殺企図後の児童への対応は，本人の話を聞き整理することを心がけますが，本人が語ろうとしない場合は無理に促す必要はありません。再企図防止には精神医学的な加療が必要ですが，児童症例では通院歴がない場合が多く，また児童症例に対応できる精神科は少ないため，ソーシャルワーカーや地域の保健所と早期に相談し受診先を決める必要があります。

　児童症例の場合，家族との面接がその後の再企図防止の道筋をつけるために重要となります。まず，家族から精神科通院歴や自殺企図歴，日常生活状況を確認します。この際，生育歴の確認は家族に対して極めて侵襲的な作業であり，退院後，担当医師と継続した治療関係を構築する予定がなければ詳細な確認は必要ありません。しかし促さなくても，養育歴を振り返り，混乱する家族に遭遇することがあります。その場

合，担当医は自殺の予測は極めて困難な旨を家族に伝え，退院後再企図防止につなげる道筋を提案します．いたずらに家族を責めることは厳に慎むべきです．

一方，退院後担当医の外来受診を予定する場合，入院を本人および家族との治療関係を構築する機会ととらえ，生育歴を詳細に確認し，当該自殺企図の直接の誘因のみならず，幼少期より患児の心の奥底に横たわってきた自殺の心理社会的準備因子[11)12)]の把握に努めます．

私たちは，青年期自殺企図例の再企図防止のためには，自殺準備因子を念頭に置いた治療的介入が必要と考えてきました[12)]．当院では，児童症例の場合，退院後は自施設の精神科受診となるケースが多く，身体加療のための入院を，本人および家族との治療関係の構築にする機会としてとらえています．

4. おわりに

本講では，一般のCLPについて概説するとともに，近年注目されつつある児童のCLPにも言及しました．成人であれ，児童であれ，身体科医からの依頼が端緒となり，当該患者をめぐるさまざまな医療従事者や家族，福祉関係者との連携が始まるのが一般的なCLPの形態です．一方で，中核となる確たるチームはあるものの，各施設のCLPは，患者群に応じて医療や福祉とのいくつもの緩やかなチームを構成します．

CLPは静的なシステムではなく，時代や地域，当該施設の需要に応じて形態を変容していく動的なシステムといえます．そしてそのシステムにおいて，指示や方向性を示すのは精神科医ですが，実際にチームの鍵となるのはケースマネージャー（医療現場では通常看護師やソーシャルワーカー）の存在です．総合病院を中心とした患者へのきめ細やかな対応が求められる以上，CLPの臨床上の重要性は今後も高まると考えられます．

【文 献】
1) 大西秀樹「コンサルテーション・リエゾン精神医学（CLP）」山内俊雄・小島卓也・倉知正佳・鹿島晴雄編『専門医をめざす人の精神医学（第3版）』医学書院，pp.576-578, 2011.
2) Kathol, R., Saravay, S. M., Lobo, A., Ormel, J., *Epidemiologic trends and costs of fragmentation*, Med Clin North Am, 90, pp.549-572, 2006.
3) 岸泰宏「コンサルテーション・リエゾン精神医学におけるアウトリーチならびに多職種介入の重要性」『臨床精神医学』第43巻6号，アークメディア，pp.853-858, 2014.
4) Wells, K. B., Golding, J. M., Burnam, M. A., *Psychiatric disorder in a sample of the general population with and without chronic medical conditions*, Am J Psychiatry, 145 (8), pp.976-981, 1988.
5) Kishi, Y., Meller, W. H., Kato, M., Thurber, S., Swigart, S. E., Okuyama, T., Mikami, K., Kathol, R. G., Hosaka, T., Aoki, T., *A comparison of psychiatric consultation-liaison services between hospitals in the United States and Japan*, Psychosomatics, 48 (6), pp.517-522, 2007.
6) Shaw, R. J., DeMaso, D. R., *Textbook of Pediatric Psychosomatic Medicine*, American Psychiatric

Publishing, 2010.
7）三上克央「小児医療とリエゾン精神医学」『精神医学』第57巻4号，医学書院，pp.451-457, 2015.
8）大塚耕太郎「自殺未遂患者への対応」日本臨床救急医学会「自殺企図のケアに関する検討委員会」編，日本臨床救急医学会監『救急医療における精神症状評価と初期診療PEECガイドブック——チーム医療の視点からの対応のために』へるす出版，2012.
9）Gould, M. S., Greenberg, T., Velting, D. M., et al. *Youth suicide risk and preventive interventions : a review of the past 10 years*, J Am Acad Child Adolesc Psychiatry, 42（4），pp.386-405, 2003.
10）三上克央・猪股誠二・早川典義ほか「思春期における自殺企図の臨床的検討——入院を必要とした症例を中心に」『精神医学』第48巻11号，医学書院，pp.1199-1206, 2006.
11）Mikami, K., Inomata, S., Hayakawa, N., et al. *Frequency and clinical features of pervasive developmental disorder in adolescent suicide attempts*, Gen Hosp Psychiatry, 31（2），pp.163-166, 2009.
12）三上克央・岸泰宏・松本英夫「思春期における自殺企図の1例——背景となった心理・社会的準備因子の認識と介入の重要性を中心に」『精神医学』第48巻3号，医学書院，pp.331-338, 2006.

さらに学習したい方への読書ガイド

❶山本賢司『精神科領域のチーム医療実践マニュアル』新興医学出版社，2016.
❷日本臨床救急医学会監修，日本臨床救急医学会「自殺企図者のケアに関する検討委員会」編集『救急医療における精神症状評価と初期診療PEECガイドブック―チーム医療の視点からの対応のために』へるす出版，2012.
❸日本総合病院精神医学がん対策委員会監修，小川朝夫・内富庸介編集『精神腫瘍学クリニカルエッセンス』創造出版，2012.

講義 22 司法精神医学

安藤久美子 ● 聖マリアンナ医科大学

1. はじめに

司法精神医学 (forensic psychiatry) とは，精神医学のなかのサブスペシャリティで，応用精神医学の分野に位置づけられています。その中核としては，裁判などの司法に関連した精神医学の領域を指しますが，広義には法律と精神医学や精神保健・福祉の関連した分野，すなわち，法・精神医学 (legal psychiatry) を含めた領域をいいます。

司法精神医学はより学問的領域にある分野であるかのように思われるかもしれませんが，実際には臨床現場とも密接に関連しています。その背景には精神医療そのものがさまざまな法律に囲まれたなかで行われているからです。

そこで本講では，司法精神医学の中核となる司法領域と精神医学の接点から，日常臨床における法的判断までを広く概説します。

2. 司法領域における精神医学

(1) 刑事司法システム

刑法とは，重大な法益（法で守るべき利益）を侵害する行為を犯罪として規定し，その犯罪の成立要件や，犯罪を実行した場合に科される刑罰の量について定めた法律です。刑法に触れる行為を行った者は，通常は，逮捕，起訴され，裁判を受けます。裁判によって有罪が確定した場合には，刑罰の対象となり，その後の処遇が決定されます（図22-Ⅰ）。

A. 責任と刑罰

刑法では行為者が違法行為をしたことについて，その責任を問うことができない場合についても規定されています。

具体的には心神喪失者等に関して規定した刑法第39条と刑事責任年齢を規定した刑法第41条があげられます。刑法第39条では「心神喪失者の行為はこれを罰せず，また，心神耗弱者の行為は，その刑を減軽する」と規定されており，刑法第41条では「14歳に満たない者の行為は，罰しない」と定められています。

すなわち，何らかの理由で判断能力が通常と比較して著しく低下，ないし失っていたり，14歳未満の者（刑事未成年者）に対しては，その行為を非難したり，その責任を問うために刑罰を科したりすることができないとされています。

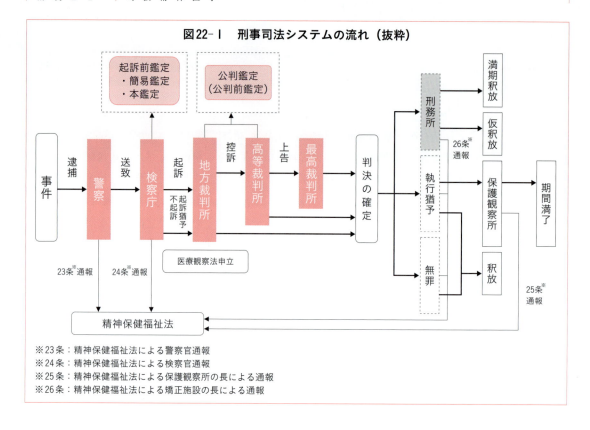

図22-1 刑事司法システムの流れ（抜粋）

※23条：精神保健福祉法による警察官通報
※24条：精神保健福祉法による検察官通報
※25条：精神保健福祉法による保護観察所の長による通報
※26条：精神保健福祉法による矯正施設の長による通報

B. 刑事責任能力 ── 心神喪失と心神耗弱

　刑法第39条にある「心神喪失」と「心神耗弱」の定義については，条文のなかでは明確には示されていません。実際には1931（昭和6）年の大審院判決等に示されている次のような内容に則って判断されています。

〈心神喪失〉
　心神喪失とは，精神の障害により，事物の理非善悪を判断する能力（弁識能力）ないし，その弁識に従って行動する能力（制御能力）が失われた状態をいいます。

〈心神耗弱〉
　心神耗弱とは，精神の障害により，事物の理非善悪を判断する能力（弁識能力）ないし，その弁識に従って行動する能力（制御能力）が失うまでは至らないものの著しく減退している状態をいいます。

　すなわち，刑法学上では，刑事責任能力は，精神の障害の有無に関する医学的要素と，①物事の善悪や不法性を判断したり（弁識能力），②その判断に従って行動する能力（制御能力）という心理学的要素に分けて判断されています。こうした要素に基づいて検討した結果，心神喪失，すなわち行為に対する「責任能力がない」と判断された場合には無罪となり処罰されず，心神耗弱と判断された場合には減刑されること

になります。

C. 精神鑑定

　法律家が，司法システムの過程でさまざまな法的判断を行うにあたって，専門家に知識の補充を求める手続きを「鑑定」といい，例えば法医学鑑定やDNA鑑定，筆跡鑑定などがあります。なかでも上述したような責任能力について，精神医学および心理学的関連から判断することを「精神鑑定」といいます。

　鑑定人の資格については特に法律では定められていませんが，学識経験があること，公正・中立な立場にあること，ある程度の法律的知識をもち，精神鑑定の経験があることなどが求められ，多くの場合は精神科医が行います。

D. 精神鑑定の種類

　精神鑑定にはいくつかの種類があります（**表22-1**）。

　まず，検察官がその事件を起訴するかどうかを判断する際の参考として行われる鑑定があり，これを起訴前鑑定といいます。起訴前鑑定には，通常の勾留期間中に任意捜査の一環として半日～数日間で行われる「簡易鑑定」と，通常2～3か月程度の鑑定留置期間を別途設けて行われる「起訴前本鑑定」があります。

　そして，検察によって起訴された後に，裁判所の判断によって行われる鑑定を公判鑑定といいます。2009（平成21）年に裁判員制度が施行されてからは，公判前の整理手続きのなかで精神鑑定が行われることもあり，これを公判前鑑定と呼んで区別することもあります（裁判員の参加する刑事裁判に関する法律の条文から「50条鑑定」と呼ばれることもあります）。

表22-1　刑事司法システムにおける精神鑑定の分類

起訴前鑑定	検察官の依頼・嘱託によって行われる（刑事訴訟法第223条)	
	簡易鑑定	任意捜査の一環として，被疑者の同意のもと行う 検察庁内や病院の診察室などで数時間程度の診察後，半日（～数日）以内に書面にして提出する
	起訴前本鑑定	被疑者の同意は不要で，2～3か月の期間をかけて行う 実務は公判での正式鑑定と同様であるが，鑑定人の宣誓はない
公判鑑定 （公判前鑑定）	裁判官の命令によって行われる（刑事訴訟法第165条，第179条)	
	鑑定期間は2（～3）か月程度で，被告人を鑑定留置して行う 鑑定人は宣誓を行い，鑑定拒否や虚偽鑑定などがあった場合には過料・刑罰などが科されることになる	

また，一般的に刑事事件における精神鑑定といえば，犯行時の責任能力について精査する作業を指しますが，基本的に責任能力には問題がない事件であっても，量刑や処遇の判断にあたって考慮すべき諸事情を確認する必要がある場合には情状鑑定といって，被鑑定人の知能，性格，成育環境や事件の動機，心理状態などを精査することを目的とした鑑定が行われることもあります。

(2) 医療観察法制度における鑑定（治療必要性に関する鑑定）

医療観察法では，治療の必要性に関する精神鑑定を行うことが規定されています。裁判所は対象者を指定した病院に鑑定入院させ，原則2か月，最長3か月の期間をかけて鑑定を行います。

A. 医療観察法

医療観察法は，正式名称を「心神喪失等の状態で重大な他害行為を行った者の医療及び観察等に関する法律」といいます（2005（平成17）年7月15日施行）。

この法律では，殺人・放火・強盗・強制性交等・強制わいせつ・傷害にあたる重大な他害行為（これを対象行為という）を行った際に，心神喪失もしくは心神耗弱の状態であったと認められ不起訴となった者，あるいは無罪または刑の減軽を受け実刑とならなかった者（これを対象者という）に対して，必要な医療を提供し，円滑な社会復帰を促進することを目的として規定されています。

なお，これまでは「強姦」という罪名が使用されてきましたが，刑法の一部を改正する法律（2017（平成29）年7月13日施行）にしたがい，「強制性交等」に改められました。

B. 医療観察法における処遇の流れ

検察官は，心神喪失等を理由に無罪や不起訴等になった者については，地方裁判所に医療観察法の申立てを行わなければなりません（図22-2）。

申立てを受けた地方裁判所は，裁判官と精神保健審判員（一定の基準を満たした精神科医）からなる合議体を形成し，前記の医療の必要性に関する精神鑑定を命令します。そして精神鑑定の結果および参与員（精神保健福祉士）らの意見を参考にしたり，対象者の生活環境や医療の継続性を支援する法務省保護観察所所属の社会復帰調整官からも具体的な情報を得たうえで，対象者の適切な処遇と治療の必要性に関して決定します。

審判の結果，治療の必要性が判断された場合には，全国に指定された指定入院医療機関または指定通院医療機関において専門的な治療を受けることになります。入院による治療期間は明確には定められていませんが，おおむね18か月を目安とした処遇が行われています。一方で通院による治療については，医療観察法第44条により3年をいちおうの期限としており，延長が認められた場合でも最長で5年間と定められています。

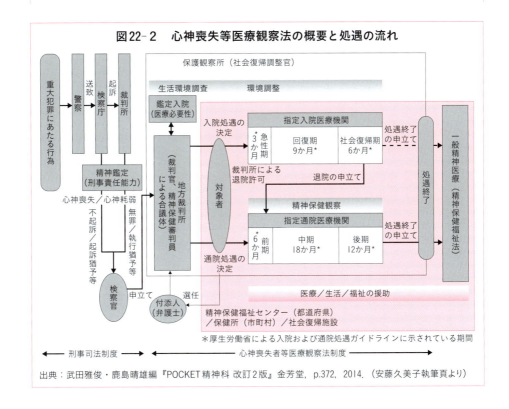

図22-2 心神喪失等医療観察法の概要と処遇の流れ

出典：武田雅俊・鹿島晴雄編『POCKET精神科 改訂2版』金芳堂，p.372，2014．（安藤久美子執筆頁より）

(3) 少年事件

少年とは「20歳に満たない者」（少年法第2条第1項）と定義されており，少年事件とは20歳に満たない者が犯した事件を指します。20歳未満の少年が犯罪行為を行った場合には，成人の刑事訴訟とは異なり，少年法に基づいて手続きが進められ，原則として，成人と同様の刑事処分ではなく，家庭裁判所によって少年の保護更生のための処置が下されるよう規定されています。

A. 少年法の理念

少年法の基本理念は保護主義です。適切な養育を受けられずに非行を犯した少年に対しては，国が親に代わって少年を保護しようという国親思想（パレンス・パトリエ）の概念を基盤としています。

B. 適用年齢と非行の種類

少年法の適用年齢は，基本的には14歳以上20歳未満とされており，14歳未満の場合には児童福祉法（18歳未満）が優先されて適用されます。一方で，少年法では，非行のある少年を次の三つに分類しており，刑法上の責任年齢等に限らず，「非行を

早期に発見し，非行性を早期に治療すべきである」という理念のもと，より広い年齢の少年を扱っています。

- 犯罪少年：14歳以上20歳未満で，罪を犯した少年
- 触法少年：14歳に満たないで，刑罰法令に触れる行為をした少年
- 虞犯少年：20歳未満の少年で，特定の事由があって，その性格または環境に照らして，将来，罪を犯し，または刑罰法令に触れる行為をするおそれのある少年

したがって，少年の処遇を決定するにあたっては，年齢や非行の種類等によって少年法と児童福祉法が選択されて適用されることになります。

C. 少年法の改正

現行の少年法は1948（昭和23）年に米国の少年犯罪法をもとに改正され，1949（昭和24）年から施行されてきました。しかし，1990（平成2）年以降の少年による凶悪事件の増加や犯罪の低年齢化などの指摘を受けて，2000（平成12）年，2007（平成19）年，2014（平成26）年にいくつかの点において改正が行われてきました。

具体的には，刑事処分可能な年齢を16歳から14歳に引き下げ，死亡事件においては原則検察官送致としました。また，少年院送致の下限年齢を14歳からおおむね12歳に引き下げたり，保護観察中に遵守事項を守らない少年に対しては少年院への収容も可能となりました。さらには少年の不定期刑および有期刑の引上げが行われたことで，厳罰化の動きも指摘されています。しかし，これらはいずれも下限を設けたものではないため，裁判所による量刑の選択肢が広がり，少年の特性に応じた適切な量刑を行うことができるようになったという見方もあります。

D. 少年事件の法的手続き

少年が警察に逮捕されると警察あるいは検察による捜査を経て，家庭裁判所に送致されます（少年法第3条）（図22-3）。家庭裁判所に送られた少年は，必要に応じて観護措置がとられ（少年法第17条第1項），少年鑑別所に収容されて医学，心理学，教育学，社会学などの多角的観点から調査が行われます。

家庭裁判所における少年審判は，懇切を旨として，和やかに行うべきこと（少年法第22条第1項）とされており，少年の要保護性を軸に判断されます。審判の結果，保護処分が決定すれば，保護観察，児童自立支援施設等への送致，少年院送致などの措置がとられ，少年の健全な育成を図るための教育が行われます。

（4）民事司法における精神鑑定

民事事件における精神鑑定のなかで最も多く行われているのは，成年後見制度による意思能力の鑑定です。そのほかにも，遺言能力，精神的損害の程度など多様な評価が事件ごとに求められます。

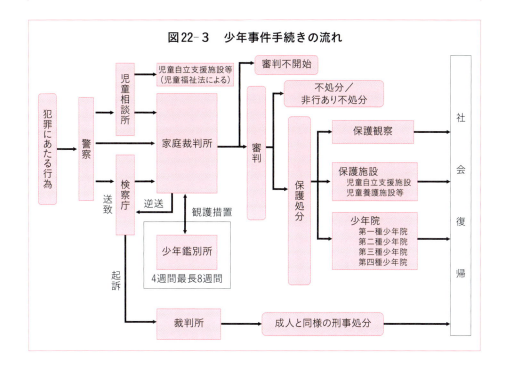

図22-3　少年事件手続きの流れ

A. 成年後見制度

　成年後見制度とは，知的障害，精神疾患，認知症などの精神医学的理由により，判断能力が十分でない者が不利益を被らないよう保護し，支援することを目的とした制度です。

　本制度が施行される以前にも禁治産・準禁治産制度がありましたが，その対象が重い精神の障害がある者などに限定されていたことや，禁治産，準禁治産の認定を受けた場合には，それが戸籍にも記載されることなど，いくつかの問題が指摘されてきた結果，2000（平成12）年に成年後見制度に改正されました。

　成年後見制度は法定後見制度と任意後見制度の二つに分けられます。法定後見制度では，家庭裁判所が本人の意思能力の程度によって「後見」「保佐」「補助」の三つの段階から後見人を選任し，代理で行える法的行為の範囲を定めています。後見人となった者は，具体的には，不動産や預貯金などの財産を管理したり，身の回りの世話のために介護サービスや施設への入所に関する契約を結んだり，遺産分割の協議をしたりする際の支援を行います。

B. 成年後見制度における鑑定

　成年後見制度の鑑定では「精神上の障害により事理を弁識する能力」を評価することになります。法文上はその能力を「欠く常況にある者」は後見，「著しく不十分で

ある者」は保佐，「不十分である者」は補助とされています。

　ガイドラインによれば，こうした能力は実質的には「自らの財産を管理，処分すること」をみるので，それが自分ではできなければ後見，常に援助が必要であれば保佐，援助が必要であれば補助にあたるとされています。また，重要な財産行為が自分ではできないのであれば保佐か後見相当であり，そのうち日常生活に関する行為もできないのであれば後見相当であるとされています。

C．その他の民事鑑定

　過去の契約行為時や遺言書作成時の意思能力を遡及的に評価する鑑定，不法行為に関する損害賠償請求事件において被告の行為時の責任能力を評価する鑑定，被害者や被災者の精神的損害の査定のための鑑定，離婚事由としての精神障害に関する鑑定など多岐にわたります。鑑定人としてはその要請をよく理解することが重要です。

(5) 精神保健福祉法

　精神保健福祉法（精神保健及び精神障害者福祉に関する法律）とは，わが国の精神医療および精神保健福祉等に関して定められた法律です。国民の精神的健康の保持とともに，精神障害者の人権に配慮し，福祉や社会復帰支援の充実が図られることを目的としています。

A．対象

　精神保健福祉法の対象とする精神障害者は，統合失調症，精神作用物質による急性中毒またはその依存症，知的障害，精神病質そのほかの精神疾患を有する者とされています（精神保健福祉法第5条）。

B．精神障害者の保護等の申請および通報

　精神障害者の医療や保護に関する申請および通報に関しては，精神保健福祉法第22条から第26条に規定されています。これらは，医療および保護のために入院させなければ，精神障害のために自身を傷つけ，または他人に害を及ぼすおそれのある精神障害者を精神保健指定医の診察の結果により保護し，医療を受けさせ自傷他害の行為を防ぐことを目的としたものです。

　申請および通報の種類は**表22-2**のように分類されています。

C．精神保健指定医

　精神保健指定医とは，厚生労働大臣が指定する国家資格です。特に人権上適切な配慮を必要とする精神科医療において，精神保健福祉法に基づいて精神障害者の措置入院・医療保護入院・行動制限の要否判断などの職務を行います。

表22-2 精神障害者の医療や保護に関する申請および通報の種類

通報の主体	法	申請方法
一般人	第22条	誰でも通常人として，自傷他害のおそれのある者の医療保護を，最寄りの保健所長を経て都道府県知事に申請することができる。 ただし，文書での申請が必要で，虚偽の場合には罰則がある。
警察官	第23条	職務を執行するに当たり，異常な挙動その他周囲の事情から判断して，精神障害のために自身を傷つけ又は他人に害を及ぼすおそれがあると認められる者を発見したときは，直ちに，その旨を最寄りの保健所長を経て都道府県知事に通報しなければならない。
検察官	第24条	精神障害者又はその疑いのある被疑者又は被告人について，不起訴処分をしたとき，又は裁判（懲役若しくは禁錮の刑を言い渡し，その刑の全部の執行猶予の言渡しをせず，又は拘留の刑を言い渡す裁判を除く。）が確定したときは，速やかに，その旨を都道府県知事に通報しなければならない。
保護観察所の長による通報	第25条	保護観察に付されている者が精神障害者又はその疑いのある者であることを知ったときは，都道府県知事に通報しなければならない。
矯正施設の長による通報	第26条	精神障害者又はその疑のある収容者を釈放，退院又は退所させようとするときは，あらかじめ，1．本人の帰住地，氏名，性別及び生年月日，2．症状の概要，3．釈放，退院又は退所の年月日，4．引取人の住所及び氏名を，本人の帰住地の都道府県知事に通報しなければならない。
精神科病院の管理者の届出	第26条の2	入院中の精神障害者であって，第29条第1項の要件に該当すると認められるものから退院の申出があったときは，直ちに，その旨を，最寄りの保健所長を経て都道府県知事に届け出なければならない。
心神喪失等の状態で重大な他害行為を行った者に係る通報	第26条の3	医療観察法指定通院医療機関の管理者及び保護観察所の長は，同法の対象者であって，指定入院医療機関に入院していないものがその精神障害のために自身を傷つけ又は他人に害を及ぼすおそれがあると認めたときは，直ちに，その旨を，最寄りの保健所長を経て都道府県知事に通報しなければならない。

申請にあたっては一定の臨床経験や指定された研修の受講などの所定の要件を満たす必要があり，定期的な研修の受講等が義務づけられています。

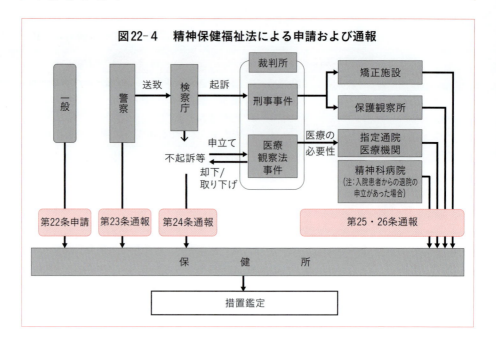

図22-4　精神保健福祉法による申請および通報

D. 精神保健福祉法による入院形態

1）任意入院（第20条および第21条）

　任意入院は，患者本人の意思により入院に同意して行われる入院形態を指します。精神保健指定医による診察の必要はなく，退院についても，精神科病院の管理者は本人の申出によりいつでも退院させなければなりません。

2）医療保護入院（第33条）

　精神保健指定医による診察の結果，精神障害者であり，かつ，医療および保護のために入院による治療が必要であり，かつ患者は自身の精神障害のためにその医療の必要性について理解していないような場合に，その家族等（配偶者，親権者，扶養義務者，後見人または保佐人。該当者がいない場合等は，市町村長）のうちいずれかの者の同意があるときは本人の同意がなくとも，その者を入院させることができます。

　医療保護入院が行われた場合には，精神科病院の管理者に対して，医療保護入院者の退院後の生活環境に関する相談および指導を行う者（精神保健福祉士等）の設置（第33条の4），地域援助事業者（入院者本人や家族からの相談に応じ必要な情報提供等を行う相談支援事業者等）との連携（第33条の5），退院促進のための体制整備（第33条の6）を義務づけています。

3）応急入院（第33条の7）

　医療保護入院と同様に，ただちに入院させなければその者の医療および保護を図るうえで著しく支障があると認められる精神障害者で，患者本人や家族等からの同意が

得られないような場合には，精神保健指定医の診察により，72時間に限り応急入院させることができます。また，緊急その他やむを得ない理由があるときには精神保健指定医の診察に代え，特定医師による診察によっても12時間までの応急入院が可能とされています。

4）措置入院（第29条）

第27条の規定による2人以上の精神保健指定医による診断の結果，その診察を受けた者が精神障害者であり，かつ，医療および保護のために入院させなければその精神障害のために自身を傷つけまたは他人に害を及ぼすおそれがあると認めたときは，都道府県知事はその者を国等の設置した精神科病院または指定病院に入院させることができます。この入院形態を措置入院といいます。

ただし，患者の病状が突発的に増悪し，通常の措置入院の手続きを行う時間的余裕がない場合には，72時間に限り指定医1名の診察の結果に基づいて緊急措置入院させることができます（第29条の2）。

E．入院中の処遇等

精神病院の管理者は入院中の者の医療または保護に欠くことのできない限度において，その行動について必要な制限を行うことができます（第36条）。ただし，信書の発受や行政機関の職員との面会などについては制限できません。

入院中に隔離や身体拘束などの行動制限を行う場合には，精神保健指定医が診察のうえ指示を行い，行動制限の内容や理由，症状，開始した年月日時刻，精神保健指定医の氏名を診療録に記載することや，1日1回以上の頻回の診察を行うことなどが細かく規定されています。

また，精神科病院の管理者は，指定医による診察の結果に基づいて，措置入院者や医療保護入院者の症状等を定期的に都道府県知事に報告することが義務づけられています（第38条の2）。

F．入院措置の解除（第29条の4）

精神保健指定医による診察の結果，「自傷他害のおそれ」が消失したと認められる場合には，ただちに都道府県知事等はその者を退院させなければなりません。同時にまた，病院管理者は上記の如く病状の消失をみた際にはその病状等について最寄りの保健所長を経て都道府県知事に届け出るよう義務づけられています（第29条の5）。

G．地方精神保健福祉審議会（第9条）および精神医療審査会（第12条）

都道府県は精神医療審査会を設置し，精神科病院の管理者からの医療保護入院の届出や措置入院患者等の定期病状報告の審査や，入院患者やその保護者等による退院請求や処遇改善請求に対する応諾の可否等の審査等を行わせます（第38条の3，第38

条の5）。

　都道府県は，精神保健および精神障害者の福祉に関する事項を調査審議させるため，条例で，精神保健福祉に関する審議会を置くことができます。

H. 精神障害者保健福祉手帳

　精神障害者（知的障害者を除く）は，その居住地（居住地を有しないときは，その現在地）の都道府県知事に精神障害者保健福祉手帳の交付を申請することができます。

　都道府県知事は，申請者が政令で定める精神障害の状態にあると認めたときは，申請者に精神障害者保健福祉手帳を交付しなければなりません（第45条）。

I. 精神保健福祉センター

　都道府県は，精神保健の向上および精神障害者の福祉の増進を図るため，精神障害に関する相談や知識の普及等を行う，精神保健福祉センターを設置することとされています（第6条）。

　都道府県・市町村は，精神保健福祉士そのほか政令で定める資格を有する者のうちから，都道府県知事または市町村長が任命して，精神障害者の福祉に関する相談に応じたり，精神障害者およびその家族等を訪問して指導を行うための職員（精神保健福祉相談員）を置き（第48条），精神障害者の福祉や社会復帰支援の充実を図っています。

3. おわりに

　近年，社会の高齢化や精神科医療の適正化，精神障害者の自立支援の促進などの観点から，精神医療や福祉分野における法的課題の重要性が増しています。また，裁判員制度の導入により，一般市民が刑事事件や被告人の責任能力の判断にも関与するようになりました。こうして意識してみてみると，司法と社会生活は密接な関係にあり，私たちの安全な社会生活は適正な法的判断の積み重ねにより守られているといえるでしょう。

さらに学習したい方への読書ガイド

❶武田雅俊・鹿島晴雄編『POCKET精神科 改訂2版』金芳堂，2014.
❷日本精神神経学会教育問題委員会司法精神医学作業部会編『臨床医のための司法精神医学入門』新興医学出版社，2013.
❸安藤久美子『精神鑑定への誘い —— 精神鑑定を行う人のために，精神鑑定を学びたい人のために』星和書店，2016.

講義 23 精神科医療と関連法規

新保祐光 ● 大正大学

1. はじめに

　この講義では，精神科医療にかかわる専門職が知っておくべき関連法規について概要を説明していきます。大きく分けると四つになります。

　一つめは医療全体にかかわる法律です。具体的には，医療の提供体制について定めた医療法，保険診療の内容と報酬について定めた診療報酬，医療にかかわる専門職の役割に関する法律（医師法，保健師助産師看護師法など）について説明します。

　二つめは，精神科医療機関で特別に認められている行動制限にかかわる法律です。行動制限は，慎重かつ最小限に行わなければなりません。その内容について，精神保健及び精神障害者福祉に関する法律（精神保健福祉法）第36条，第37条，関連する通知に基づいて説明します。

　三つめは福祉にかかわる法律です。精神科疾患は，病気と障害が共にあらわれます。そのため医療だけでなく福祉にかかわる法律の知識も大切です。特に近年，障害者関連のわが国の法整備が，国連の障害者権利条約批准（承認は2014年）のために活発に行われましたので，それらの法律について説明します。また18歳未満を対象にした児童福祉法の理解も重要です。近年の法改正では18歳未満の障害者（児）への対応や，虐待児への対応などが改正されており，その知識も必要となります。

　最後に所得保障の一つとしての障害年金についても説明します。なお適切な医療と保護に関して定めた精神保健福祉法の一部と，心神喪失の状態で重大な他害行為を行った者を対象として，適切な医療と保護を提供することを目的とした法律である「心神喪失等の状態で重大な他害行為を行った者の医療及び観察等に関する法律」（医療観察法）については第22講にありますので，そちらを参照ください。

2. 医療全体にかかわる法律

（1）医療法

　医療法は，医療の提供体制にかかわることを定めています。

　主な内容は，医療を受ける者の安全と適切な選択にかかわる規定，建物および職員数などを定めた医療機関の施設基準にかかわる規定，地域医療計画なども含めた医療の提供体制にかかわる規定，医療機関における勤務環境，医療法人の基準などの規定です。

　近年の医療法改正では，良質かつ適切で効率的な医療の提供と，切れ目のない医療・

保健・福祉サービスが強調されています。そのために医療機関の機能分化，地域医療の質向上を目指した医療・保健・福祉サービスの有機的な連携が推進されています。医療にかかわる専門職は，関係諸機関の機能を適切に理解し，患者一人ひとりに応じた有機的な連携に貢献することが求められます。

　また，第5次医療法改正時（2007（平成19）年）に，今後重点的に対策をとるべきであり，医療計画に明示し医療連携体制を構築すべき対象として，4疾患（がん，脳卒中，急性心筋梗塞，糖尿病）5事業（救急医療，災害時における医療，へき地の医療，周産期の医療，小児医療）が示されましたが，その後の第6次医療法改正（2015（平成27）年）では，近年の精神科医療のニーズの高まりが反映され，重点的に対策を講じる4疾患に精神疾患が加わり，5疾患となりました。

(2) 診療報酬

　保険診療の内容と報酬について定めています。

　報酬は点数で表記されており，保険診療では1点を10円で計算します。医療行為を実施した分を足し算していく「出来高制」が基本です。ただし近年は，根拠に基づく医療に関する成果の蓄積（標準的な医療とは何か）や，社会保障費の効率的な利用の推進などの影響もあり，疾患や病床機能ごとに報酬が定額である「包括払い制」も増えてきました。「出来高制」の場合も，医療機関が診療報酬請求をする際，診療の内容を審査支払い機関がチェックする仕組みがありますので，現在の医療にかかわる知識に基づいた，適切な医療が行われています。

　医療にかかわる知識，技術の発展などを迅速に反映させる意図から，診療報酬は2年ごとに改定されます。このなかでは医師による医療行為だけでなく，入院料や薬価，治療材料なども含め医業全体の報酬を示しています。また医師以外の医療関連専門職の実践である，生活技能訓練，心理検査，退院支援計画や，精神科退院指導料などの関連専門職によるチーム医療も診療報酬として評価されているものがあります。各専門職は，それぞれの専門職実践が診療報酬としてどのように反映されているかを知ったうえで，その対価に見合うべき専門職実践を自覚する必要があります。

(3) 医療にかかわる各専門職を規定する法律
　　（医師法，保健師助産師看護師法など）

　各専門職を規定する法律が重要となるのは，医療にかかわる専門職実践は業務独占の部分があることに注意が必要だからです。業務独占とは，特定の業務については定められた資格をもつ者しかその業務を行えないというものです。

　例えば，医師法には医業が医師の業務独占として規定されており，医師以外の者が行えば罰則があります。そのため多くの医療にかかわる専門職は，医師の指示に従うことになります。看護師も「傷病者若しくはじょく婦に対する療養上の世話又は診療

の補助」(保健師助産師看護師法第5条)を業務独占としています。各専門職の業務の範囲は,各専門職を規定する法律に述べられています。自分自身の業務と各専門職の業務の範囲について正しい理解をしていることは,良質なチーム医療を行う前提であり,また自身を守ることになります。

また,専門職の資格のなかには,資格がなくてもその業務に従事することはできるが資格取得者のみ特定の資格名称を名乗ることができる名称独占の専門職もあります。精神科医療にかかわる領域では,保健師,理学療法士,作業療法士,精神保健福祉士等があげられます。

3. 精神科病院における患者の処遇等にかかわる法律(精神保健福祉法第5章第4節)

(1) 精神科病院における行動制限

精神科病院の管理者は,法律で定められた内容に従い入院中の精神障害者の行動制限ができます(精神保健福祉法第36条)。ただしこれは,このあと説明する障害者権利条約第14条で「いかなる場合においても自由の剥奪が障害の存在によって正当化されないこと」とあるように,すべての患者が自由であることが前提であり,症状および障害に応じた適切な医療または必要な保護のためだけに認められるものです。

そのため行動制限については,厚生労働大臣が定める基準(精神保健福祉法第37条)の基本理念において「患者の個人としての尊厳の尊重」「適切な医療の確保」「患者にできる限り説明」「患者の症状に応じて最も制限の少ない方法」を示し,患者の人権に配慮された慎重な判断に基づく実施を求めています。

(2) 行動制限を行う場合の条件

行動制限を行う場合には,①必ず医師の判断に基づき,②法律で定められた内容を診療録に記載し,③その制限の内容と理由について患者だけでなく家族および関係者にできる限り詳細な説明をすることが求められています。

また診療報酬のなかで,医療保護入院等診療料を算定する病院(行動制限を行える病床がある病院:第22講参照)には,行動制限を適正かつ最小化するための委員会の設置と,行動制限の一覧性のある台帳の整備を義務づけ,行動制限に関するチェックをする仕組みを定めています。

(3) 行動制限の具体的内容

a. 通信・面会の制限

通信・面会が制限されることがあります。ただし信書の発受[注1]と,告示で定める

人物との電話[注2]および面会[注3]は制限できません。そのため，閉鎖病棟を含むすべての患者が自由に利用可能な電話機の設置と，人権擁護にかかわる主管部局等の電話番号の掲示が遵守事項として定められています。

b．隔離・身体拘束

　隔離とは，内側から患者の意志によって外へ出ることができない部屋へ一人だけ入室させることです。12時間を超える隔離は精神保健指定医が認めた場合しかできません。隔離中は診察に加え注意深い臨床的観察や衛生面の確保が遵守事項として求められ，診療録には開始と解除の日時等の必要事項を記載しなければなりません。

　身体拘束とは，衣類または綿入り帯等を使用して，一時的に当該患者の身体を拘束し，その運動を抑制することです。これも精神保健指定医が判断した場合のみの実施となります。これも頻回な診察，臨床的観察が必要となり，また，身体拘束に使用する衣類や道具は身体の安全に特別に配慮されたものである必要があります。

c．任意入院患者の開放処遇の原則の制限

　任意入院患者は，夜間を除き本人の求めに応じ自由に出入りが可能であるという開放処遇が原則です。しかし，この開放処遇を制限する場合があります。これは医師の判断によってなされますが，その旨を文書で告知したうえで，おおむね72時間以内に精神保健指定医による当該患者の診察が必要となります。そのうえで診療録に制限の理由や開始，解除日時の記載をしなければなりません。

（4）実地指導について

　行動制限は，上記のように人権に配慮したうえで必要最低限でしか認められないはずです。しかし，不必要な隔離による人権侵害や不適切な身体拘束による死亡事件などが少なからず起きました。そのため「精神科病院に対する指導監督等の徹底について」が厚生労働省より通知として発出されています。

　その指導監督の具体的手段の一つに実地指導があります。この実地指導は，病院間で指摘内容に格差が出ないように，都道府県および指定都市において実施要項を作成することが求められています。原則として都道府県および指定都市精神保健福祉担当部局職員，保健所精神保健福祉担当職員，精神保健指定医が同行し行われます。病院の管理にきわめて適正を欠く疑いがある場合には，国が直接行うこともあります。この実地指導は，一施設につき年1回以上行われます。

　指導項目は，医療法上の構造設備・人員配置に関することと，患者の行動制限につ

注1）刃物，薬物等の異物が同封されていると判断された受信信書は，患者自身が開封し，異物を取り出したうえで信書を患者に渡す。
注2）人権擁護にかかわる行政職員並びに患者の代理人である弁護士。
注3）人権擁護にかかわる行政職員並びに患者の代理人である弁護士または患者およびその家族等の依頼により患者の代理人になろうとする弁護士。

いてが中心です。このほかには人権への配慮，例えば患者の預かり金の管理が不適切であったり，男女混合病室などが指摘事項としてあがったこともありました。実地指導のうえで，著しく適当でないと認められる医療機関は，医療の提供の制限と医療機関名と共に指摘内容が公表される場合もあります。

4. 障害者にかかわる法律，条約

精神障害者にかかわる法律，条約について，**図23-1**にまとめました。そのなかでほかの章で触れられていない内容を中心に（1）〜（9）と数字をつけました。その数字順に説明をします。

（1）障害者権利条約

障害者権利条約は国際人権法に基づく国際条約であり，2002年からの8回にわたる議論を踏まえて2006年に国連総会で採択され，2008年に発効しました。

この条約は，「全ての障害者によるあらゆる人権及び基本的自由の完全かつ平等な享有を促進し，保護し，及び確保すること並びに障害者の固有の尊厳の尊重を促進することを目的」（第1条）として，障害者の権利の実現のための措置等を定めた条約

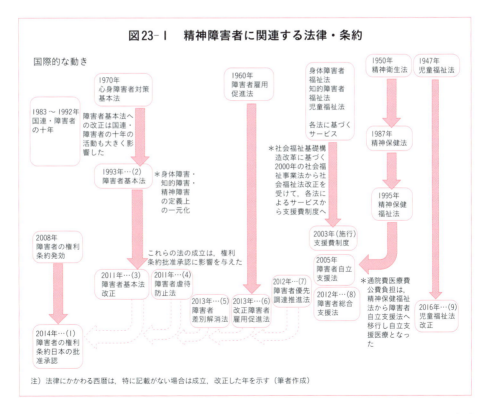

図23-1　精神障害者に関連する法律・条約

注）法律にかかわる西暦は，特に記載がない場合は成立，改正した年を示す（筆者作成）

です。本条約でいう障害者とは、「長期的な身体的、精神的、知的又は感覚的な機能障害であって、様々な障壁との相互作用により他の者との平等を基礎として社会に完全かつ効果的に参加することを妨げ得るものを有する者」(第1条)としています。

2016年の時点で166か国が締結しています。日本では後述する、(3)障害者基本法改正、(4)障害者虐待防止法成立、(5)障害者差別解消法成立、(6)障害者雇用促進法改正などを受けて十分な環境が整ったとして、2014年に条約批准が国連事務局によって承認されました。

このなかでは、批准国によって共有すべき言葉として「意思疎通」「言語」「障害に基づく差別」「合理的配慮」「ユニバーサルデザイン」を定義しています。

(2) 障害者基本法

「完全参加と平等」をテーマにした国連・障害者の十年の活動の影響を受け、1993（平成5）年に従来の心身障害者対策基本法が改正され、名称も障害者基本法に変更されました。この際に、精神障害者が障害者の定義のなかに明記されました。

これによって身体障害者、知的障害者、精神障害者の3障害の定義上の統一がされました。定義上の統一というのは、定義としては同じ障害者として位置づけられていましたが、サービスの根拠法や内容、企業の法定雇用率の算定条件など、3障害は決して現実的には同じ状況とはいえなかったためです。

(3) 障害者基本法改正

2011（平成23）年の改正で、障害者の定義がさらに拡大されることとなりました。具体的には、「身体障害、知的障害、精神障害（発達障害を含む。）その他の心身の機能の障害（以下「障害」と総称する。）がある者であつて、障害及び社会的障壁により継続的に日常生活又は社会生活に相当な制限を受ける状態にあるもの」(第2条)となり、発達障害者や難病患者等も障害者の定義のなかに含まれることとなりました。

(4) 障害者虐待の防止、障害者の養護者に対する支援等に関する法律（障害者虐待防止法）

障害者虐待防止法は、「障害者に対する虐待の禁止、国等の責務、障害者虐待を受けた障害者に対する保護及び自立の支援のための措置、養護者に対する支援のための措置等を定めることにより、障害者虐待の防止、養護者に対する支援等に関する施策を促進し、もって障害者の権利利益の擁護に資すること」(第1条)を目的としています。

虐待は、養護者、障害者福祉施設従事者等、使用者によって行われるとしており、虐待の類型としては、身体的虐待、ネグレクト、心理的虐待、性的虐待、経済的虐待があげられています。

虐待防止に関しては，地方自治体，障害者福祉施設等の設置者，使用者，それぞれの責務や，早期発見のための努力義務が示されました。例えば，責務を果たすための機関として「市町村障害者虐待防止センター」「都道府県障害者権利擁護センター」の設置が求められています。また虐待を発見した場合の発見者の通報義務も課せられました。

（5）障害を理由とする差別の解消の推進に関する法律（障害者差別解消法）

障害者差別解消法は，「障害を理由とする差別の解消の推進に関する基本的な事項や，国の行政機関，地方公共団体等及び民間事業者における障害を理由とする差別を解消するための措置などについて定めることによって，すべての国民が障害の有無によって分け隔てられることなく，相互に人格と個性を尊重し合いながら共生する社会の実現につなげること」（第1条）を目的としています。これは障害者基本法第4条の基本原則，差別の禁止に基づきます。

障害者差別の解消のための目標として次の三つがあげられています。①障害者に対して不当な差別的取扱い，権利侵害をしないこと（法的義務），②社会的障壁を取り除くための必要かつ合理的な配慮を行うこと（国は法的義務，地方自治体および事業者は努力義務），③前述の二つを実現するために国は，啓発，広報活動を行うこと，です。これらは，具体的な問題が生じたときの対応だけでなく，ふだんから差別のない社会を実現するための環境をつくることも含まれています。

そのための具体的な支援として，相談・紛争解決，地域における連携，啓発活動，情報収集等があげられています。

（6）障害者の雇用の促進等に関する法律（障害者雇用促進法）

この法律は，障害者の職業の安定を目指し雇用を促進することを定めた法律です。従来身体障害者が中心の法律でしたが，1997（平成9）年改正で知的障害者が法定雇用率の算定基準に加わり，2013（平成25）年改正では精神障害者も算定基準に加わることとなりました（2018（平成30）年から実施）。

法定雇用率とは，雇用する常用労働者に占める身体障害者・知的障害者・精神障害者の割合のことで，現在は**表23-1**に示す割合が目指されています。例えば，民間企業は法定雇用率が2％となっていますので，50人以上の従業員がいる会社には障害者を1人雇用する義務が発生します（法定雇用者数は小数点以下は切り捨てとなります。また，就業時間が週20時間以上30時間未満の場合は，0.5人と計算します）。ただし，この法定雇用率は，5年に一度見直されることとなっています。

この法定雇用率は，障害者雇用の重要な指標となっています。障害者雇用納付金制度のなかでは，法定雇用率を達成できなかった事業主には納付金の支払いを求め，反

表23-1　障害者雇用率

事業主区分	割合（％）
民間	2.0
国・地方公共団体	2.3
都道府県等教育委員会	2.2

対に所定の人数を超える場合には報奨金や助成を行っています。そうすることで法定雇用率の達成だけでなく，障害者雇用が促進される制度的枠組みとなっています。

また，この法律では，採用および就労時の差別の禁止，合理的配慮を求めています。これらの配慮に関する苦情や紛争が起こり，当事者間の努力でも解決しがたいときは，個別労働紛争解決促進法の特例として，紛争調整委員会による調停や，都道府県の労働局長による適切な助言，指導または勧告を行います。

（7）国等による障害者就労施設等からの物品等の調達の推進等に関する法律（障害者優先調達推進法）

国や地方公共団体等は，障害者就労施設等から優先的に物品等を調達するよう努めることとされています。行政側は毎年度，調達の基本方針を明らかにし，実績も公表しなければなりません。これによって，就労支援施設および在宅における障害者の就労機会の安定を目指します。

（8）障害者の日常生活及び社会生活を総合的に支援するための法律（障害者総合支援法）

2012（平成24）年の障害者自立支援法の改正時に，障害者総合支援法へと名称変更も行われました。同時にサービスの支給基準を決める「障害程度区分」も，知的障害，精神障害は障害の程度とサービスの必要性は必ずしも同じではないとして，支援の度合いを判定する基準としての「障害支援区分」へと変更をしました。

「障害支援区分」とは，障害者の支援の必要度を表す6段階の区分です。障害者の特性を踏まえた判定が行われるよう，身体的な状況だけでなく，IADLに関する評価項目，行動障害に関する評価項目，精神面に関する評価項目があります。また，各項目でできる／できないを判断する場合には，不慣れや意欲の減退など，それぞれの障害特性に配慮し判断することが求められています。この「障害支援区分」を判定するプロセスは図23-2のとおりです。

また，この障害者総合支援法のなかに，自立支援医療（第52～75条）があります。これは，心身の障害の状態の軽減を図り，自立した日常生活または社会生活を営むために必要な医療の医療費の負担軽減を意図した制度です。自立支援医療は市町村に申

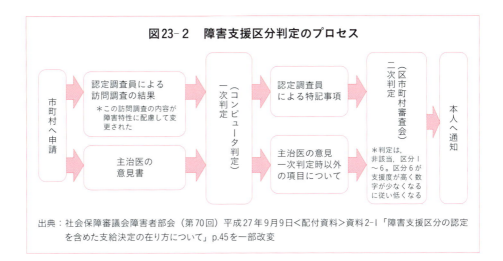

図23-2 障害支援区分判定のプロセス

出典：社会保障審議会障害者部会（第70回）平成27年9月9日＜配付資料＞資料2-1「障害支援区分の認定を含めた支給決定の在り方について」p.45を一部改変

請し，支給認定を受けたうえで，指定医療機関で受けることができます。精神科疾患は長い治療期間を必要とする場合も多く，医療費の負担軽減は本人および保護者が安心かつ継続して医療を受けるためにも重要な制度となっています。

さらに2016（平成28）年の改正では，一人暮らしの障害者を対象に定期的な訪問を行ったり，必要に応じて随時地域での暮らしを継続することを支援する「自立生活援助」や，就労が継続していく過程で起こるストレスや金銭管理などを支援する「就労定着支援」などが新たなサービスとして設けられました。これによって，より実態に応じた柔軟なサービスが可能になります。

(9) 児童福祉法

2012（平成24）年の児童福祉法改正では，障害児支援の強化が行われました。具体的には，身体障害，知的障害など従来縦割りだったサービスを児童福祉法に一元化することで，身近な地域で，障害の種別による区別なく利用できるようになりました。また授業のない放課後や夏休みの支援や居場所づくりを意図して，放課後等デイサービスが創設されました。

2016（平成28）年の改正では，すべての児童の健全な育成を目指して，児童虐待の予防と支援の強化が行われました。ここでは，虐待の発生予防，発見と迅速な対応，自立支援について，国および地方自治体の責務や努力義務を規定しました。特に児童虐待に迅速な対応をし，自立支援にもかかわる児童相談所には，児童心理司，医師または保健師，児童福祉司，弁護士またはそれに準ずる者を配置することを求めており，専門職が積極的に児童虐待の対応にかかわることとなりました。

5. 所得保障の一つとしての障害年金

　障害者の所得保障の一つとして障害年金があります。申請により，障害の程度が一定の基準に該当すると認められた場合に年金が支給される制度です。

　基本的にすべての人が対象となる障害基礎年金と，加入している人が障害基礎年金に上乗せして受給できる障害厚生年金があり，2階建て方式となっています。

　医師の診断書と病歴状況申立書等を提出し，審査のうえで等級と次回申請までの期間（1～5年）が決まります。概要は下記のとおりです。

(1) 支給要件

a．年金に加入している間に初診日があること

　20歳前や，60歳以上65歳未満（年金に加入していない期間）で，日本国内に住んでいる間に初診日があるときも含みます。

b．一定の障害の状態にあること

　下記の「(3) 障害等級の判定」参照

c．保険料納付

　初診日の前日において，次のいずれかの要件を満たしていることが必要です。

①初診日のある月の前々月までの公的年金の加入期間の2／3以上の期間について，保険料が納付または免除されていること

②初診日において65歳未満であり，初診日のある月の前々月までの1年間に保険料の未納がないこと

(2) 障害認定日

a．初診日から1年6か月経過したとき

　請求する原因となった疾患について，「初めて医師の診療を受けたときから，1年6か月経過したときです。

　＊初診日から1年6か月の間は，社会保険の場合に限って，傷病手当金が申請によって支給されます。

b．疾病が治ったとき

　疾病が治ったときとは，疾患そのものは治ったものの，障害が残った場合をいいます。例えば，がんは手術で取り除くことで，がんそのものは治る場合があります。しかしその結果，人工肛門という障害が残る場合等です。

c．事後重症による申請

　初診日から1年6か月経過したときに，まだ一定の障害の状態に該当しなかったけれども，その後だんだんに障害が重くなり，65歳に達する日の前日までに該当する障害の程度になった場合には，その時点で申請できます。

(3) 障害等級の判定

　国民基礎年金は1級と2級，厚生年金は1級，2級，3級があります。精神障害および知的障害の障害等級の認定では，今まで地域によって傾向の違いがありました。そのため地域による認定の差をなくし，公平かつ適性に障害年金の認定が行われるために，2016（平成28）年9月より「国民年金・厚生年金保険　精神の障害に係る等級判定ガイドライン」が運用されています。このガイドラインでは，評価の際に考慮すべき要素を共通する項目だけでなく，障害（精神障害・知的障害・発達障害），疾病ごとにも示しています。障害等級の目安も含め，障害等級の判定の詳細についてはガイドラインを参照ください。

　また，精神保健福祉法の精神障害者保健福祉手帳（228頁参照）と認定基準が異なることも注意が必要です。障害年金の証書で精神障害者保健福祉手帳を申請する場合は障害年金の等級と同じ等級になりますが，障害年金を申請する場合は必ず診断書が必要となり，等級は必ずしも精神障害者保健福祉手帳と同じになるとは限りません。

(4) 申請にあたって

　障害年金は，申請要件を見るとわかるように初診日がとても重要になります。特に事後重症による申請のときなどは，諸記録の保存期限を過ぎている場合もあり，証明がもらえないときがあります。

　また，精神的に調子が悪くなり，会社を辞めたあとに初診日があるときも少なくありません。そのような場合には本当に調子が悪いことも多く，仕事も，お金もないことがあります。さらに各種手続きも忘れがちになり，国民基礎年金を長い期間払えていないこともありえます。そうすると申請要件を満たさなくなる場合もあります。

　このように申請要件の確認が複雑なことと，また医師以外が記載する病歴等申立書の作成もあるので，精神障害者保健福祉手帳よりも障害年金の申請のほうが手間とストレスがかかります。障害年金の申請をする場合には，進捗状況や不明な点の確認をし，必要に応じて支援をしたほうがよい場合も少なくありません。

【文　献】
1）厚生労働省ホームページ（http://www.mhlw.go.jp/）
2）外務省ホームページ（http://www.mofa.go.jp/mofaj/）
3）日本年金機構ホームページ（http://www.nenkin.go.jp/index.html）
4）「国民年金・厚生年金保険　精神の障害に係る等級判定ガイドライン」（http://www.mhlw.go.jp/stf/houdou/0000130041.html）
（すべて最終アクセス2017年8月1日）

さらに学習したい方への読書ガイド

❶ ふじいかつのり,里圭絵『えほん障害者権利条約』汐文社,2015.
❷ 精神保健福祉研究会監修『四訂精神保健福祉法詳解』中央法規出版,2016.
❸ 社会保険研究所『診断書を作成される医師のための障害年金と診断書 —— 障害基礎年金・障害厚生年金』年友企画,2016.

応用編

補講 01 自殺関連行動

小石誠二 ● 山梨県立精神保健福祉センター

1. 自殺関連行動とは

　自殺関連行動（Suicidal Behavior：以下SBと略）という用語の指し示す範囲は少し曖昧で，例えば自殺既遂を含む場合と含まない場合がありますが，故意に，すなわち自分の意思で，自らの身体を傷つけたり危険に曝したりする行為を指します。本書では，WHOのICD-10[1]の「第5章：精神および行動の障害」（分類コードはF00-99）がよく出てきますが，その部分ではなく「第20章：疾病および死亡の外因」（V01-Y98）のなかに「故意による自傷行為」（X60-X84）があり，ここには自殺既遂も含めた自殺企図や，自傷，自分の意思で薬物などの中毒を引き起こすことなどが含まれます。自分の気持ちが傷つく危険をわざと増やすこともSBに含める場合があるのです。

　なお米国精神医学会の診断基準の最新版であるDSM-5では，自殺を重視し，統合失調症，双極性障害，うつ病などの診断それぞれの解説のなかに「自殺の危険性」という見出しを設定し，パニック症や強迫症，PTSDなどの解説でも自殺のリスクに触れています。また，この診断基準では診断カテゴリーによらずに症状自体を評価する「横断的症状尺度」が提案されており，その評価項目でも「自殺念慮」を取り上げています。さらに研究用の診断分類案として「自殺行動障害」と「非自殺的な自傷行為」が呈示されました[2]。

2. 用語の定義

　WHOの自殺対策に関する出版物の日本語訳[3]では，自殺は「故意に自ら命を絶つ行為」，自殺企図（suicide attempt：以下SAと略）は「非致死的なSBを意味し，死ぬ意図があったか，結果として致死的なものかどうかにかかわらず，意図的な服毒や損傷，自傷行為を指す」とされています。後者については，自殺の意図は迷ったり隠したりすることによって評価が困難になり得るため，自殺の意図がなく致死的でない自傷行為まで含める，という内容の注釈があります。

　SBは「自殺のことを考えたり（あるいは念慮），自殺を計画したり，自殺を企図したり，そして自殺そのものを指すこととする」としていますが，念慮を含める理由については，同書の情報源が多様で念慮の位置づけが統一されていないので単純にする目的があった，と解説しています。すなわち自殺を「考える」ことは，SBに含めない場合もあります。また，SAを実行し，その直接的な結果としては死に至らなかった人を「自殺未遂者」と呼びます。

3. 自殺

　WHOの推計によると，全世界で毎年80万人以上が自殺により亡くなっています。日本は元来，自殺による死亡率が世界的な水準よりも高いことも指摘されていましたが，1998（平成10）年から2011（平成23）年にかけては毎年3万人を超える方が自殺で亡くなりました。

　不景気で企業の倒産が増えた1998（平成10）年に，自殺による死亡者が前年に比べて35％増加し，特に中高年の男性が多かったことや，銀行による貸し剥がし，住宅ローンの「死亡すれば返済免除」という規程により自殺の動機づけが増える状態，違法な金融などが横行していたことからも，経済的な要因が大きいと考えられました。

　しかしその後，自殺者数が高止まりした背景には，自殺を「個人の自由意志による決断」と誤った位置づけでとらえたり，的外れな自己責任論を振りかざしたり，困窮して社会保障を活用する立場になった人たちを非難したりする風潮が影響した可能性も指摘されています。つまり疫学的には経済や雇用などが自殺者数の増減の大きな要因ですが，これらの影響の強さには国や地域の文化，セーフティネットの構築や実際の運用・位置づけられ方などが影響します。

　厚生労働省は従来，自殺対策に取り組んでおり，2005（平成17）年からは「自殺対策のための戦略研究」（略称J-MISP）として，研究の成果目標や研究の方法・規模などを定めたうえで実施者を公募し，「複合的自殺対策プログラムの自殺企図予防効果に関する地域介入研究」（NOCOMIT-J）と，「自殺企図の再発防止に対する複合的ケースマネジメントの効果――多施設共同による無作為化比較研究」（ACTION-J）を実施し，これらの結果が2013（平成25）年と2014（平成26）年に発表されたところです。

　また，自殺の背景には健康問題，経済・生活問題，家庭問題のほかにも，人生観・価値観や地域・職場や学校のあり方の変化などさまざまな社会的要因が複雑に関係しますので，国全体の課題として2005（平成17）年からは内閣府も取り組んで「自殺対策関係省庁連絡会議」を設置しています。2006（平成18）年には超党派議員による議員立法で自殺対策基本法が制定され，2007（平成19）年6月には自殺総合対策大綱も閣議決定されました。自殺は本人の意志によるものではなくさまざまな要因によって追い込まれたもので，その多くが防ぎ得るものであり，行政が社会的な要因を含めて総合的に取り組むべき課題であること，国民一人ひとりが自殺予防の主役となることの重要さ，などが強調されています。また，2006（平成18）年秋には国立精神・神経センター（当時）内に「自殺予防総合対策センター」が設置され，自殺既遂者の生前の状態などを調査して自殺に至った要因を解析する「心理学的剖検」も含めた調査研究や情報発信，ならびに地方自治体の自殺対策への技術援助を行いました。また，1／2国補事業，すなわち経費の半分を国庫から補助する施策で，都道府県ならびに政令指定

都市に「地域自殺予防情報センター」の設置を促しました。2015（平成27）年度末の時点で，都道府県と政令指定都市を合わせた67か所中，31の自治体が設置しています。

しかしその後も地域の具体的な施策は一部の地方自治体が積極的に取り組むにとどまったことから，2009（平成21）年度の補正予算で100億円の地域自殺対策緊急強化基金を造成し，地方自治体の新規に行う自殺対策事業を10割補助することによって施策の充実が図られました。2011（平成23）年の東日本大震災を受けて上記の基金は延長され，更にその後は，自治体の行う自殺対策の種類によって国庫補助率に差を付ける交付金事業として，効果の期待できる施策の維持・強化が図られています。2012（平成24）年には全体的に見直された新たな自殺総合対策大綱が閣議決定され，2016（平成28）年には自殺対策基本法も一部改正されると共に，自殺対策が内閣府から厚生労働省に移管されました。国のセンターは「自殺総合対策推進センター」に改組され，市町村に自殺対策推進計画の策定を義務づけられ，地方自治体のセンターは「地域自殺対策推進センター」として，市町村の取り組みへの支援が主な役割という位置づけになりました。

自殺に至る心理的な状態としては，孤立感，自分は無価値であるとの誤った感覚もしくは考え，やり場のない怒り，死ぬ以外に苦痛や問題が解決する道がないと考えてしまう心理的視野狭窄などがあげられます。自殺に追い込まれそうな状態になると多くの人は何らかのサインを発しますが，それがわかりやすいものとは限りません。また死にたい気持ちを明確に表出しても，日常生活や大変な状況の文脈に取り紛れて，周囲の人がそれを真に受けない場合もあります。現在，一般の一人ひとりが身近な人の自殺を食い止める「ゲートキーパー」として機能しやすくなるよう啓発が進められています。

具体的には，よくあるもしくは見落とされがちなサインについて具体例をあげて周知して気づきを促すとともに，心配だと伝える（Tell），希死念慮について尋ねる（Ask），傾聴する（Listen），独りにせず安全を確保したうえで他の人にも協力を得るなどの対処を行う（Keep safe），という支援の手順を，その頭文字をとって「TALKの原則」という形で普及する研修会などが行われています。

ただし，人の苦悩や困窮を親身に傾聴すると，社会保障のシステムを活用したりさらに専門的な支援につないだりするニーズが生じるだけでなく，病理に巻き込まれる，すなわち語られたことの背景にある不安や絶望や虚無感などに影響され，聞き手自身に同様の不安が生じたり，ふだんは意識していない自分のなかの葛藤などが表面化して不安定になったりすることもあります。そのような場合の相談先を予定しておくことも大事です。公的機関では，市町村の窓口や保健所，各都道府県や政令指定都市にある精神保健福祉センターなどがその役割を受けもっています。

自殺のリスクが高い状態として，高橋祥友は，①自殺未遂歴：自殺未遂の状況，方法，意図，周囲からの反応等を検討，②精神疾患の既往：気分障害，統合失調症，人

格障害，アルコール依存症，薬物依存症など，③サポート不足：未婚者，離婚者，配偶者との別離，近親者の死亡を最近経験，④性別：自殺既遂者は男＞女，自殺未遂者は女＞男，⑤年齢：年齢が高くなるとともに自殺死亡率も上昇する，⑥喪失体験：経済的損失，地位の失墜，病気や外傷，近親者の死亡，訴訟を起こされるなど，⑦自殺の家族歴：近親者に自殺者が存在するか，⑧事故傾性：事故を防ぐのに必要な措置を不注意にも取らない（つまり，不注意による事故をくり返したりします），慢性疾患に対する予防あるいは医学的な助言を無視する，をあげています[4]）。

②に関しては，気分障害のなかのうつ病が患者さんの数の多さもあいまってよく話題になりますが，双極性障害や依存症の患者さんたちの自殺リスクはさらに高いです。⑧は本人の意識のなかでは少なくとも明確には故意ではないわけですが，心理学や自殺学の立場からは「消極的なSA」とも位置づけられます。

自殺と年齢の関係では，自殺死亡率，すなわち特定の人口10万人当たりの1年に自殺で亡くなる人の数は高齢者に多く，自殺で亡くなる人の実数は中高年の男性に多く，死因のなかに自殺が占める割合は思春期から若年成人で高いです。若年層に関しては，日本では事故や悪性腫瘍による死亡よりも高く，年度にもよりますが15歳から35歳くらいまでの幅広い年代で死因の1位を占めています。諸外国では事故に次いで，この年代の死因の2位くらいの場合が多く，米国では他殺が自殺を上回ることも多いです。最近の日本の傾向としては，全体の自殺者数は2007（平成19）年がピークで，2010（平成22）年から漸減し，2012（平成24）年には14年ぶりに3万人を切り，高齢者の自殺死亡率は明らかな低下傾向が得られていますが，若年層の自殺死亡率は，30歳代は2009（平成21）年まで，20歳代は2011（平成23）年まで増加が続き，現時点でも全年齢層に比べて改善が不十分です。

性別では，自殺未遂者は女性のほうが多いですが，既遂者すなわち自殺により実際に死に至った人は，中国などの例外を除いて世界的におおむね男性のほうが多いです。その要因として日本では，男性は女性に比べ，困った際に他者に相談しにくい，という文化や習慣が影響している可能性も指摘されています。これは学校教育の年代での啓発で改善できる可能性があり，このような観点からも教育と保健福祉の連携は必要かつ有用と思われます。

4. 自殺関連行動の影響

自殺により死亡すると，本人の余命や活動が失われるだけでなく，周囲の人にも長期にわたる心理的な傷つきを及ぼし，行政施策の有用性の指標となりがちな「経済的生産性」への影響も甚大です。身近な人が自殺によりこの世に存在しなくなったことを悲嘆しつつ，その人のいない世の中を何らかの形で受容して徐々に社会的機能を回復していけるまでの道程はしばしば長く苦しいものになります。一件の自殺で直接に

影響を受ける人，というのは定義が困難ですが，その数は少なくとも6人といわれ，学校や職場などで生じた場合にはずっと多数になります。著名人の場合や自殺の場所・方法・動機などによって広く報道される事例では，さらに多くの人が影響されます。亡くなった方に強く感情移入した人や，潜在的には自分の生命が終わることを望む気持ちが高まっていた人が，後追い自殺をすることもあります。

さらにそれが複数の人たちに拡大していく「群発自殺」といった現象さえも起こり得ます。これに関しては報道のあり方も大きく影響することが知られており，WHOも報道機関への手引きを作成しています。わが国でも最近は，報じ方に配慮のみられる例が増えてきている印象です。

自殺未遂に対する周囲の反応は多様で複雑です。生きていてくれてよかったと安心する，自殺しようとしたことに対して悲しんだり恐れたりする，自殺の素振りをすることで周囲を自分の思いどおりに動かそうとしているものととらえて立腹する，問題を小さくとらえたりSAがなかったようにふるまったりする，などの要素がしばしば混在します。

また，世間一般の俗説にも，自殺未遂について，事実と異なる考え方が蔓延しています。例えば，SAの手段の致死性すなわち実際に生命を失う危険の高さと希死念慮の強さは一致する，未遂に終わった人は死ぬつもりはなかった，自殺未遂を反復する人は自殺既遂に至る可能性が低い，自殺について話をすることは危険だ，といったものです。

実際には，かなり強い死ぬ決意があっても医学的にみると致死量には程遠い量で過量服薬（over dose：以下ODと略）をする例もありますし，学齢期の子どもたちは，希死念慮が不明確でも致死率の高い縊首や飛び降りなどの手段を用いがちなことが知られています。自殺未遂を反復する例では，手段がエスカレートして自殺既遂に至る危険が大きいです。少なくともSBに至っている人では，自殺を話題にして支援を開始するほうが，それをしないよりも危険が減ります。学校教育でどの学年から自殺自体を話題にして予防教育を行うのが妥当か，どのような内容がよいか，などについては議論が分かれています。

5. 自殺未遂者への支援

最近の自殺未遂の既往は，自殺の最大の予測因子です。また自殺による死亡者の約半数に自殺未遂歴があることが知られています。自殺未遂者の1／4〜1／3がさらにSAを行い，将来の自殺既遂の可能性がさらに高まりますので，この再企図を防止することは重要です。

三次救急の入院患者さんの1〜2割がSAによるものと報告されています。上述のACTION-Jでは救急部と精神科が連携している救急医療機関へ搬送された自殺未遂

者について，身体医学的な治療に加えて自殺予防の資料を配布するだけの場合に比べ，ケースマネジメントすなわち心理教育・受診の援助・SAの背景にある問題を解決するための社会資源につなぐことなどを実施することで，再企図が6か月にわたって減少することが示されました。この効果は特に，女性・40歳未満・過去にも自殺未遂歴のあった人で強いという結果でした。

しかし日本では近年，総合病院に勤める精神科医が減少しており，三次救急医療機関すなわち複数診療科にわたる特に高度な処置が必要な患者さんを受け入れる「救命救急センター」をもつ病院でも，必ずしもこのような条件を満たしません。またSAの患者さんは，例えば手首自傷（リストカット：wrist cutting，以下WCと略）であってもODであっても，受診するとは限りませんし，救急要請した場合も，地域にもよりますが二次救急医療機関すなわち中等症で通常の病棟への入院を要する程度の患者さんを診療する救急病院が搬送を受けてくださる例も多く，常勤の精神科医を雇用していない病院が多いです。

そもそも救急医療の役割は日中の医療体制が稼働するまでの時間の応急処置ですので，ODの結果である急性薬物中毒による身体生命の危険への処置や，WCなどによる傷の手当てが済むと，SAの原因への介入や支援は考慮されずに帰宅する場合が多いのは当然とさえいえます。

なおSAの手段では，自殺既遂例では縊首が最多で，発見時はすでに搬送する余地さえない例も多いです。以前はパラコートという除草剤による自殺も多かったのですが，これは胃洗浄をする医療者も皮膚から吸収して生命の危険に至りかねない物質です。またいったんは容体が持ち直し，生きていく気持ちになれても，その後に肺の障害が出て約1か月の経過で死に至ることも多いです。この種類の農薬は現在，日本では販売されていません。有機リン系の殺虫剤によるSAはいまもよくあり，これも致死性が高いうえに，回復したようにみえてもしばらくは突然死リスクが残り，血液検査上の指標が改善するまで入院を要することが多いです。

WHOの研究では，自殺未遂者へのもっと薄い介入も有効とされています。自殺未遂後に約1時間，認知療法的なアプローチとともに自殺や自殺未遂についての知見を解説し，その後の18か月間に15回，1回あたりせいぜい5〜10分程度の御用聞き的な訪問を行うことで，自殺未遂後に身体的ケアのみを行う場合に比べて死亡率は半減し，そのうち自殺による死亡率は1／6に減ったとのことです[5]。この報告は自殺再企図の30％が退院後1週間以内に，50％が1月以内に生じたことも示し，早期介入の重要性を説いています。再企図防止に，孤立を防ぐアプローチが有用な可能性があります。

補講 01　自殺関連行動

6. 非自殺的な自傷行為 (Non-suicidal self-injury：NSSI)

　上述のDSM-5の研究用診断基準案には「非自殺的な自傷行為」（以下，NSSI）も提案されています。これは，感情的苦痛の緩和・他者に対する意思伝達や操作などといった自殺以外の意図で行う，致死性の低い手段による自傷行為を指します。NSSIは従来，主に境界性パーソナリティ障害の症候として取り上げられていましたが，これ自体を一つの病態もしくは治療対象として位置づける方向です。

　初発年齢は14歳から24歳が多いとされています。海外のデータでは思春期のおおむね1～2割が自傷行為を行うとの報告も多いです。最近はつらい状態を何とか耐えて生き延びるなかで生じる，嗜癖行動の一種という側面も注目されています。自傷の手段がエスカレートしていき，より高頻度に，より致死的な方法に変化していく例も多いです。このような行動が生じる要因としては，周囲に同様の行為をする人がいること，薬物乱用，うつ状態，不安，衝動性の亢進，自己評価の低下などがあげられます[6]。

　自傷行為のない人たちに比べ，自傷行為のある人では10年間に自殺既遂に至るリスクが数十倍とも数百倍ともいわれており支援が必要ですが，本人の状態や周囲の環境が，受け取ってもらいやすい形でSOSを出すことが難しい状態になっているのが通例です。自己評価の低下や社会への強い不信感を伴い，支援の枠組みに対しても拒否的な態度にならざるを得ない気持ちのあり方に追い込まれていることも多いのです。ここに至る要因は，虐待やいじめの被害，それを社会すなわち周囲の保護的な立場の人たちに放置される体験，自分の存在自体ではなく例えば能力の高さや努力などだけが愛されていたり，本人がそのようにとらえてしまっていたりする状態などがあげられます。

　もっと軽そうにみえる動機づけで，例えば苦手科目の試験から逃避するために数日の入院または自宅療養を目指してNSSIに至る中学生といった例の場合も，本人は自分の身体生命を大事にできていないうえに，周囲が困惑や怒りをもちつつ腫れ物にさわるように扱い，それが本人の自己評価をさらに下げてNSSIが増悪するような経過も危惧され，介入を要します。

　NSSIの具体的な方法は，本人の置かれている文化のなかでイメージしやすいものが多く，現在の日本ではWCやODが多いです。唐突にここから大きく逸脱する場合は，背景に統合失調症や何らかの重い発達障害がある可能性も考慮します。当初は手首の内側を浅く傷つけていたのが，徐々に深く切るようになったり，傷跡を避けて並列に肘のほうへ進んでいったり，上腕・大腿・腹部・頸部などと進んでいったりする例もあります。

　ODする薬剤は，精神科や心療内科の処方薬が最多です。SAの手段としてしばし

ば睡眠薬が連想されることに加え，担当医との心理的関係も影響するものと考えられますが，処方薬のなかには意識レベルを下げるものも多く，これがSAやNSSIへの衝動を制御する力を弱めてしまっている可能性も指摘されます。また24歳未満では，抗うつ薬でかえってSBが増加するリスクも考慮せねばなりません。

　最近の睡眠薬はかなり安全になったとはいえ，大量では死亡する場合もあります。また容易に致死量を超える古いタイプの睡眠薬を外来で安易に処方する医師たちもいます。従来型の抗うつ薬はODすると不整脈などによる死亡のリスクも高いです。一部の救急医療機関は，処方している通院先への積極的な情報提供やアドバイスを試みています。最近は抗不安薬や睡眠導入剤の多剤併用処方に対して行政も少し介入して改善を図っています。

　医療機関で薬を希望どおり処方してもらうことの難しい思春期前半の子どもたちを中心に，市販の総合感冒薬のODも多いです。そのなかにはしばしばアセトアミノフェンという胃に優しい解熱剤が含まれていますが，この薬はある量を超えると致死的な劇症肝炎を引き起こします。通常のまとめ売りの分量を一度に内服するとその致死量に達し，救命には緊急の生体肝移植を要することも多いですが，啓発が足りないのか，その危険を知らずにODする例が多いです。

　なお，乳幼児期から始まるものとして，自閉スペクトラム症などではヘッドバンギングという頭を床などに強く打ち付ける動作が頻繁に生じる例があり，Lesch-Nyhan症候群という高尿酸血症と重い知的障害をきたす先天性代謝異常症の子どもたちでは自分の指をかみちぎるような激しい自傷も生じますが，これらは通常，NSSIやSBには含めていません。

7. NSSIへの対応

　NSSIの動機として最も多いのは，感情的苦痛の緩和であり，苦痛の原因となる要因が明確に自覚できていなかったり，解決できないものととらえていたりするうえに，NSSIも非難されがちですので隠すことが多いです。あえて傷の手当てをしない，といった形の自傷を追加する例もしばしばです。

　傷の手当てに保健室や医療機関など相談できるかもしれない相手の前に現れた場合は，支援を受け入れる可能性もあるのですが，警戒が先に立って拒否的な言動になってしまうことが多いです。困難を話してくれて相談する関係がつくられはじめると，上述のように，相談を受ける側にもいろいろな心理的問題が引き起こされます。

　身近な人が深刻な悩みを抱えていることを認識するのは不安でつらいことなので，そうではないと思いたいのが人情ともいえます。このような気持ちが作用すると「NSSIは注意引きや甘えの類の問題で，注目したり本人の気持ちに目を向けたりすると逆効果」といった俗説を採用したくなるかもしれません。また，NSSIの状態自体

やそれに至るつらさを受け止められない気持ちになると，NSSIが現実感をもって受け止められなくて，何事もなかったような態度ですませる場合もあります。

正当な危機感をもってかかわり，本人も話してくれて，それを傾聴することもできた場合でも，さらに誰かに相談することに対しては，本人が強い抵抗を示す例もありがちです。また親や先輩，同僚や上司に相談した際に，NSSIのある人にかかわることに反対されることもあります。すでにかかわるのをやめることができない気持ちになっている場合は，孤立感を深めながらかかわり続け，NSSIに至っている人の病理に巻き込まれて不安定になることもあり，若い友人関係などでは心中に発展することさえもあり得ます。松本俊彦は「かかわるな」ではなく「チームを組め」が適切なアドバイスであることを明記しています[7]。

ある程度は専門性のある立場の人たちも，対応がしばしば不適切になってしまいます。自傷行為などに対して目を背けたい気持ちになり，表面的な対応に終始して実質的には相談を拒絶してしまうのも問題ですが，逆に，自分だけの力で何とかしようとして孤軍奮闘するのも危険です。後者では，相談内容が重く抱えきれなくなると，相談者への怒りが出てきたり不適切な対応になったりする場合もあります。NSSIに限ったことではありませんが，問題行動の背景にある気持ちを忖度して感情移入が過剰になった専門家が，相談先を広げたり，より保護的な処遇に移したりすることにも反対して抱え込み続けた結果，重大な逸脱行動をさせてしまう場合もあります。

継続的な相談が成立する場合に，担当者が孤立して疲弊する姿をみせるよりも，適切にSOSを出して周囲の協力関係をつくりながら対処していく様子を感じてもらうほうが，相談者は世の中で生きていくことについてのよいイメージをつくりやすいわけです。相談の担当者自身が相談上手になることが望ましいのですが，実際にはしばしば，ここが苦手部分になります。また危機にある人を目の前にすると，専門家であるがゆえになおさら自分と他機関などの役割分担についての冷静な判断が難しくなることもあります。

一般の人も専門家も，常にアドバイスを求める気持ちをもち，ニーズが適切に伝わらない場合は根気よく伝えたり別の人にも相談したりする，という行動様式が常識的なものとして受け入れられる文化が，このような問題の相談や支援のためにも重要です。

【文　献】
1) WHO, *The ICD-10 Classification of Mental and Behavioural Disorders : Clinical descriptions and diagnostic guidelines*, WHO, 1992.（融道男・中根允文・小見山実ほか監訳『ICD-10　精神および行動の障害——臨床記述と診断ガイドライン』医学書院，1993.）
2) 水野康弘・張賢徳「自殺行動障害」神庭重信総編集，神尾陽子編『DSM-5を読み解くⅠ 伝統的精神病理，DSM-Ⅳ，ICD-10をふまえた新時代の精神科診断——神経発達症群，食行動障害および摂食障害群，排泄症群，秩序破壊的・衝動制御・素行症群，自殺関連』中山書店，2014.
3) WHO, *Preventing suicide : A global imperative*, WHO, 2014.（小高真美・高井美智子・山内貴史・大槻露華・白神敬介・竹島正訳『自殺を予防する——世界の優先課題』独立行政法人国立精神・神経医療研究センター精神保健研究所自殺予防総合対策センター，2014.）
4) 高橋祥友『自殺のサインを読みとる』講談社，2001.
5) ジョゼM．ベルトローテ，高橋祥友・山本泰輔訳『自殺予防総合対策センターブックレットNo.1 各国の実情にあった自殺予防対策を』国立精神・神経センター精神保健研究所自殺予防総合対策センター，2007.
6) 松本俊彦「非自殺的な自傷行為」神庭重信総編集，神尾陽子編『DSM-5を読み解くⅠ 伝統的精神病理，DSM-Ⅳ，ICD-10をふまえた新時代の精神科診断——神経発達症群，食行動障害および摂食障害群，排泄症群，秩序破壊的・衝動制御・素行症群，自殺関連』中山書店，2014.
7) 松本俊彦『中高生のためのメンタル系サバイバルガイド（「こころの科学」増刊）』日本評論社，2012.

さらに学習したい方への読書ガイド

❶白川美也子『赤ずきんとオオカミのトラウマ・ケア——自分を愛する力を取り戻す〔心理教育〕の本』アスク・ヒューマン・ケア，2016.
❷松本俊彦編『中高生のためのメンタル系サバイバルガイド（「こころの科学」増刊）』日本評論社，2012.
❸フォックスC., ホートンK., 田中康雄監修，東眞理子訳『ハンドブック青年期における自傷行為——エビデンスに基づいた調査・研究・ケア』明石書店，2009.（Fox, C., Hawton,K., *Deliberate Self-harm in Adolescence (Child and Adolescent Mental Health Series)*, Jessica Kingsley Publishers, 2004.）

補講 02 精神力動的精神医学とこころの臨床

近藤直司 ● 大正大学

1. 力動精神医学の成り立ち

　精神力動的精神医学（力動精神医学）は，フロイト（Freud, S. 1856〜1939）によって創始された精神分析の諸理論が基盤となっています。また，米国精神医学の始祖，マイヤー（Meyer, A. 1866〜1950）の影響も強かったといわれています。

　生物学的な内因性概念が中心であったヨーロッパの精神医学とは対照的に，マイヤーは精神障害を生物的−心理的−社会的な全人格的反応としてとらえ，生活史との関連からいくつかの反応型（reaction type）を形成するという独自の理論を提唱していました。1909年にフロイトらが米国に招かれた際，マイヤーはフロイトの講演を聴講していたそうですし，その後，ヨーロッパで訓練を受けたユダヤ系の精神分析医が，第二次世界大戦を契機に続々と北米大陸に亡命・移住した歴史的状況も影響して，力動精神医学は記述精神医学と並ぶ精神医学の二大主流として，1950年代から60年代にかけて，おもに北米において発展しました。

2. 精神力動的診断

　「力動的（dynamic）」と対比される用語は「静的（static）」です。精神力動的診断と対比的・相補的な関係にある記述的・症候学的診断は，厳密で客観的な現象観察を重んじ，概念的説明を混じえない静的な診断方法です。また，一つひとつの症状を把握し，「これらの症状を併せもつ疾患は○○病である」と分類する方法論を用います。

　一方，精神力動的診断はクライエントの主観的経験に価値を置くこと，直接的には観察することのできないその人の過去と発達過程，あるいは無意識的な体験を重視することなどが特徴です。以下，精神力動的診断について述べます。

（1）葛藤が生じるメカニズム

　力動精神医学では，精神障害を『こころの動き』という視点でとらえることが特徴です。「相反するこころの動きが精神障害を生じさせる」，硬い言葉でいうと「精神障害は葛藤の派生物である」という考え方です。したがって，力動的に診断するためには，まず，内的葛藤がどのように生じるかを整理する必要があります。葛藤は以下の五つに分類されます。

①内的欲求と超自我との葛藤
②内的欲求と自我理想との葛藤
③内的欲求と外的現実との葛藤

④内的欲求と内的対象との葛藤
⑤相反する内的欲求の葛藤（アンビバレンス）

『金田一少年の事件簿』というマンガがあります。金田一くんは難事件を前にして，「じっちゃんの名に懸けて」と自らを奮い立たせます。もしも金田一くんの推理力をもってしても解決できない完全犯罪に出合ったとすれば，彼のこころにはたいへんな葛藤が生じることでしょう。ご高齢のじっちゃんを落胆させてしまったことが深い悩みになったとすれば上記の③，金田一耕助氏はずいぶん前に亡くなっていて，伝え聞いてきた想像上のじっちゃんとの関係で葛藤が生じていれば④です。じっちゃんのような名探偵でなければならないというのが①超自我との葛藤，じっちゃんのようでありたいという自我理想が傷ついて生じた葛藤は②，事件も解決したいけれど，好きな女の子がほかの男子生徒と仲良くしゃべっているのを見てしまってから，こころ乱れて謎解きに集中できないのは⑤です。

こういうたとえ話もあります（深津千賀子，1998）。友達の家で出されたケーキを，Aは「食べたい」という欲求に従って，すぐに食べた。すぐに食べなかった別の子どもたちの心のなかに何が起こっていたか。Bはいつも母親に「よそで出されたお菓子を食べてはいけません」といわれているので，食べてはいけないと思い，Cは「自分はお行儀のよい謙虚な人間でいたい」と考えて，すぐには食べなかった。Dは「みんなが食べないから，食べないほうがよいらしい」と周囲の様子から判断し，Eは「ケーキを食べるより，新しいゲームで遊びたい」と考えて食べなかった。Bには①超自我との葛藤，Cには②自我理想との葛藤，Dには③の外的現実との葛藤，Eには⑤の相反する内的欲求の葛藤が生じていたということになります。

こうしたメカニズムによって生じた葛藤が基盤となって，さまざまなメンタルヘルス問題が生じるというのが力動精神医学の基本的な考え方の一つであることから，葛藤のメカニズムを明らかにすることが力動的診断の第一歩となります。

（2）葛藤の解決

次に，葛藤解決の方法や程度が問題になります。葛藤の解決は以下のように分類されます。
①昇華
②自我親和的ではあるが，社会的にみれば適応的でない解決
③自我違和的な神経症症状による解決
④葛藤を否認し，主観的・内的な幻想を外在化するような解決

昇華とは，本能欲動を社会的・文化的に価値のあるものに向け換える心理機制，あるいは，不安や葛藤を社会適応的な手段で防衛していることを指します。金田一くんが敗北感を乗り越え，新たな視点を獲得してさらに成長する，その挫折体験を題材にして作家として成功したりする場合です。

自我親和的／自我違和的というのは，衝動，感情，観念，行動などがその人の自我（自己の意識）と調和し，受け入れられているか，受け入れられていないか，ということです。金田一くんが何もかも嫌になって，世捨て人や非行少年になってしまうのが②，頭痛や腹痛，足の痛みなどのために事件現場に行けなくなってしまうのが③です。敗北の後，じっちゃんが急に無能な人のように思えてきたり，その偏屈さや風変わりさも嫌になってきて，自分の敗北のこともどうでもよくなってきたら④です。

(3) 無意識（身体化，失錯行為，抵抗，防衛など）に目を向ける

その人の言動だけにとらわれず，「ああは言っているけれども，本当の本当はどんな気持ちなんだろう」とか，「表向きは身体的な不調で登校できないようだけど，本当の本当は学校での友達関係に苦労しているのではなかろうか（心身相関，身体化）」「ご本人も気づいていないみたいだけど，遅刻が増えたのは，この面接がつらくなっているためではないか（抵抗，失錯行為）」「妙に明るいけれど，本当の本当はとても悲しいのではないだろうか（防衛機制，この場合は反動形成）」などと考えてみます。

(4) 治療者・援助者に対して抱く感情（転移）について検討する

現代的な力動精神医学においては，治療者-クライエントの間で生じる，微妙で，ときには無意識的な関係性を重視します。転移もその一つです。転移を説明するときによく使われる例は，「病気を治したい」という動機づけで心理療法を始めた人が，いつの間にか，「治療者／お父さんに愛されたい」と望むようになっているといった現象です。

転移は，本来は精神分析（週4回以上，寝椅子と自由連想法を用いた心理療法）の設定で起きる現象としてとらえるべきものですが，精神分析の設定以外，もっと日常的な面接やさまざまな臨床場面にも応用しようとするならば，まずは「この子／この人は自分に対してどうしてこんなに反発するんだろう」「自分がちゃんとした人であるということを一生懸命に示そうとするのはどうしてだろう」といった視点をもち，「これまでの重要な人間関係が援助者との間で再現されているのかもしれない」と考えてみます。

週1～2回の面接で精神分析と同等の転移が生じるか，という点については否定的な意見もありますが，入院治療や施設など，クライエントと援助者の関係が濃厚な臨床場面では活発な転移が生じることを実感できるはずです。

(5) パーソナリティの評価

パーソナリティの評価にあたっては，三つくらいの軸を意識します。

一つめは，自己感覚です。「自信満々で，自分は何でもできると思っている」，こういうのを誇大的であるとか，万能感が強いといいます。「他者に対して横柄で尊大な

一方で，批判に対して極端に傷つきやすい」「自己評価（self-esteem）が低い」というのも自己感覚に関する評価ですし，アイデンティティも自己感覚の一つといえます。

二つめは，認知・行動のパターンや対人関係の特徴です。認知のパターンとしては，「被害的になりやすく，他者の言動を批判・攻撃されたと受け取る傾向が強い」「物事を自罰的／他罰的にとらえやすい」などがあります。対人関係に表れる特徴としては，「共感性が乏しい」「依存的である」「周囲の影響を受けやすい」「サディスティック／マゾヒスティックな傾向」などです。周囲をコントロールしようとする傾向のことは「操作性」と表現します。例えば，境界パーソナリティ障害の特徴は操作性と同時に，相手を極端に理想化する一方，些細なことで幻滅しやすい傾向が特徴的であるといわれています。

三つめは，その人がよく使う防衛機制ないしは適応の仕方です。例えば，対人関係からひきこもっているケースでは，症状としてのひきこもりと同時に，「人とかかわろうとするこころのバランスが崩れるために，ひきこもることで防衛しているのではないか」と考えてみます。

バランスの崩れ方は人それぞれで，自己愛的なパーソナリティをもつ人は自尊心や自己評価，相手と自分との優劣，「すべて理解し合える」「何でもわかってもらえる」といった極端な理想化と幻滅，他者や所属するグループが自分の思いどおりにならないことへの不満や怒りなどに関連した崩れ方をすることが多いと思います。

シゾイド・パーソナリティをもつ人は，自分のなかにある他者への怒りや不満などに伴う攻撃性・破壊性を過剰に恐れ，ひいては他者への依存欲求さえも攻撃性を伴うものと感じてしまう傾向があります。また，自分の攻撃性・破壊性が外界や他者に投影される結果，迫害的・被害的な不安を体験しやすく，そのような双方向の不安・恐れの総体として，誰かと親密になろうとすると不気味な不安・恐れを感じて離れてしまうという対人関係パターンを繰り返すことがあります。

(6) パーソナリティや発達特性，生活史，現病歴などから，問題の発現状況を読み解く

講義15「ケースのアセスメントとマネジメント」の4．(4)「ストーリーを描く」(152頁) を参照してください。

(7) 心理的資質（psychological mind）の評価

心理的資質の評価は上記のような評価を総合して，治療の方法を選択するための項目です。評価のポイントは，病識はあるか，自分や家族に関して適切な問題意識をもっているか，自己理解の程度はどうか，内省する力はどのくらいか，内的・心的なものと外的・現実的なもの（自他の違い，こころの中と外の違い）を区別できるか，抽象的な思考や比喩の使用はできるか，援助者と協力して問題を解決できる人間関係

の安定性があるか，などです。

(8) 「いま，ここで」の視点

「尿意が気になって授業に集中できない」という女子生徒の相談ケースがありました。こうしたケースでは，面接の進め方は何通りもあります。例えば，授業中の尿意はいつごろから始まったのか，そのころに何かライフイベントはなかったかを聞いてみるかもしれませんし，その症状はどんなときに起きやすいか，どの教科のときに起きやすいかを聞いてみる手もあります。あるいは，困ったときの対処方法に焦点をあてる面接方法も考えられます。

「いま，ここで」の視点とは，その人が面接場面で感じていることに注目することです。例えば，その子が面接中に「私はちゃんと話せているでしょうか？」「私の話はちゃんとわかりますか？」と何度か確認したとします。援助者はそのことに注目して，「ちゃんとしていないことが不安なのではないか」「失敗することがとても心配なのではないか」「失敗恐怖が失禁する不安として現れているのではないか」と考えて，その可能性についてクライエントと話し合ってみる。こういうのが「いま，ここで」を取り上げる方法です。「あのとき，あそこで」を話し合うよりずっとリアルだと思います。

もし，そういう不安を抱いていることが確認できれば，その不安を抱くようになった経緯や生活史，家族関係などについて話し合えるようになるかもしれません。例えば，懲罰的で厳しい母親との関係が強く影響していたことに思い至ったとすると，援助者とクライエントは，失敗恐怖が本質的な問題であることや，面接場面で母親転移が生じていたことを理解できます。

3. 入院治療や入所施設における力動的なアセスメント

面接場面で生じる転移と同様に，病棟や施設での言動を，その人がこれまで経験してきた対人関係の再現（転移）としてとらえられるかどうかを考えてみます。例えば，兄弟との差別を経験してきた子どもは，治療者・職員の対応が差別的であると感じやすく，些細なことで怒ったり，ひきこもったりすることがあります。

また，境界パーソナリティ障害をもつ患者さんの入院治療には特徴的な現象があります。患者さんの同一性障害，つまり統合されず，分割された内的世界が外界に投影されると，患者さんにとって「良い援助者」と「悪い援助者」が作り上げられます。その結果，治療チームに分裂／分割（例えば，密かな対立や仲間割れ）が生じやすく，そのことが治療の進展を妨げることになります。

カーンバーグ（Kernberg, O. F.）はチームの分割に早く気づくためのポイントとして，治療者が①妙に懲罰的なとき，②妙に寛大なとき，③批判される患者を誰かが繰

り返しかばうとき，④自分以外は誰も患者を理解できないと感じるとき，の４点をあげています。

　成人の境界例患者だけでなく，被虐待児の入院治療や施設処遇などにおいても，同様のメカニズムによって，病院と家族，病院と施設の間に分割が生じる場合もあります。チームや施設の間に生じている分裂を，例えばカンファレンスなどを通して解決・整理することができれば，チームの治療的な機能は維持されますし，クライエントの分割された内的世界が統合に向かうように支援することができます。

4. 薬物療法をめぐる力動的な視点

　患者さんのコンプライアンス（服薬の遵守）について考える際に，まずは薬物療法の標的である精神症状・行動と処方薬の整合性，副作用などに注目することが必要です。また，治療関係がコンプライアンス（服薬の遵守）に影響することがありますし，治療関係や治療者が患者さんに対して抱く感情（逆転移）が処方に影響を与えることもあり得ます。

（1）治療抵抗とコンプライアンス

　患者さんが処方された薬を内服するか，しないかを判断する際に転移が影響していることがあります。例えば，権威的な父親のイメージが治療者に投影／置き換えられ，密かに反発心を抱いている人がいるかもしれません。こうした場合，拒薬・怠薬に対して医師が不機嫌になったり，命令的な口調で服薬を指示すれば，治療者は悪い父親と同一視され，さらに悪循環が生じることになります。

　ギャバード（Gabbard, G. O.）は，コンプライアンスに関して，ある女性の症例を示しています。この女性に対して当初は面接を中心に診療していましたが，その後，抗うつ剤の投与が必要であると判断し，内服を勧めました。患者さんは同意しましたが，毎回の診察で内服を忘れたことを報告します。このことについて患者さんと話し合ってみたところ，彼女が「治療者が自分の話を聞きたくないのだろう」と感じたり，「黙れ」といわれたかのように体験していたこと，彼女は以前から父親や夫との関係において同じような体験をしてきたことが語られました。主治医が面接と薬物療法は同等に重要であるという治療方針を伝えたことで，この患者さんは初めて安心して内服できるようになりました。ギャバードは「副作用のこと以外に，薬を飲むことで気になることはありませんか」「処方する医師に対して，どのような気持ちを抱きますか」といった質問が生産的であると述べています。

　もっと一般的な例としては，例えば援助者や家族に「薬が効いた」と判断されることで，せっかくの自分の努力が無視されているように感じられ，そのために内服に抵抗を示す人がいますし，治療者や周囲の人たちから「病人」として扱われることに強

い抵抗感を抱いていると思われる人もいます。こうした場合には、「薬を飲むと、周囲の人たちからどのように思われると感じていますか」「これまでにも同じような経験をしたことがありますか」と尋ねてみると、その人が内服をめぐって、抱いている抵抗感が語られるかもしれません。

(2) 治療者の無力感と過剰な処方

　次に、治療者の逆転移が処方に影響を与えている場合を考えてみたいと思います。一つは多剤・大量の薬物投与との関連です。治療者が治療に行き詰まりを感じていたり、「何をやってもよくならない」「自分が役に立っていない」といった気持ちに突き動かされ、しだいに薬の種類と量が増え、いつの間にか、ふだんの自分では考えられないような多剤・大量の処方に至っていることがあるかもしれません。

　入院治療の場合には、主治医よりも患者さんに近い立ち位置にいる看護スタッフの困惑や混乱が結果的に処方にまで影響を与えることがありますし、極端な場合には、患者さんではなく、（無意識的には）チームの不安や混乱を鎮静するために追加投与が検討・選択されている可能性についても心を開いておく必要があります。

　薬物療法や薬剤の処方といった状況だけを考えると医師に特有の課題と思われるかもしれませんが、こうした視点は、あるクライエントとの間で強い無力感を抱いているときに、援助者自身がどのような行動をとっているか、あるいは、どのように行動しようとするかを考えてみると、もっと多くの臨床場面で活用できるはずです。例えば、面接の時間や回数を増やそうとする、自分の役割を超えるような過剰サービスを提供してしまう、その人にかかわり続けるのがつらくなる、その人への支援が不十分であることに腹を立て、ほかのスタッフや他機関を批判したくなる、などです。

5. 家族を力動的にアセスメントする

(1) 役割期待

　夫婦関係や親子関係においては、家族成員がほかの家族成員に期待している役割があり、これを役割期待と呼びます。役割期待には意識的なものと無意識的なものがあり、無意識的な役割期待としては、一次対象（多くは親）との間で喪失したもの（愛情や依存できる対象など）をパートナーに求める、つまりパートナーに親代理の役割を求めているような場合が典型的でしょう。

　もともと親代理としての対象を得たいという無意識的な動機づけが強く、そのことが対象選択や結婚に大きな影響を与えることも少なくないので、パートナーが役割期待に応えてくれない場合には、夫婦・カップルには深刻な葛藤や対立が生じます。相手を理想化することによって、こうした葛藤を防衛する場合もありますし、心理的に

距離をとることでシゾイド的に防衛しようとすることもあります。

(2) 投影と三角関係

　親が子どもに対して子ども時代の自己イメージを投影することによって，子どもの発達や精神健康に大きな影響を与えることがあります。例えば，極端に否定的な自己イメージを投影し，「あなたはダメな私にそっくり」といったメッセージを伝え続ければ，子どもの自己形成に悪影響を及ぼすかもしれません。また，受け入れがたい否定的な自己イメージを分割・排除し，子どもに投影した結果，例えば父親から「ぐずぐずした弱虫な」（自己の受け入れがたい部分をもつ）子どもへの叱責・攻撃が続き，そのような心理的メカニズムが児童虐待につながることもあります。

　また，第三者としての子どもを巻き込むことによって両親の未解決な葛藤が軽減している状況を「三角関係」と呼びます。こうした場合には，子どもの自立によって両親間の葛藤が再燃することがありますし，葛藤を回避するために子どもの自立を妨げようとする動きが生じることもあります。

(3) 対象喪失体験との関連

　注意深くみていると，個人のメンタルヘルス問題に家族の喪失体験が絡んでいることは少なくありません。例えば，不登校・ひきこもりなど，子どもの自立をめぐる問題の背景要因として，親の対象喪失体験が強く影響していることがあります。近親者の自殺を体験した親がそのイメージを子どもに投影する／置き換えることによって，子どもを心理的に追い詰めることを過剰に恐れ，社会参加に向けた働きかけができない，といった場合です。

　親が子どもの自立・個体化を認めがたいときにも，喪失体験が絡んでいることがあります。例えば，近親者との外傷的な死別体験のため，子どもが独りで考える時間と場所を保証することができず，執拗にかかわりを求め続け，かえって関係を悪化させることがあります。

6. 力動的な視点に基づいた治療・支援

　フロイトが創始した精神分析療法は，成人の神経症を対象とした週4日以上，寝椅子と自由連想法を用いた心理療法です。その後，児童・思春期，パーソナリティ障害や精神病圏のケースなどに治療対象が広がり，それに伴って，寝椅子を用いない対面法による週1～2回の精神分析的心理療法が広く実践されるようになっています。

　また，個人心理療法から始まった精神分析は，その後，精神分析的集団心理療法，家族（夫婦）療法，精神力動的入院治療，力動的な視点に基づくコンサルテーション・リエゾン活動などに発展し，医療だけでなく，福祉，教育，司法など，さまざまな分

野で応用されています。

　いずれにおいても，クライエントの自己理解と成長を支援することが中心的なテーマであり，そのために，人と人との間で生じる，微妙で，ときには無意識的な関係性を理解しようとすること，治療者・援助者が自分自身のこころに向き合う必要があることが最も重要な特徴であるといえます。

【文　献】
1) ギャバード, G. O., 権成鉉訳『精神力動的精神医学——その臨床実践［DSM-IV版］①理論編』岩崎学術出版社，1998.
2) カーンバーグ, O., 前田重治監訳，岡秀樹・竹野孝一郎訳『対象関係論とその臨床』岩崎学術出版社，1983.
3) 小此木啓吾編集代表『精神分析事典』岩崎学術出版社，2002.
4) 深津千賀子「こころの働き——その正常と異常」小此木啓吾編『現代の精神分析』日本評論社，1998.
5) 近藤直司『医療・保健・福祉・心理専門職のためのアセスメント技術を深めるハンドブック——精神力動的な視点を実践に活かすために』明石書店，2014.

> **さらに学習したい方への読書ガイド**
>
> ❶近藤直司『医療・保健・福祉・心理専門職のためのアセスメント技術を深めるハンドブック —— 精神力動的な視点を実践に活かすために』明石書店，2014.
> ❷サルツバーガー・ウィッテンバーグ, I. 平井正三監訳，武藤誠訳『臨床現場に生かすクライン派精神分析 —— 精神分析における洞察と関係性』岩崎学術出版社，2007. (Salzberger=Wittenberg, I., *Psycho-Analytic Insight and Relationships: A Kleinian Approach,* Routledge, 1973.)
> ❸ギャバード, G.O., 権成鉉訳『精神力動的精神医学 —— その臨床実践［DSM-IV版］①理論編』岩崎学術出版社，1998. (Gabbard, G.O., *Psychodynamic Psychiatry in Clinical Practice: The DSM-IV Edition,* Jason Aronson, 1994.)

補講 03 アタッチメント理論とこころの臨床

三上謙一 ● 北海道教育大学

1. アタッチメント（愛着）とは何か

アタッチメント（愛着）とは，英国の精神科医・精神分析家であったボウルビィ（Bowlby, J.）が提唱した概念です。ボウルビィは精神分析の発達理論にエソロジー（動物行動学）や認知科学など，当時の最新の科学的知見を加えることで，アタッチメント理論（Attachment theory）を構築しました。

アタッチメントの狭義の意味は，子どもが危機に遭遇したときに養育者に近接することで，不安や恐怖などの否定的情動を低減しようとする行動を指します。より広義の意味は「情緒的絆」を指す場合もありますが，近年は，狭義の意味に限定しようとする傾向がみられます。それに伴い，訳語も従来の「愛着」に代わって，「アタッチメント」と訳されることが増えてきています。「愛着」という用語はどうしても「愛情」と誤解されがちだからです。

また，アタッチメントは「依存」とも類似した現象です。しかし，依存という言葉には未熟な印象が伴いますし，やがては「自立」に取って代わるべきものと考えられがちです。それに対して，ボウルビィは，アタッチメントの欲求が生涯存続することを強調するために，あえてアタッチメントという用語を使用しました。

さらに，アタッチメントと日本語の「甘え」も類似していますが，実証研究のなかで発展してきたアタッチメントは行動的側面に，日常語として使われている甘えは心理的側面に重点が置かれていると考えられています。もっとも，実際にはアタッチメントは外的な行動的側面だけでなく，内的な心理・情動的側面にもかかわってきますので，両者を厳密に区別するのは難しいかもしれません。

子どもがこのように養育者を求める説明として，養育者が子どもに食べ物を与えるからであるという二次的動因論が当時は優勢でした。しかし，ボウルビィは，子どもは生まれながらに養育者を求めると考え，アタッチメントを形成することには，未熟な状態で生まれる人間の赤ん坊が捕食者から生き残るための進化論的な機能があると考えたのです。

2. アタッチメントの発達

アタッチメントは以下の4段階を経て発達していきます。なお，子どもが養育者との近接を維持するためにみせる具体的な一連の行動をアタッチメント行動と呼びます。そして，子どもがアタッチメント行動を向ける特定の人物をアタッチメント対象，アタッチメント対象との関係をアタッチメント関係と呼びます。

第1段階〔出生から生後8〜12週頃〕では，乳児はまだ人を識別することができません。そのため，近くにいる人に，追視する，声を聴く，手を伸ばす，泣く，ほほえむ，喃語を発するなどのアタッチメント行動を示します。

第2段階〔生後12週〜6か月頃〕では，乳児は誰に対しても友好的にふるまいます。しかし，養育者の声や顔に対してよくほほえんだり，声を出すなど，日常的によくかかわる人に特にアタッチメント行動を向けるようになります。

第3段階〔生後6か月〜2・3歳頃〕では，特定の人に対して近接を維持するようになります。この時期はハイハイや歩行による移動が可能になるため，養育者を後追いしたり，戻ってきた養育者を歓迎するなどの新しいアタッチメント行動がみられるようになります。この第3段階では乳児は養育者を「安全基地」として利用できるようになります。乳児は不安を感じたときに，養育者の元へ戻って慰めてもらいます。乳児は安心すると，再び周囲の環境を探索できるようになるのです。

第4段階〔3歳前後〜〕では，養育者の心の状態を推測し，次の行動を予測することがある程度可能になり，それに応じて自分の行動や目標を修正できるようになります。養育者との関係はより協調的なものとなります。また，この時期になるとアタッチメント対象が内在化される，つまり心のなかにアタッチメント対象の記憶が定着するために，アタッチメント行動と頻度は大幅に減少していきます。

この内在化されたアタッチメント関係に関する表象（主観的世界）を「内的作業モデル」と呼びます。内的作業モデルは，どの記憶を思い出してよいのか，どの情動を抑制するのか，などアタッチメントに関する情報を組織化するルールです。したがって，アタッチメント関連の文脈で人がいかに感じ，考え，ふるまうかにその後も影響を及ぼすとされています。

このようにアタッチメントは，客観的な行動レベルから主観的な表象レベルへ，目の前の対象との関係からこころのなかの対象との関係へ，と移行していく形で発達していくのです。

3. アタッチメントの分類

上述の過程で，アタッチメント対象の対応の仕方によってアタッチメント行動に個人差が生じます。ここでは，個人差を測定・分類する二つの代表的な測定法を紹介します。

(1) ストレンジ・シチュエーション法（SSP）

ボウルビィの共同研究者であったエインズワース（Ainsworth, M. D. S.）が開発した実験的観察場面です。八つの場面から構成され，2度の母子の分離再会場面での子どもの反応を中心にアタッチメントの個人差を分類します（図3-1）。

図3-1 ストレンジ・シチュエーションの8場面（Ainsworth. et al., 1978を要約）[1]

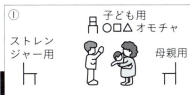

① 実験者が母子を室内に案内，母親は子どもを抱いて入室。実験者は母親に子どもを降ろす位置を指示して退室。（30秒）

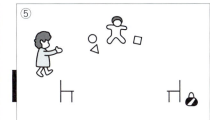

⑤ 1回目の母子再会。母親が入室。ストレンジャーは退室。（3分）

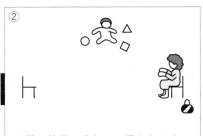

② 母親は椅子にすわり，子どもはオモチャで遊んでいる。（3分）

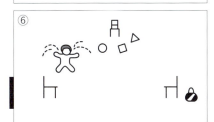

⑥ 2回目の母子分離。母親も退室。子どもはひとり残される。（3分）

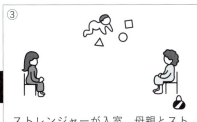

③ ストレンジャーが入室。母親とストレンジャーはそれぞれの椅子にすわる。（3分）

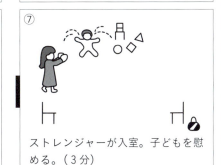

⑦ ストレンジャーが入室。子どもを慰める。（3分）

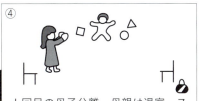

④ 1回目の母子分離。母親は退室。ストレンジャーは遊んでいる子どもにやや近づき，はたらきかける。（3分）

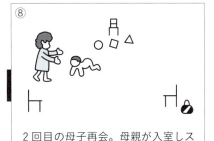

⑧ 2回目の母子再会。母親が入室しストレンジャーは退室。（3分）

出典：繁多進『愛着の発達——母と子の心の結びつき』大日本図書，p.79, 1987．

SSPで分類されたアタッチメントの個人差は4タイプに分類され，その特徴は以下のとおりです。

A. 回避型（Aタイプ）の特徴

1）分離再会場面の反応

養育者との分離時には泣いたり混乱を示すということがほとんどありません。再会時には養育者から目を逸らしたり，明らかに養育者を避けようとする行動がみられます。また，養育者が抱っこしようとしても，子どものほうから抱きつくことはなく，逆に抱っこをやめようとしても，それに抵抗を示さないという特徴があります。

2）安全基地の利用

養育者とかかわりなく行動することが相対的に多く，養育者を安全基地として実験室内の探索を行うことがあまりみられません。

3）養育者の日常のかかわり方

全般的に子どもの働きかけに拒否的にふるまうことが多くみられます。子どもと対面した際にほほえんだり，身体接触することは少ないです。子どもが苦痛を示すと，それを嫌がって子どもを遠ざけることもあります。また，子どもの行動を強く統制しようとする働きかけも多くみられます。

B. 安定型（Bタイプ）の特徴

1）分離再会場面の反応

養育者との分離時に多少の泣きや混乱を示しますが，再会時には積極的に身体接触を求め，容易に静穏化します。実験全般にわたって養育者や実験者に対して肯定的感情や態度をみせることが多く，養育者の分離時にも実験者からの慰めを受け入れることができます。

2）安全基地の利用

養育者を安全基地として，積極的に探索活動を行うことができます。

3）養育者の日常のかかわり方

子どもの欲求や状態の変化などに相対的に敏感です。子どもに対して過剰な，あるいは無理な働きかけをすることも少ないです。子どもとの相互交渉は全般的に調和的かつ円滑であり，遊びや身体接触を楽しんでいる様子がみられます。

C. アンビバレント型（Cタイプ）の特徴

1）分離再会場面の反応

分離時に非常に強い不安や混乱を示しますが，再会時には養育者に身体接触を求めていく一方で，怒りながら養育者を激しく叩いたりします。全般的に行動は不安定で，随所に用心深い行動がみられます。

2）安全基地の利用

養育者に執拗にくっついていようとすることが相対的に多く，養育者を安全基地として，安心して探索活動をすることができません。

3）養育者の日常のかかわり方

アタッチメントのシグナルにあまり敏感でなく，子どもの行動や感情状態を適切に調整することが苦手です。肯定的な相互交渉をもつ場合も，養育者の気分や都合に合わせたものであることが比較的多く，子どもの欲求に応じたものではありません。子どもへの反応は一貫性を欠いたり，微妙にタイミングがずれたりしがちです。

D. 無秩序・無方向型（Dタイプ）の特徴

1）分離再会場面の反応

近接と回避という本来両立しない行動が同時的にまたは継時的にみられます。例えば，顔をそむけながら養育者に近づこうとしたり〔同時的〕，養育者にしがみついたかと思うと，すぐに床に倒れこんだりする〔継時的〕，などの行動がみられます。そのほかにも，不自然でぎこちない動きや，タイミングのずれた場違いな行動や表情をみせたり，さらには突然すくんでしまったり，うつろな表情を浮かべながら，じっと固まって動かなくなったりすることもあります。全般的に，どこへ行きたいのか，何をしたいのかが読み取りづらいという特徴があります。

2）安全基地の利用

時折，養育者に脅えているようなそぶりをみせることがあります。むしろ初めて出会う実験者などに対して，より自然で親しげな態度を取ることもあります。

3）養育者の日常のかかわり方

養育者の多くは抑うつ傾向が高かったり，精神的に極度に不安定であったり，子どもを虐待する傾向があります。子どもを脅えさせたり，逆に子どもに脅えるなどの行動がみられますが，これには養育者の喪失やトラウマ体験が未解決であることが関連しているようです。

Bタイプを安定型，AタイプとCタイプを不安定型とも呼びますが，不安定型は健康な人にも多くみられ，それ自体病理的ではありません。後に，この3分類に当てはまらないDタイプが追加されました。ABCタイプは各養育者の特徴に応じた近接の仕方がパターン化されている，つまり「組織化されている」のに対して，Dタイプは特定のパターンを見出しにくい「組織化されていない」アタッチメント行動であると考えられています。被虐待児の多くがDタイプであるといわれており，精神病理との関連が現在研究されています。

（2）アダルト・アタッチメント・インタビュー（AAI）

エインズワースの教え子であったメイン（Main, M.）は，成人のアタッチメントを

分類するための半構造化面接法であるアダルト・アタッチメント・インタビュー（AAI）を開発しました。AAIの質問項目は**表3-1**のとおりです。AAIでは，自身のアタッチメント対象について「何を語るか」だけでなく，「いかに語るか」にも着目して，アタッチメントを分類します。

AAIの分類はSSPの分類に対応するとされています。各分類の特徴は以下のとおりです。

A. アタッチメント軽視型（Dsタイプ）

乳児の回避型に対応しています。養育者とのアタッチメント関係を理想化して語る

表3-1 アダルト・アタッチメント・インタヴュー実施要領（プロトコル）の要約（Hesse, 1999からの意訳）[2]

1. 初めに，私にあなたの家族のことを少し説明していただけますか。例えば，家族構成や住んでいた場所など。
2. さて，思い出せる限り昔にさかのぼって，子どもの頃のご両親との関係を話して下さい。
3. 子ども時代のお母様との関係を表すような形容詞や語句を5つあげて下さい。私がそれらを書き留めて，5つ揃ったら，それらの言葉を選ぶに至った思い出や経験をおたずねします。
4. （父親について同様の質問）
5. どちらの親御さんをより親密に感じましたか。理由は。
6. 子ども時代に動揺した時，あなたはどのようにしましたか。どうなりましたか。情緒的に動揺した時の具体的な出来事を話していただけますか。けがをした時は。病気の時は。
7. ご両親との最初の分離についてお話しください。
8. 子ども時代，拒絶されたと感じたことはありますか。あなたはどのように反応しましたか。ご両親は拒絶したことを気づいていたでしょうか。
9. ご両親があなたを脅かしたことはありましたか。しつけや冗談で。
10. あなたの幼い頃の経験全体は，どのように大人としてのあなたに影響しているでしょうか。成長の妨げになったと思われるようなことはありますか。
11. ご両親が，あなたの幼い頃，そのようにふるまったのはなぜだったのでしょうか。
12. 子ども時代，親のように親密であった大人は他にいましたか。
13. ご両親，あるいは他の親密な人を，子ども時代に亡くされた経験はありますか。大人になってからは。
14. 子ども時代と大人になってからでは，ご両親との関係に多くの変化がありましたか。
15. 現在，あなたにとって，ご両親との関係はどのようなものですか（もしすでにお子さんをお持ちであれば，あなたの育てられ方が，あなたご自身の子育てにどう影響していると思いますか）。

注　AAIは，このように手短に修正されたプロトコルの要約に基づいて実施できるものではない。この表の内容においては，いくつかの質問項目や重要な追加の確認質問（probes）が省略されている。

出典：数井みゆき・遠藤利彦編著『アタッチメント――生涯にわたる絆』ミネルヴァ書房，p.145, 2005.

傾向がありますが、それを裏づけるエピソードを語ることができません。例えば、母親について「優しかった」と形容しても、具体的エピソードを思い出せません。また、早期のアタッチメント関係を過小評価しがちで、現在の自分の人格に影響していることを認めません。

B. 安定自律型（Fタイプ）

乳児の安定型に対応しています。養育者の肯定的側面と否定的側面の両方を、首尾一貫した形でわかりやすく語ることができます。また、早期のアタッチメント関係が現在の自分に影響を与えていることを認めています。なお、明らかに虐待的環境で育ったにもかかわらず、成人期に安定自律型と評定される者を「獲得安定型」と呼びます。

C. とらわれ型（Eタイプ）

乳児のアンビバレント型に対応しています。質問に対して首尾一貫した形で語ることができません。言葉は曖昧なものが多く、話は冗長でまとまりがなく、感情的に混乱しがちです。特につらい出来事を思い出すことが多く、それがいま生じているかのように強い怒りや恐れを表出することもあります。過去の親の態度に対して強いこだわりをもったり、親を過度に喜ばせようとするという役割逆転がみられることもあります。

D. 未解決型（Uタイプ）

乳児の無秩序・無方向型に対応しています。話の内容にそれなりに一貫性はありますが、特定のトラウマ体験について語るときに、非現実的な解釈や思い込みをするなどの混乱がみられます。例えば、亡くなった人がまだ生きているかのように信じていたり、子どもの頃にすでに殺されていたかのように感じていたりします。

これらのどれにも当てはまらない場合、分類不能型（CC）となります。

なお、SSPとは異なり、AAIを研究で使用するには海外で一定期間の研修を受けて、信頼性テストに合格する必要があります（研修の実際については、三上謙一，2014[3]）を参照）。

4. アタッチメント研究

SSPの開発以降、アタッチメント研究は世界中で行われるようになりました。その結果、おおむね安定型がどこの文化でも一番多いことから、アタッチメントは普遍的現象であるとみなされています。ただし、各タイプの比率にはある程度文化差がみられます。

補講03　アタッチメント理論とこころの臨床

　次に，早期のアタッチメントと後の人格形成の関連性ですが，縦断研究によれば，乳幼児期のアタッチメントの質がその後のさまざまな人格発達の特性に影響していることがわかっています。ただし，早期のアタッチメントの分類自体は必ずしも固定するものではなく，環境が悪化して，安定型から不安定型に移行する場合もあれば，逆に獲得安定型のように虐待的環境で育っても，後に安定型になる場合もあります。したがって，早期のアタッチメントの影響は「刷り込み」のように固定的ではなく，ある程度可塑的であると思われます。

　また親のアタッチメントが子どものアタッチメントへ伝達されるのかという世代間伝達の問題も多数研究されています。その結果，親のアタッチメントが子どものアタッチメントをある程度予測することが示されていますが，もちろん完全に伝達されるわけではありません。伝達のメカニズムの詳細についてはさらなる研究が必要でしょう。

　最後に，アタッチメントと精神医学的診断との関連についてですが，両者が一対一で対応することはないようです。しかし，臨床群では安定自律型が少なく，未解決型が多いということがわかっています。この点についても今後の研究が期待されます。

5. 愛着障害とアタッチメント研究の分類との関連

　アタッチメントに関する精神障害であるICD-10の愛着障害（反応性愛着障害と脱抑制愛着障害）とアタッチメント研究の分類との違いは以下のとおりです（青木豊，2012[4]）。

　まず前者は臨床研究から提案されましたが，後者は実証研究から提案されました。次に，前者は精神障害の一つですが，後者は発達上の保護／リスク要因であり，精神障害そのものではありません。最後に，前者にはアタッチメント対象がいますが，後者には，重篤なネグレクトや虐待，または施設でのケア不足のため，アタッチメント対象がいない，という点で異なっています。

6. 臨床実践のポイント

　アタッチメント理論をこころの臨床に活かすということは，「子どもの頃に愛情を与えられなかった人にたくさん愛情を与えよう」と考えることではありません。そのような単純な考え方は往々にして依存を助長しすぎて，失敗に終わることになりがちです。

　ICD（International Classification of Disease：国際疾病分類）やDSM（Diagnostic and Statistical Manual of Mental Disorders：精神疾患の診断・統計マニュアル）などの精神医学的診断は「症状」に基づいた分類であるのに対して，アタッチメントの

分類は対人関係の「機能」に基づいた分類です。両者は補い合う関係にあるのです。例えば，同じ「抑うつ症状」を示していても，その人のアタッチメントが回避型かアンビバレント型かによって援助の仕方は異なってきます。回避型の人は他者との親密な関係を避けて否定的情動を抑制しがちですので，じっくり信頼関係を形成し，自分の否定的情動を安心して表現できるように援助することが必要です。逆にアンビバレント型の人は他者にしがみつき，自分の否定的情動に振り回されてしまうので，依存させすぎないように注意しつつ，否定的情動を他者にうまく伝えられるように援助します。

さらに，アタッチメントという枠組みがあれば，心理療法の学派にとらわれない援助が可能になります。例えば，親―乳幼児間のアタッチメントの問題に対して，精神分析的心理療法は，親自身の過去のアタッチメント関係が自分の子どもとの関係に与えている影響を内省することで，現在のアタッチメント関係の改善を目指します。それに対して行動療法は，親がより適切な養育行動をとれるように援助していきます。また，家族療法でしたら，父親や同胞を含めた家族システム全体に介入してアタッチメント関係の改善を目指すでしょう。

アタッチメント研究は今後もますます発展していくことが期待され，こころの臨床を実践するうえで欠かせないものとなるでしょう。

【文　献】
1) 繁多進『愛着の発達――母と子の心の結びつき』大日本図書，p.79, 1987.
2) 数井みゆき・遠藤利彦編著『アタッチメント――生涯にわたる絆』ミネルヴァ書房，p.51・p.145, 2005.
3) 三上謙一「「新しい」アダルト・アタッチメント・インタビュー研修会に参加して――「アタッチメントと適応の力動――成熟モデル（DMM）」とは何か」『思春期青年期精神医学』24巻2号，岩崎学術出版社，pp.168-178, 2014.
4) 青木豊『乳幼児――養育者の関係性 精神療法とアタッチメント』福村出版, 2012.

さらに学習したい方への読書ガイド

❶ヘネシー澄子『子を愛せない母 母を拒否する子 ―― 今増えている愛着障がいが教える母と子の絆の大切さ（子育てサポートブックス）』学習研究社, 2004.
❷小林隆児・遠藤利彦編『「甘え」とアタッチメント ―― 理論と臨床』遠見書房, 2012.
❸数井みゆき編著『アタッチメントの実践と応用 ―― 医療・福祉・教育・司法現場からの報告』誠信書房, 2012.

補講 04 精神疾患への予防的早期介入

三角純子 ● 東京都立松沢病院
針間博彦 ● 東京都立松沢病院

1. 精神疾患の予防とは

「医者の使命は病気を予防することにある」。北里柴三郎はこう述べて予防医学を推進しました。精神疾患についても，その予防に取り組むことは，精神医学に携る者の責務です。

予防医学には，疾病発症の予防を図る一次予防，疾病発症後の重症化の防止を図る二次予防，疾病の再発防止を図る三次予防があり，それぞれ以下のような内容となっています。

・一次予防（疾病発症の予防）：健康への啓発，健康増進，特殊予防（教育，予防接種など）。
・二次予防（疾病発症後の重症化の防止）：疾病の早期発見と早期措置，適切な医療と合併症対策（健康診断など）。
・三次予防（疾病の再発防止）：リハビリテーションなど。

一般に，予防（狭義の予防）は一次予防を，二次予防は治療を指します。

精神医学の分野では，一次予防とは，メンタルヘルスの不調の発生を未然に防ぐ取組みにより，健康増進と精神疾患の予防を図ることで，これには，正しい知識の普及啓発，健康教育，保健指導，偏見なく心の健康問題について積極的に話し合えるような地域の環境づくりなどが含まれます。

二次予防は，精神疾患を早期発見・早期診断・早期治療し，病気の進行や障害への移行を予防する取組みであり，これには適切な医療の提供を中心として，抵抗なく相談やスクリーニング検査を受けることのできる環境や受診体制の整備，ネットワークづくり（地域住民，教育機関，保健所，自治体，医療機関も関与します）などが含まれます。

三次予防は，再発予防とリハビリテーションの取組みであり，現在の病状を適切に把握・管理して機能回復を図るとともに後遺症の発生を予防し，再発を防ぎ，社会復帰を促進するための対策などが行われます。

2. 統合失調症などの精神病性障害の早期介入

(1) 早期介入の必要性

近年，統合失調症などの精神病性障害（精神病性障害には，統合失調症のほか，急性一過性精神病性障害，統合失調感情障害などさまざまな疾患が含まれます）に対す

る早期介入が注目・研究されています。なかでも統合失調症は現在もなお精神科臨床における主要な治療対象であり，好発年齢が青年期であることから，治療開始遅延により，以下にあげるような多くのデメリットが生じます。

・回復の遅れ
・より不良な予後，機能水準の低下
・心理社会的技能の低下
・うつ状態や自殺リスクの増加
・自尊心や自信の喪失
・不要な入院や入院期間の延長
・学業や職業の不本意な中断や終了
・家庭内の苦痛や心理的問題の増加
・物質乱用リスクの増大
・医療コストと社会的コストの増大

統合失調症はよくある疾患（common disease）であり，またその一部は難治であることから，その広義の予防方法を探求する取組みや研究を行うことは極めて重要です。

統合失調症を中心とした精神病の早期診断と早期介入（early intervention）に注目が集まるようになった背景には，①近年，副作用や有害事象の少ない薬物療法と心理社会的アプローチが普及し，早期からの治療の選択肢が増えたこと，②精神科治療の中心的役割が病院から地域へ，すなわち入院治療から通院治療へと移行したため，症状が重症化する前の早期に治療を行うことによって機能低下を防ぐ必要性と，その実現可能性が生じたことがあります。ただし，わが国ではライシャワー事件以後に加速度的に増加した精神病床の削減がいまだ達成できておらず，いまなお入院中心の医療が行われており，こうした現状の改善が求められています。

（2）統合失調症の治療臨界期と未治療期間

統合失調症の早期経過には次のような段階があります。

病前適応期➡（発病）➡前駆期➡（顕在発症）➡精神病未治療期➡治療開始

発病とは疾病の始まり，すなわち病前の状態から何らかの変化が生じることです。その後の前駆期にはさまざまな徴候が生じますが，それらは非特異的であり，この時点で統合失調症の診断を下すことは不可能です。顕在発症とは幻覚や妄想などの特徴的な精神病症状が出現することです。

統合失調症の早期診断・早期治療については，治療臨界期と未治療期間という概念が重要です。統合失調症の顕在発症から数年間は，臨床症状や社会機能の悪化が生じやすい脆弱な時期で，治療臨界期（critical period）と呼ばれ，この時期の治療の成否が長期予後を左右します。特に発症後3年以内の介入は有効性が高いとされていま

す（治療臨界期仮説）。

　精神病状態の発症（顕在発症）から治療開始までの期間は精神病未治療期間（Duration of Untreated Psychosis；DUP）と呼ばれ，この期間の長期化，つまり治療開始の遅れと臨床的転帰の関連が古くから指摘されています。また，前駆期も含めた未治療期間は，疾病未治療期間（Duration of Untreated Illness；DUI）と呼ばれます。統合失調症の前駆期には，不安，焦燥，強迫，抑うつ気分，意欲低下，注意力や集中力の低下，攻撃性，被刺激性の亢進，認知機能の変化，食欲低下，不眠，社会機能低下，対人的閉じこもりなど，さまざまな非特異的な徴候が生じます。

　精神病未治療期間の短縮のために，最近は次のような取組みが行われ，発症後の治療へのアクセスを容易にし，受診行動の促進が図られています。
・地域社会での教育（学校での教育，保護者への情報提供）
・マスメディアの活用
・プライマリケアに携わる者（開業医，他科医，保健所，学校保健）に対する教育，チェックリストの導入やスクリーニングツールの整備，専門医との連携などネットワークづくり
・学校等へのメンタルヘルスについての相談窓口の設置

　近年の画像研究により，統合失調症における脳の器質的変化は，前駆期から精神病状態の初期に著しく，顕在発症前から脳機能の低下が進むこと，顕在発症を機に一段と進展することがわかっています。機能低下も，顕在発症に至る前の前駆期から進行します。そのため，前駆期に適切な対応を行い，脳の器質的変化を防ぐことにより，顕在発症の予防や長期予後の改善を図ることが大きな課題となっています。

　一方，統合失調症の顕在発症は，脆弱性を構成するリスク因子，発病を抑制する防御因子，生物-心理-社会的因子が複雑に絡み合う多因子的なものと考えられており，現状ではいまだ一次予防を期待できる段階になく，二次予防をいかに推進するかが臨床的により重要な課題とされています。WHO（World Health Organization；世界保健機関）の2001年の報告では，統合失調症の顕在発症を予防することは不可能ですが，顕在発症後の早期介入は，本格的な病気への進行を予防し，症状をコントロールし，転帰を改善して再発を防止することに効果があることを強調しています。

（3）統合失調症の顕在発症後の早期介入

　統合失調症の二次予防としての，精神病状態の出現（顕在発症）後の早期介入について概説します。そこでは，治療関係の構築と治療の動機づけが重視され，包括的アセスメント（生物的，心理的，社会的視点に基づく），治療環境への配慮（非自発的入院を可能な限り避ける）も行われます。

　薬物療法については，可能な限り少ない種類の少量の薬物を使用することが重要です。また，アドヒアランス低下による薬物治療の中断よりも，計画的な中止のほうが

より安全であり，再発した場合も早期介入が可能であるという利点を考慮し，薬物の減量や中止を目指す治療が行われることもあります。こうした治療は短期的には再発のリスクを高めるものの，長期的にはより少量の薬物治療が行われ，良好な機能的予後をもたらす可能性が示唆されています。ただし，その場合は再燃徴候を速やかにキャッチするための症状評価が十分かつ丁寧に継続されることが不可欠です。

早期介入においては心理的な適応の促進と社会的役割の維持に焦点があてられ，自己肯定感や自己効力感の維持や獲得を目指すとともに，就学就労支援が早い段階から開始され，さらに，家族教育や支援ネットワーク構築を考慮した支援戦略が立てられます。認知行動療法，支持的精神療法，ケースマネジメントも行われます。特に未受診のケースでは，疾病や医療サービスへのアクセス方法などについての知識不足，偏見と恐れ，否認，家族の問題解決能力の不足などが背景にあることが多く，丁寧な対応が求められます。

精神科医療においても，疾患概念確立のための診断基準と治療のためのガイドラインが存在し，それらは診断治療法の進歩に伴って刷新されています。しかしながら，統合失調症だけでなく，多くの精神疾患には診断のための特異的な生物学的指標（バイオマーカー）が存在しないことから，その診断と治療は発症後も医師の臨床的技能に大きく依存しています。国ごとに診断習慣の違いも存在しています。発症前の前駆期では，症状そのものが非特異的であるため，その評価はいっそう難しくなります。

（4）統合失調症の前駆期における早期介入

統合失調症の顕在発症前である前駆期に診断や治療を行う試みに焦点をあてると，新たな難題や事態に直面することとなり，多くの倫理的問題が提起されます。

早期診断や早期治療は，常に過剰診断や過剰治療，あるいは見落としの問題をはらんでいます。また，一次予防（疾患予防）そのものが，公衆衛生の視点からは利益があっても，個人にとっては利益がなく，有害である場合もありえます。介入対象となる当事者のリスクとベネフィットをできる限り正確に評価することが不可欠になります（例えば，最近の子宮頸がんワクチン接種後に生じた副作用の問題は記憶に新しいものです。それは要するに，将来発症しなかったかもしれない者がワクチン接種を受けたことにより，有害事象を被った可能性があるのではないかということなのです。）。

ここで問題になるのが，二次予防（いわゆる治療）の目的は，発症した疾患の進行を止め回復させることであるのに対し，一次予防（いわゆる疾病予防）の目的は，疾患の発生を阻止することだということです。一般に，治療と予防では，倫理的な扱いに大きな違いがあると考えられています。というのも，一次予防はいまだ発病していない健常者に行われるため，その副作用，侵襲性，必要性についてより慎重な取り扱いが求められるからです。

統合失調症の前駆期の概念については，顕在発症との連続性をめぐって二つの考え

方があります。一つは，前駆期は，精神病状態に連続的に移行する統合失調症の最早期段階であると位置づける，すなわち前駆期の出現が統合失調症の始まりとする考え方（①）です。もう一つは，前駆期は精神病状態の発症準備性ないし発症リスクが最も高まった状態ではあるが，統合失調症はいまだ発病しておらず，そこには不連続性が存在する，すなわち精神病状態の出現が統合失調症の始まりとする考え方（②）です。

①の考え方に従えば，統合失調症に対する一次予防は顕在発症の予防ではなく，統合失調症という疾病自体に対する発病予防，すなわち前駆期の出現自体を防ぐ取組みということになります。一方，②の考え方によれば，前駆期の症状は精神病状態の出現に対するリスク因子と考えられるため，前駆期段階での介入は統合失調症に対する一次予防ということになります。この考え方に従うと，この段階で行われる治療的介入には，上述したような健常者を対象にしているという観点からの一次予防に関する批判が出てくることになります。

近年，統合失調症の顕在発症の予防に関して，発症リスク精神状態（At-Risk Mental State：ARMS）[1]という概念が広まりました。これは精神病状態に移行するリスクがとくに高い，すなわち超ハイリスク（Ultra High Risk：UHR）群を示す概念です。この超ハイリスク群においても，12か月後の精神病移行率は10~50%と幅が広く，多数の研究報告をまとめたメタ解析によれば，3年以上追跡した群の精神病移行率はおよそ36%とされています。これらの数値から，この群を字義どおりに超ハイリスク群ととらえて介入すべきか否かについては意見が分かれています。

国際早期精神病協会（IEPA）による臨床ガイドライン[2]によれば，この時期での抗精神病薬の投与は，通常は精神病症状が明らかになるまでは行わず，症状の切迫性などから必要と判断される場合にのみ例外的に考慮されます。その場合は非定型抗精神病薬の短期間少量の試験的投与を行ってから，有効であれば，十分な説明と同意に基づき，維持療法を行った後に，漸減中止するとされています。

一方，心理教育については，ストレスマネージメントに加え，認知行動療法を推奨する考え方があり，また，顕在発症後の介入と同様に，就学就労支援，家族に対する支援が重要であること，心理的な適応と社会的役割の維持に焦点があてられ，自己肯定感や自己効力感の維持獲得が図られます。とりわけ，次項で述べる自己スティグマやレッテル貼りを意識した介入のあり方が重要であることを忘れてはなりません。

（5）早期介入の問題点と課題

早期介入を推進する立場からは，前駆期に確定診断ができない現状でも，苦痛や機能低下を伴い，助けを求める（援助希求（help-seeking）といいます）人に対しては，後に精神病状態が出現するか否かにかかわらず，当事者が感じる苦痛に対する治療が行われ，治療せずに放置した場合に生じうる自殺関連行動，薬物乱用，機能低下の進

行を防ぐことの重要性が指摘されます。治療によって精神病状態の発症リスクの軽減が期待できるだけでなく，治療にかかわらず顕在発症に至る人に対しても，精神病未治療期間の短縮によってさまざまな心理社会的ダメージを減少させることができます。

一方，前駆期における早期介入に批判的な立場からは，①過剰な医療化（medicalization），②スティグマ（患者に対するレッテル貼り，烙印）のおそれ，③偽陽性（前駆症状類似の症状を示すが，実際には精神病状態に移行しない群）などの点から問題が指摘されています[3]。ここで医療化とは，それまで医療の対象でない分野が医療の対象とされることを指します。過剰な医療化は，診断対象の過度の拡大，診断閾値を下げる傾向，偽陽性の問題などにつながり，発症するかどうかわからない，あるいは発症しない人に対して，侵襲的となりうる投薬が行われたり，侵襲性はより低いものの不要な心理教育が行われたりすることに伴う，副作用とスティグマが生じるおそれがあるのです。

精神疾患に関するスティグマは，特に重要な問題です。ベン＝ジーブ（Ben-Zeev, D.）ら[4]は，この問題を①公的スティグマ，②セルフスティグマ，③レッテル貼りの回避に分類しています。公的スティグマによって，公的に医療や社会的文脈のなかで差別されるだけでなく，セルフスティグマによって自己肯定感や自己効力感の低下をもたらし，さらにレッテル貼り回避のための行動によって，適切な医療サービスの利用を避ける可能性があることを忘れてはなりません。偽陽性の問題は，より弱い症状の人びとに対してもスティグマが拡大する可能性を含んでいます。特に精神病の発症前の早期介入については，青年期における精神病というレッテル貼りが重大な影響をもたらす可能性があるため，慎重な対応が必要です。

このように，統合失調症の前駆期での早期介入は，さまざまな難題や倫理的課題を抱えています。しかし，前駆期での疾患特異的な診断の可能性や客観的な生物学的指標（バイオマーカー）を探求し実現することは，精神医学に携わる者に求められる使命であることに変わりなく，臨床上も研究面でも，そのための柔軟な対応や戦略が求められています。

3. ほかの精神疾患の早期介入

以上述べた統合失調症のほかにも，双極性障害，うつ病，子どもの双極性障害，自殺念慮，認知症，摂食障害，発達障害，不眠症などさまざまな精神疾患に対して早期発見・早期診断・早期治療の取組みが行われています。これらの疾患においても，臨床的には，早期介入が見落としや過剰診断・過剰治療，スティグマ化や過剰な医療化の可能性など，極めてデリケートな問題をはらむことを常に念頭に置きつつ，そのメリットとデメリットを十分に検討しながら対応しなければなりません。

その際には，治療の不要性，慎重な経過観察といった視点も含め，適切な診立てと適切なケアの提供が求められます。研究の面でも同様に，疾患概念や診断基準の確立・刷新や上記のようなさまざまな課題に対する望ましい対応についてのデータの蓄積と分析，エビデンスに基づいた診断法や長期予後を改善する治療法の確立に尽力していくことが求められています。

4. 予防医学の観点から

精神疾患の啓発にあたっては，それについての適切なケアや介入法が確立していることが不可欠であり，また薬物療法の前に，適切な疾患教育・療養指導，適切な心理教育・精神療法がなされることが前提となります。

早期発見・早期診断・早期治療が不可欠であるといえる状態や疾患をターゲットにしているのか検討することも必要であり，特に近年，軽症うつ，双極Ⅱ型障害，成人のADHD，認知症などに関して，そうした議論が行われています。積極的意義のない，商業主義的に薬物の販売促進を意図しての疾患喧伝が，近年問題視されているところです。

発病後の統合失調症のように早期発見・早期治療が有効な場合，エビデンスに基づいた正確な疾患啓発を行う必要がある一方，そうでない疾患については健康啓発のほうが総合的観点からみて予防に資する場合が多くなります（健康啓発であれば，過剰な医療化やスティグマ化，偽陽性問題も回避できます）。

表4-1　10 FACTS ON MENTAL HEALTH

1. 世界の児童・青年の約20%が精神的な障害あるいは問題を抱えている。
2. 精神障害と物質使用障害は世界的に能力障害の主要な原因である。
3. 世界では毎年約80万人が自殺で亡くなる。
4. 戦争と災害は精神保健と心理社会的健康に大きな影響を与える。
5. 精神障害は傷害・自傷だけでなくほかの疾患の重要なリスク因子である。
6. 患者と家族に対するスティグマと差別は，人が精神医療を受ける妨げとなる。
7. 精神的および心理社会的な能力障害を有する人に対する人権侵害は，ほとんどの国で報告されている。
8. 精神保健分野の人的資源の分布には，世界的に大きな偏りがある。
9. 精神保健サービスの利用を妨げる五つの主要な障壁がある。すなわち，精神保健分野における公衆衛生政策の欠落と財源不足，精神保健サービスの構造的問題，プライマリケアとの連携不足，精神保健分野の人的資源の不足，公衆精神衛生におけるリーダーシップの欠如である。
10. 精神保健サービス向上のための財源は比較的少ない。

出典：WHO, http://www.who.int/features/factfiles/mental_health/mental_health_facts/en/（2015年5月10日）（著者訳）

人生の豊かさを損ないやすい「精神的な不調探し」ではなく，人生における自己効力感を高めるアプローチの実践，精神科治療の不要性についての見立ても必要です。また，精神疾患の予防的早期介入においても，公衆衛生政策の充実，プライマリケアとの連携ネットワークの整備，人材育成が課題です。

WHOは10 FACTS ON MENTAL HEALTH, 2014[5]において次の事実を指摘しています。わが国がこれらの課題に適切に対処できているかは疑問です。精神疾患の予防的早期介入では，これらの優先課題に積極的に取り組むことが求められます。

5. 医療経済における早期介入

精神疾患に対する予防，早期介入の適切なアプローチの普及には，経済的に対費用効果に優れていることが不可欠です。エビデンスに基づいた有効なサービスの直接的費用は必ずしも安くありませんが，適切なサービスによって労働収益の損失が軽減されることにより，費用全体を削減できる可能性があるとされ，費用全体を削減しうるサービスの拡充のための重点的な投資が必要とされます[6]。

通院型治療への移行がいまだ達成できていない日本においても，精神科治療の成功をいかなる方法で評価するのか再検討し，再入院率の低下や就職就学率の向上といったプラスの評価項目によって診療報酬が得られる仕組みに変えていく必要があるでしょう。

6. おわりに

いかなる疾患においても，最早期の段階で確定診断をつけることは困難です。それでもなお，診断的不確かさを許容しながら，症状を把握し，包括的アセスメント（生物的・心理的・社会的視点に基づく）によって得られた情報に基づいて適切な診立てを行えば，必要な治療と支援を提供することは可能です。そして，症状における流動性がある時期だからこそ，見落としや過剰診断を避けようとする姿勢を持ち続けることが大切です。

一方，明らかな症状が出現した後は早期治療が重要であり，早期段階で病識の獲得につなげられるか否かも長期予後を大きく左右します。治療開始の遅れは望ましい意思形成力を低下させ，病識の獲得をより困難にします。結果的に，本人の意思や自由権の尊重を欠く非自発的治療が必要な状態へと進展し，悪循環に陥る要因ともなります。

以前は，発達障害の患者が統合失調症と誤診されるケースが目立ちましたが，最近では逆に，発達障害と診断されて統合失調症の可能性が除外され，またそうした診断が本人や家族に伝えられて，統合失調症の顕在発症後の治療に支障をきたす例をみる

こともあります。統合失調症のとりわけ好発年齢においては，統合失調症の前駆期ではないか，統合失調症ではないかという視点をもちながら診療にあたることが重要です。

精神疾患の予防的早期介入のアプローチやストラテジーの選択や形成には，これまで述べた臨床的・倫理的・経済的問題が大きく絡み，個別の当事者の価値観，社会全体の文化的背景が大きく影響します。当事者を中心に，社会全体で課題を共有しながら，その時々のコンセンサスの形成を図ることが大切です。

人は，人生を豊かに生きる権利と，夢や希望の実現のために冒険やチャレンジをする自由をもっています。精神的不調や精神疾患を抱えながらも，自己効力感をもって人生を生きていけるよう後押しをする医療のあり方が求められており，そのようなあり方こそが，精神疾患の予防や治療の成功に大きく寄与するのではないでしょうか。

【文 献】
1) Yung, A. R., et al., *Monitoring and care of young people at incipient risk of psychosis*, Schizophr Bull, 22, pp.283-303, 1996.
2) International early psychosis association writing group, *International clinical practice guidelines for early psychosis*, British Journal of Psychiatry, 187 (48), pp.120-124, 2005.
3) 石原孝二・佐藤亮司「統合失調症の「早期介入」と「予防」に関する倫理的問題――「早期介入」の多義性とARMSをめぐって」『社会と倫理』第27号，南山大学社会倫理研究所，2012.
4) Ben-Zeev, D., Young, M. A., Corrian, P. W., *DSM-V and the stigma of mental illness*, Journal of Mental Health, 19 (4), pp.318-327, 2010.
5) http://www.who.int/features/factfiles/mental_health/mental_health_facts/en/
6) McCrone, P., et al. *Paying the price: the cost of mental health care in England to 2026*, The King's Fund, 2008.

さらに学習したい方への読書ガイド

❶ フレンチ, P., スミス, J., シャイアズ, D., リード, M., レイン, M., 岡崎祐士・笠井清登監修, 針間博彦監訳『精神病早期介入 —— 回復のための実践マニュアル』日本評論社, 2011. (French, P., Smith, J., Shiers, D., Reed, M., Rayne, M., *Promoting Recovery in Early Psychosis: A Practice Manual,* Wiley-Blackwell, 2010.)
❷ ジャクソン, H. J., マクゴーリ, P. D. 編, 水野雅文・鈴木道雄・岩田仲生監訳『早期精神病の診断と治療』医学書院, 2010. (Jackson, H. J., McGorry, P. D., *The Recognition and Management of Early Psychosis, 2nd Edition: A Preventive Approach,* Cambridge University Press, 2009.)
❸ 水野雅文編『重症化させないための精神疾患の診方と対応（精神科臨床エキスパート）』医学書院, 2014.

補講 05 こころの臨床とスティグマ

田中康雄 ●こころとそだちのクリニックむすびめ

1. スティグマと差別と偏見

(1) スティグマ

　スティグマ（stigma）とは，ゴッフマン（Goffman, E.）によると，「肉体上の徴をいい表わす言葉」[1]であり，その徴（しるし）があるということで「徳性上の状態にどこか異常なところ，悪いところのあることを人びとに告知」[1]する役割をもっていたといいます。

　本来，この徴は，肉体への傷であったり焼き印であったりしたといいます。

　テレビの時代劇を見たことがある人には，島流しにあった罪人が，腕にある二本線の刺青を隠して仕事をしている，という場面に見覚えがあるかもしれません。罪を償い地道に生活しようとしても腕の徴のために，不当に扱われる，といった場面を覚えている方もいるかもしれません。

　私たちは，ある特定の人，上記の場合は，島流しにあうほどの罪人に対して，その人のことを深く知り合う前に，前提として危険な人という徴を付けることで，私たちは「異なる人として汚れ蔑まれてしかるべき存在」という情報を手に入れることができます。ここにあるのは，私たちの安心を求める強い気持ち，あるいは私たちにある体感治安の悪化感からの不安の解消などが関係しているのかもしれません。

　一方で，その徴をもつ者は，すでに徴が知られていると，その社会集団から信頼されず受け入れられていないということを自覚し続けて生活するか，まだその徴が周知されていないとなると，今後も隠し続けることで，その社会集団からの信用を落とさずに，しかし，常に周囲の目におびえ生活をすることになります。「レ・ミゼラブル」に登場するジャン・ヴァルジャンを思い浮かべる方もいるでしょう。

　さらにゴッフマンは，「第一に，肉体のもつさまざまな醜悪さ，（中略）　第二に，個人の性格上のさまざまな欠点があり，（中略）　第三に，人種，民族，宗教などという集団に帰属されるスティグマ」[2]とスティグマにある異なった三つの種類を述べています。ゴッフマンは，個人の性格上の欠点のなかに，精神異常やアルコール依存症などを含ませました。

(2) 差別と偏見

　差別という言葉は，差をつけて区別することですが，単に，区別とか分別という言葉とは異なり，そこになにかしら排除，除外，拒否という思惑と行為が含まれています。

補講05　こころの臨床とスティグマ

　偏見とは，明確な根拠も証拠もないなか，実体験もないなかで，一方的に抱く否定的な先入観といってよいかと思います。これは，断片的な情報や伝聞，マスメディア等の偏った情報などによって形成されやすいものです。

　ある事象に対し，偏見による負の評価のなかで，排除，拒否といった差別行為を受けるのが，ほかならぬスティグマを負った人びとといってもよいかと思います。

2. 逸脱とラベリング，そして医療化

　ここにあるのは，ある生活集団や社会が，一定の安定と統制のなかで日々を送ることができる保障ということを，私たちは求めているということと，それが壊れることに大きな不安を抱えているということではないでしょうか。

　一定の安定と統制には，統治する権力が求められます。本来私たちの価値観や考え方，生活様式は多様なはずです。しかし，統治された社会で生活するには，一定の規則，規律のもとで規格化していかねばなりません。

　これを破る行為が迷惑行為あるいは逸脱というものです。お店でモノを手に入れるときにお金を支払うという規則に違反する行為は万引き，盗みです。この行為は犯罪あるいは非行の一つとなり，行為者は逸脱者から犯罪者あるいは非行少年として司法的ラベリングがなされ，一時的に，生活集団や社会から排除隔離されます。

　また，ある病気に罹患した方がいたとします。その病気の感染力や重症性から，ほかの方々への二次感染を防ぐ必要性が生じた場合，生活集団や社会は，その人を，感染症に罹患した病者とラベリングして一時的に生活集団や社会から隔離します。これは，危険な状態に逸脱した人を，専門的な治療を必要とする病める者としてラベル化したものです。

　もっと極端な場合も存在します。ある生活集団や社会が制裁として排除しようとすることです。かつてこの国は「村八分」という名称で対処してきた歴史があります。制裁ではないけれど，ある生活集団や社会の安定性や規則性が脅かされると判断した側が，判断された側に対して，なにかしら貶める誤った考えをもって，その判断を無理やり正当化したうえで，排除することもあります。これは部落問題やアイヌ民族問題にもかかわるものかもしれません。

　こうしたさまざまな逸脱を，一見差別的にすることなくラベリングする方法の一つに医療化という視点が活用されることがあります。

　コンラッド（Conrad, P.）は，「医療化とは，ある問題を医療的な観点から定義するということ，ある問題を医学用語で記述するということ，ある問題を理解するに際して医療的な枠組みを採用すること，ある問題を扱うに際して医療的介入を使用することを意味するのだ。ある問題を理解する，あるいはこれに対処しようとして医療的枠組みや医療的定義が適用された場合，医療化が生起する」[3]と述べています。そ

うすることで、病いに苦しむ方の苦悩とつらさが正当なものとして理解され、適切な医療的援助が提供されるという利点が、医療化にはあります。

　もちろん、医療化のなかでも、その原因が明確でないものや、不確実な場合、医療化するだけでは解決できない場合もあります。あるいは誤った医学情報により医療化されたために、生活集団や社会に誤ったかつ過剰な不安や恐怖をつくり出し、その結果、かえって大きな偏見を生み出してしまうこともあります。一例としては、ハンセン病や水俣病、イタイイタイ病や結核、精神障害（こころの病い）があげられるでしょう。

　本来は、生活集団や社会が当初怖れる「逸脱」と感じ誤って評価していたものが、医療化されたことで、恐怖心や猜疑心が軽減あるいは解消されるはずなのですが、どうもそうはいかない場合もあるようです。

　この理由の一つが、講義1でも触れた疾患と病いの違いであるように思います。医療化したラベリングは、あくまでも治療者の視点からみた問題としての「疾患」であり、生活集団や社会は、あくまでも患者や家族にある「病い」として、当事者にある症状や能力低下を認識し、それとともにいかに生活し、それらにどう反応するかという姿勢が問われるのです。つまり治療者の視点ではなく、あくまでも患者や家族、そして共同体側の視点で検討されるのです。

　そこには、治療者の視点からなる医療化だけでは解決しない、地域性や連綿と続く伝統的な考え方、文化、価値観、迷信、風評といった共同体側の視点、評価が色濃く関係するのです。だからこそ、医療的情報が正しく流布されれば、スティグマを負った人びとの問題は解決する、とは単純に言い切れないのです。

　実際に精神医療の分野で長くスティグマ対策にかかわってきたサルトリウス（Sartorius, N.）も、「精神疾患に関する医学的な知識が増えても、精神障害者を社会に受け入れる可能性が高まるとは限らないし、精神障害者と接触した人たちの行動が改善されるとも限らない。場合によっては、知識を得たことによって実際には精神障害者を忌避する可能性が高まることもあり得る」[4]と述べています。

3. こころの臨床におけるスティグマ

　こうした課題を前提にして、こころの臨床におけるスティグマを考えたいと思います。こころの臨床におけるスティグマ、徴は、まさに「こころの病い」そのものといってよいでしょう。

(1) 医学モデル前のこころの病い

　なによりも古来において「こころの病い」は、その成因も治療法も不明で、中世では悪霊の仕業ゆえに呪術的手法で対応していたのです。わが国でも霊験あらたかな霊

補講05　こころの臨床とスティグマ

地での療養が行われ，11世紀以降，京都岩倉の大雲寺では精神障害とその家族の宿泊施設が設置されコロニーのような状態になっていました。当時わが国の理解は神仏の祟りや狐狸が取り憑いたという考えが支配的でした。

すでにこの時点で「こころの病い」にある種の偏見と差別が生まれていました。

（2）排除・隔離としての「こころの病い」

その果てに，かれらを自宅で監護するために隔離・監禁という手法が採られていきました。すでに「こころの病い」として，医療的に対応することが強調されていましたが，医療機関が少なく，需要に追いつけないことと，経済的問題もあったと思います。

この各家庭で座敷牢をつくり，家族が監護する形は，1900（明治33）年には精神病者監護法（私宅監置法）として法的に認知され1950（昭和25）年に全面禁止となるまで長きに渡り継続されていたものです。これは，国，行政レベルで偏見と差別を後押ししたものといえないでしょうか。わが国での「こころの病い」に苦しむ方への対応は，社会から排除して隔離するという歴史から始まったといってよいかと思います。そこには，「こころの病い」に苦しむ方が危険な存在であるという偏見があっての差別行為と理解できます。

しかし，当然，この手法が妥当ではないという主張もありました。それが，1918（大正7）年に東京大学精神病学講座の呉秀三教授が樫田五郎とともに調査した私宅監置の調査報告書です。そこで呉は「我が国十何万の精神病者は，実にこの病を受けた不幸の他に，この国に生まれた不幸をも二重に背負わされていると言うべきである。精神病者の救済，保護は実に人道問題であり，我が国の目下の急務と言わざるを得ない」[5]と記したのです。

ここには国と行政の行ってきた治安モデル的対応から医療福祉モデルへ転換すべきといった強い望みを読み解くことができます。

（3）治安モデルへの揺り戻しと精神科医療の不祥事

戦後1950（昭和25）年に精神病者監護法は精神病院法と共に廃止され精神衛生法が制定されました。薬物療法も登場し，ようやく「こころの病い」に苦しむ方に医療福祉モデルが提案できそうな時代を迎えようとした1960年代，治安モデルに揺り戻しするかのような事件と精神科医療の不祥事が相次いで摘発，報告されました。

1964年に，精神科治療歴のある19歳の少年が駐日米国大使のライシャワー氏を切りつけ怪我を負わせる事件が起きたことで，やはり「こころの病い」に苦しむ方は社会に対する危険な存在であるという社会的誤解，偏見が大きくなり，強制入院や隔離といったいわゆる治安モデルへ揺り戻されそうになりました。

また精神科治療法の一つであった，精神外科手術，通称ロボトミー手術が，日本で

も1942（昭和17）年から実施されていました。この手術は1936年に米国で実施され，1949年にはノーベル生理学・医学賞を授賞しています。しかし，薬物療法の台頭と，手術により致命的な副作用が生じやすいということで，わが国では1975（昭和50）年に日本精神神経学会が精神外科手術を否定する決議案を採択したことで，ロボトミー手術は廃止されました。

ロボトミー手術は，1975（昭和50）年の米国映画「カッコーの巣の上で」でも非常に印象的に扱われていました。入院生活における支配的な医者－患者関係とともに，精神科治療の危うさが強調された映画で，「こころの病い」に苦しむ方が社会に対する危険な存在であるということではなく，精神科医療のほうの危険性をクローズアップしたものといえます。

この精神科医療の危うさは，1969（昭和44）年に日本精神神経学会理事会が精神神経学雑誌に掲載した「精神病院に多発する不祥事件に関連し，全会員に訴える」という異例の声明に象徴されます。ここでは1969（昭和44）年に起きた不祥事件を簡単に報告し，精神科医のあるべき姿に言及しました。不祥事件は患者への暴行，致死事件や不当拘束などで，声明では，その原因として「医師としての道義心，倫理観の欠如という重大事が横たわっているといってよいのではないだろうか」[6]とまで記載しています。

これらは，「こころの病い」に苦しむ方だけでなく精神科医療への大きな不信をつくり出したといえます。

(4)「こころの病い」に対して偏見助長を示唆する2, 3の事柄

わが国における「こころの病い」への偏見を助長している一因には，上記にあるように社会からの排除・隔離と，精神科医療側への不信感があるように思います。その点についてもう少し触れておきたいと思います。

① 精神科医療では，本人の同意がなくても保護者・扶養義務者の同意があれば入院治療を行うことができる可能性がある医療保護入院という入院形態があります。実際には，精神保健指定医の診断のもとで判断されるものですが，どうしても本人の意志を無視した形になるので，「こころの病い」に苦しむ方にとっては，不安と恐怖感が生じやすいものと思います。

② あくまでも「こころの病い」に苦しむ方の状況によって判断されるのですが，閉鎖病棟や，保護室，身体拘束という対応がなされる場合があります。これは精神科以外の医療機関ではあり得ないものです。「こころの病い」に苦しむ方と家族関係者にとって，違和感や不安感を強くさせるものと思います。

③ 精神科病院における医師数や看護師数は，一般病棟と比べ1／3あるいは2／3でよいという精神科特例があります。これは国や行政による精神医療に対する差別といってもよいかもしれません。

④ わが国における「こころの病い」に苦しむ方の外来受診者数は，年々増えています。最近はうつ病，認知症の増加が著しいようです。特に課題になっているのが，入院患者の多さと入院期間の長さです。諸外国が病院ケアから地域ケアへと治療の場を転換していくなかで，なかなか前進していきません。

4. こころの臨床におけるアンチスティグマ

「こころの病い」に苦しむ方とその家族が負ったスティグマは，日々の生活を困難にするだけでなく，生きがいをも奪ってしまうことにもなります。最近の精神医学は，スティグマ対策，アンチスティグマ活動を推進しています。

かつて悪霊の仕業と思われていた逸脱した言動に，治療という医療的手段で積極的関与がなされます。その関与がときに社会からの排除や隔離，個人の意志を無視した強制という事態を生じさせる場合があります。

つまり，「こころの病い」に対するスティグマを形成してきたのは，国の取組みやマスメディアのあり方だけでなく，社会統制装置としての医療化を行ってきた精神科医療のあり方と精神科医自身の行為でもあったのです。そこには当然筆者自身も含まれます。

その一方で，「こころの病い」に対する取組みにより，より良き生活が構築される場合も少なくないわけです。

この医療化に存在する光と影に，精神医学は過敏であるべきです。精神科医は，誠実に向き合うべきです。

スティグマ対策，アンチスティグマ活動について語るには，その前にこれまでの筆者自身の臨床を振り返り，これまでの臨床で筆者がかかわってきた「こころの病い」に苦しむ方とその家族へ，本当にそのときできる限りの力を注ぎ向き合ってきただろうかと，筆者自身を問い詰めるところから始めなければなりません。

講義1で，筆者は「精神医学とは徹底的に『あなた』に近づこうとし続ける医学です」と述べました。そして，「彼らが示す何かしらの問題（＝症状）とは，生活を脅かすものです。その解決を求め，診察が始まります。診察とは，「わたし」がこころを開き，「あなた」のこころに向き合うこと，その人間としての交流のなかで，相手の有り様を，理解しようと努め続けることです。そこには「わたし」のこころの有り様もさまざまに関与します」とも記しました。そのうえで，「何事も，他者を知ろうとするためには，まず自分自身と向き合い続ける必要があるので，自分自身への振り返りや自己研鑽を常に怠らないことです」と主張しました。

精神医学における医療化の光と影に向き合うことと，精神科医自身が誠実に向き合おうとするなかに潜む陥穽に気づくことが，アンチスティグマ活動でもあるのです。知らず知らずに権威的に振る舞っていないか，支配的な考えをもっていないか，自分

のなかにある偏見と差別意識に向き合っているか，「こころの病い」に苦しむ方だけでなく，関係者やスタッフのこころにも真剣に向き合っているか，常に自分の足もとへと目をやる必要があります。

　1969年（昭和44）の日本精神神経学会理事会の声明文にある，「医師としての道義心，倫理観の欠如」[6]というのは，誰もが陥りやすい精神科医の宿痾かもしれません。

　こころの臨床におけるアンチスティグマとは，この意識化から始まります。

【文　献】

1) Goffman, E., *STIGMA : Notes on the Management of Spoiled Identity*, Prentice-Hall, Inc., 1963.（アーヴィング・ゴッフマン，石黒毅訳『スティグマの社会学——烙印を押されたアイデンティティ』せりか書房，p.13, 2009.）
2) 同上，p.18.
3) Conrad, P., Schneider, J. W., *Deviance and Medicalization : From Badness to Sickness*, Temple University Press, 1992.（杉田聡・近藤正英訳，進藤雄三監訳『逸脱と医療化——悪から病いへ』ミネルヴァ書房，p.1-2, 2003.）
4) Sartorius, N.「スティグマと闘うための方策2013」『精神医学』55巻10号，pp.941-945（引用p.943），2013.
5) 呉秀三・樫田五郎，金川英雄訳・解説『精神病者私宅監置の実況（現代訳）』医学書院，p.334, 2012.
6) 日本精神神経学会理事会「精神病院に多発する不祥事件に関連し，全会員に訴える」日本精神神経学会編『精神神経学雑誌』第72巻，pp.117-119, 1970.

さらに学習したい方への読書ガイド

❶ゴッフマン，E., 石黒毅訳『スティグマの社会学 —— 烙印を押されたアイデンティティ 改訂版』せりか書房，2001.（Goffman, E., *Stigma, Reissue edition: Notes on the Management of Spoiled Identity,* Touchstone, 1986.）
❷サルトリウス，N., 日本若手精神科医の会（JYPO）訳『アンチスティグマの精神医学 —— メンタルヘルスへの挑戦』金剛出版，2013.（Sartorius, N., *Fighting for Mental Health: A Personal View,* Cambridge University Press, 2002.）
❸コンラッド，P., シュナイダー，J．W., 進藤雄三監訳，杉田聡・近藤正英訳『逸脱と医療化 —— 悪から病いへ』ミネルヴァ書房，2003.（Conrad, P., Schneider, J. W., *Deviance and Medicalization: From Badness to Sickness,* Temple University Press, 1992.）

補講 06 特別支援教育における合理的配慮

安達潤 ● 北海道大学大学院

1. 合理的配慮という用語のわかりづらさ

「合理的配慮」という用語は「道理に合っていて，無駄のない配慮」あるいは「障害の特徴や特性に応じた心配りや気遣い」という意味と思われるかもしれません。

しかしその理解は正しくありません。合理的配慮の原語はreasonable accommodationです。このaccommodationとは「要求を満たすために必要とされる何かを提供すること」であり，「心配りや気遣い」からもう一歩踏み込んだ「具体的な行為」なのです。

reasonableは「合理的」の意味ですが，これも何についての合理性なのかを考える必要があります。

2. 障害概念の転換と合理的配慮

WHOが1980年に発表したICIDH（International Classification of Impairments, Disabilities and Handicaps：国際障害分類）は，障害概念を機能障害・能力障害・社会的不利の3階層で記述し，①疾患・変調（disease or disorder）による機能・形態障害（impairments）が能力障害（disabilities）や社会的不利（handicaps）へとつながる過程，②能力障害がなくても機能・形態障害が社会的不利につながること，医療・リハビリ・地域など各階層から支援が可能であることを示しました（**図6-1**）。

しかしICIDHは，疾患・変調から始まる一方向のモデルであり，機能障害がもたらす困難さへの環境の影響を考慮せず，障害や不利などのマイナス面にのみ焦点化している等の問題点の指摘もあり，これらを受けてWHOは2001年にICF（International Classification of Functioning, Disability and Health：国際生活機能分類）を発表しました（**図6-2**）。

ICFは健康状態，生活機能（心身機能・身体構造・活動・参加），背景因子（環境因子・個人因子）で構成され，生活機能が健康状態と背景因子の影響を受けることを

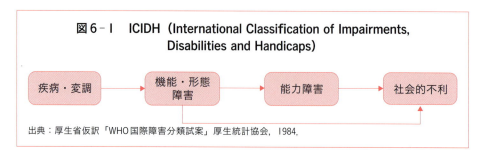

図6-1　ICIDH（International Classification of Impairments, Disabilities and Handicaps）

出典：厚生省仮訳「WHO国際障害分類試案」厚生統計協会，1984．

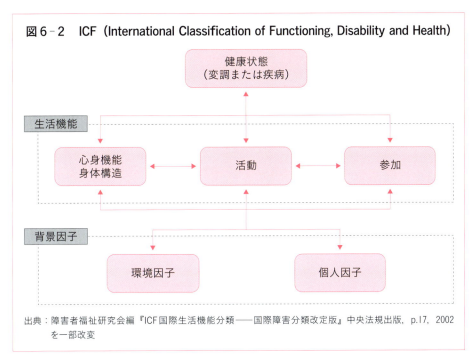

図6-2　ICF（International Classification of Functioning, Disability and Health）

出典：障害者福祉研究会編『ICF国際生活機能分類――国際障害分類改定版』中央法規出版，p.17，2002 を一部改変

示しています。ICIDHの疾病・変調が健康状態，機能・形態障害が心身機能・身体構造，能力障害が活動，社会的不利が参加に再配置されました。このようにICFは「障害」という言葉を使用せず，心身機能・身体構造が著しい変異や喪失といった問題を示した状態をimpairments（機能構造の障害），活動の実行が困難となる状態をactivity limitations（活動制限），生活や人生場面に関わる際に経験される困難さをparticipation restrictions（参加制約）と表現しています。環境因子は個人外部の環境条件，個人因子は性別・職業・性格など健康状態や生活機能以外の個人の特徴です。六つの構成要素が双方向に結ばれ各要因間の相互影響を記述できます。

　例えば，歩行機能に問題を抱えている人の住居周辺が凸凹の荒れ地であれば外出の機会が失われ，運動機能の低下を招くとともにほかの活動の意欲低下にもつながりかねません。合理的配慮の提供をICFモデルで考えると，先の例での周辺の道路整備，別の例では階段横へのスロープ設置等の環境因子へのアプローチとなります。

3. 障害者権利条約と合理的配慮

　障害者権利条約（以下，条約）は，障害者の人権および基本的自由の享有を確保し，障害者の固有の尊厳の尊重を促進することを目的として，障害者の権利の実現のための措置等について定めている条約です。条約は2006年12月13日に国連総会において採択され，2008年5月3日に発効しています。わが国では2014年1月20日に批准，

同年2月19日に発効しています。この条約の第2条（定義）に合理的配慮の定義が記されています。

> 「合理的配慮」とは，障害者が他の者との平等を基礎として全ての人権及び基本的自由を享有し，又は行使することを確保するための必要かつ適当な変更及び調整であって，特定の場合において必要とされるものであり，かつ，均衡を失した又は過度の負担を課さないものをいう。（外務省　和文）

つまり配慮の定義を「障害者がほかの人たちと平等となるための必要かつ適切な変更及び調整」とする一方，それは「均衡を失した又は過度の負担を課さない」という意味で合理的であるべきと述べられています。なお「合理的配慮の否定」は障害に基づく差別となることが第2条のほかのか所に明記されています。

また，条約の第1条（目的）には「障害者」について以下の記述があります。

> 障害者には，長期的な身体的，精神的，知的又は感覚的な機能障害であって，様々な障壁との相互作用により他の者との平等を基礎として社会に完全かつ効果的に参加することを妨げ得るものを有する者を含む。（外務省　和文）

これは「機能障害（impairments）とさまざまな障壁との相互作用によって他の人たちとの平等な社会参加が妨げられる場合があるような，そんな機能障害を長期的に有している人もこの条約の対象です」という宣言です。すなわち障害（disabilities）は機能障害（impairments）だけで生じるのではなく，障壁（ICF図式（図6-2）では環境因子）との相互作用で生じるものだという考え方です。そして機能障害は個人内要因で，障壁は個人外要因ですから，条約の障害者の記述はICFの障害概念を反映しており，合理的配慮の「変更及び調整」はこの「障壁」に関してなされるものとなります。

4. 改正障害者基本法と合理的配慮

条約の批准は，すべての国内法が条約に違反しないことを求めるため，わが国は条約の批准に向けて関連国内法の改正や新設を行ってきました。障害者基本法も2011（平成23）年8月に一部改正されており，これは条約批准後のわが国の障害者施策を方向づけるものです。その第2条（定義）第1号は障害者の定義でほぼ権利条約の定義と同じです。そして同条第2号で，以下の社会的障壁の定義を述べています。

> 社会的障壁　障害がある者にとって日常生活又は社会生活を営む上で障壁となるような社会における事物，制度，慣行，観念その他一切のものをいう。

また，第4条（差別の禁止）第2項には合理的配慮が「社会的障壁の除去」である

と記されています。このようにわが国では、障害者基本法の障害者の定義を条約の記述と合わせ、合理的配慮を「社会的障壁を除去するために実行すべきこと」と位置づけて、障害のある人たちの人権や基本的自由の享有を障害のない人たちと平等に確保していくことがうたわれています。

5. 障害者権利条約第24条教育

障害者権利条約第24条は以下のことを述べています。すなわち、教育についての障害のある人たちの権利をそのほかの人たちとの平等性に基づいて認め、締約国がインクルーシブ教育システム（包容する教育制度）を確保すべきであり、その目的は①「人間の潜在能力、尊厳、自尊心を最大限発達させ、人権、基本的自由、人間の多様性への尊重の念を確たるものとすること」、②「精神的・身体的能力と同様に、その人格、才能、創造力を、障害者自身が最大限に発達させること」、③「実質的な一員としての障害者の自由な社会への参加を可能にすること」です。これは条約の理念に則った教育のあり方を述べたものです。

そして、これらの教育についての権利を実現するために「個人に必要とされる合理的配慮が提供されること」および「完全な包容という目標に合致する効果的で個別化された支援措置がとられること」が明記されています。この教育についての権利の実現は初等・中等・高等教育、職業訓練、成人教育、生涯教育のすべてのレベルに関することと述べられています。

6. 特別支援教育における合理的配慮

障害者権利条約の批准に向けて、わが国は、インクルーシブ教育への転換の準備を進めてきました。2012（平成24）年7月には「共生社会の形成に向けたインクルーシブ教育システム構築のための特別支援教育の推進（報告）」（以下、報告）が中央教育審議会初等中等教育分科会から提示され、今後のインクルーシブ教育への転換が具体的に述べられています。報告における「合理的配慮」の定義は条約の定義の「人権及び基本的自由」を「教育を受ける権利」とし、「適当な変更・調整」を行う主体を「学校の設置者及び学校」としています。また、「均衡を失した」または「過度の負担」について以下のように述べています。

> 「合理的配慮」の決定・提供に当たっては、各学校の設置者及び学校が体制面、財政面をも勘案し、「均衡を失した」又は「過度の負担」について、個別に判断することとなる。

さらに、障害のある子どもに対する支援は「合理的配慮」と合わせて、「基礎的環

境整備」を国，都道府県，市町村がそれぞれに行っていくこと，そして「基礎的環境整備」を基に，設置者および学校が，各学校において，障害のある子どもに対し，その状況に応じて，「合理的配慮」を提供することが述べられています。**図6-3**は報告の参考資料21として示されているものですが，この図が示すように，子どもによって合理的配慮は違いますし，財政面・体制面も勘案して判断される「過度な負担」も異なってきますが，基礎的環境整備の充実によって合理的配慮の提供がより安定して支えられるという考え方となっています。

7. 合理的配慮の3観点11項目

報告では「合理的配慮」は3観点11項目でまとめられています。以下，それらの観点と項目について，国立特別支援教育総合研究所のホームページ上に解説されているインクルーシブ教育システム構築支援データベース（以下，インクルDB）の掲載例も参考に，知的障害と発達障害に焦点をあてて簡単に説明をしていきます。

観点❶教育内容・方法

❶-1　教育内容

❶-1-1　学習上又は生活上の困難を改善・克服するための配慮

学習内容ではなく学習環境を変えることで児童生徒がもてる力を発揮できるように

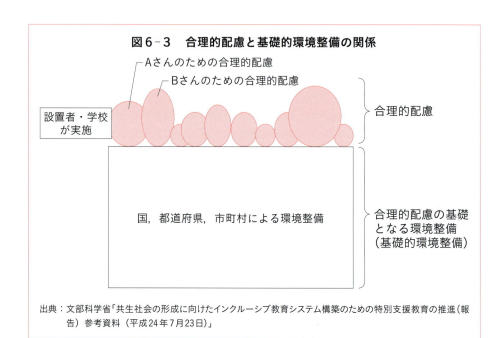

図6-3　合理的配慮と基礎的環境整備の関係

出典：文部科学省「共生社会の形成に向けたインクルーシブ教育システム構築のための特別支援教育の推進（報告）参考資料（平成24年7月23日）」

する配慮です。

　例えば，授業の進行スケジュールを黒板に提示する，授業の流れをある程度パターン化する，注意集中に困難さのある児童を最前列の席にする，黒板の左右に交互に板書して写す時間に余裕をつくる，時間内の作業完了のために残り時間が視覚的にわかるタイマーを使う，指示は「一時に一つの事だけ」とする，全体指示の後で個別指示をする，等です。

❶-1-2　学習内容の変更・調整

　学習の内容や量，評価方法等の工夫によって学びを支える配慮です。

　例えば，文章題の漢字に振り仮名を振る，算数学習プリントに途中プロセスの記入欄を付加する，算数文章題の内容を示した絵や図を添える，国語の読み教材の内容を児童の関心に合わせる，国語の読み教材の複文を単文に代える，作文学習で単語と助詞のカードを使う，絵画学習に際してペイントソフトを使う，等です。

❶-2　教育方法

❶-2-1　情報・コミュニケーション及び教材の配慮

　障害の状態等に応じた情報保障やコミュニケーション方法についての配慮，そしてICTを含む教材の活用についての配慮です。

　例えば，曖昧さのない明解な話し方をする，絵カードによる意思伝達方法を用いる，文字と背景地の色の組合せに配慮する，翌日の持ち物指示はプリントも渡す，拡大教科書やデジタル教科書の活用，ボイスレコーダーの活用，文章と読み上げ音声の同時提示機器の使用，等です。

❶-2-2　学習機会や体験の確保

　教育内容の合理的配慮提供によって障害の状態による経験不足に対する学習機会や体験を確保する配慮です。

　例えば，事前の情報提供や視覚的情報提示を行って交流学習や共同学習や校外学習等への参加を可能とする，タブレット端末の活用で通常学級の授業参加を可能とする，学習サポーターによる放課後学習の機会を提供する，等です。

❶-2-3　心理面・健康面の配慮

　同じく教育内容の合理的配慮提供によって，心理的安定や自己肯定感，健康維持を確保する配慮です。

　例えば，失敗体験よりも成功体験を認めることに重点を置く，否定的ではなく肯定的な言葉かけを行う，スケジュールを提示して安心感を確保する，日課の変更はその理由も含めて必ず朝の会で伝える，席替えでは安心できる友達の近くにする，等です。

観点❷ 支援体制

❷-1 専門性のある指導体制の整備

担当教員一人に任せず，複数の教員がチームとして専門性を発揮して障害のある子どもの教育にあたる配慮です。個々の教員の専門性向上と同時に教員間の相互連携・役割分担が必要です。研修会参加や勉強会の開催あるいは外部専門家の助言等による専門性の向上，支援会議の開催による支援体制の確認と役割分担の確認などが具体的な手立てとなります。

❷-2 幼児児童生徒，教職員，保護者，地域の理解啓発を図るための配慮

ほかの児童生徒，教員，保護者，地域の人たちに支援対象児をよりよく理解してもらうための配慮です。

例えば，昼休みに特別支援学級を開放して遊びの会を実施する，交流学級児童に交流児の障害特性やかかわり方を説明する，全校集会や保護者集会でともに学ぶことの大切さを伝える，保護者との連絡ノートを行う，学年ケース会議を行う，等です。

❷-3 災害時等の支援体制の整備

災害時の子どもたちの安全を確保する支援体制の配慮です。

例えば，避難経路の移動ビデオを作成・視聴する，写真と矢印を使った避難経路図で事前学習する，避難警報の事前説明・事前体験をしてもらう，個別の避難訓練を実施する，災害時の付き添い教員の動きをマニュアル化して共有する，災害後に予想される学校での避難生活を事前体験する，等です。

観点❸ 施設・整備

❸-1 校内環境のバリアフリー化

これは，段差の平坦化やスロープ化など，主に身体障害の支援ニーズへの配慮です。

しかし知的障害・発達障害についても，例えば，校内の廊下に移動経路別の色テープを貼る，下駄箱や道具入れの位置を身体の動きが大きく取れる場所にする，トイレでの着脱のためにすのこを床に敷く，警報信号をチャイム音だけでなく回転灯でも示す，等が考えられます。

❸-2 発達，障害の状態及び特性等に応じた指導ができる施設・整備の配慮

学校の施設・設備レベルで子どもたちの学びや心理的安定を支えるための配慮です。

例えば，心理的不安定の際のクールダウンの場所を用意する，物や机の配置を不要な刺激が入らないように工夫する，室温管理が可能で刺激が少ないリソースルームを準備する，必要に応じて使えるパーティションを準備しておく，等です。

❸-3 災害時等への対応に必要な施設・整備の配慮

障害のある子どもたちは逃げ遅れる，避難所に居られない等の報道が災害のたびに伝えられます。この配慮はこの課題に向けたものです。

例えば，特別支援学級を避難経路の最終出口付近に設置する，避難誘導路を視覚的にわかりやすく示す，感覚グッズや個別スペース用のテントをストックしておく，非常時に使用する視覚的掲示を事前準備しておく，等です。

8. 基礎的環境整備の八つの観点

報告では「基礎的環境整備」を八つの観点からまとめて述べています。以下，インクルDBの掲載例も参考にしつつ，簡単に説明していきます。

❶ネットワークの形成・連続性のある多様な学びの場の活用

ライフコースにわたる縦軸の連携そしてライフステージ内の横軸連携を実現するための環境整備です。就学・進学・就職時の引継ぎ，保健・福祉・医療・労働との支援連携，特別支援学校・特別支援学級・通級指導教室・通常の学級相互の連携等を実現することで，最適な合理的配慮が提供でき，支援ニーズに応じた最適な学びの場を保障することができます。

❷専門性のある指導体制の確保

専門家チームによる巡回指導や助言の体制整備，外部専門家の確保，特別支援教育の一般研修や管理職およびコーディネーター向け研修の開催，特別支援学校と普通学校の人事交流，福祉と教育の人事交流，等の環境整備です。これらによって個々の教員の専門性向上と指導体制の強化，学校内外の専門性の相互補完による合理的配慮の充実が見込まれます。

❸個別の教育支援計画や個別の指導計画の作成等による指導

提供される合理的配慮の具体的内容を明記した個別の教育支援計画の作成とそれを具体的な指導に活かす個別の指導計画の作成を進める環境整備です。このことで，教育と他分野での合理的配慮の引継ぎと共有が実現され，合理的配慮に基づく支援と指導の実現が期待されます。報告は，これを障害のある幼児児童生徒すべてに拡大していく必要があると述べています。

❹教材の確保

点字教科書や拡大版教科書，タブレット等のICT機器やコミュニケーション機器を確保することによって，障害のあるすべての子どもたちが学びやすい環境を整備することです。

❺施設・設備の整備

すべての障害のある子どもたちが円滑に学校生活を送るための環境整備です。いわゆるバリアフリー化，ユニバーサルデザインの活用だけでなく，感覚過敏のある子どものためのイヤーマフの確保やカームダウンルームの設置，教室環境の構造化等も含まれます。

❻**専門性のある教員，支援員等の人的配置**

少人数学級や複数教員の指導体制に専門性のある教員や支援員等を確保してきめ細かな指導を推進することに加え，専門的研修を実施して充実した教育環境を整備することです。

❼**個に応じた指導や学びの場の設定等による特別な指導**

通常学級で学ぶ障害のある児童生徒については，学習指導要領の総則で教育課程実施上の配慮事項が述べられています。しかし一人ひとりに応じた指導や評価を実現するために，さらなる配慮事項を示すべきかを検討し，教育環境の整備を図る必要があるということです。

❽**交流及び共同学習の推進**

障害のある子どもと障害のない子どもが可能な限りともに学ぶことができる学校環境を醸成していくために，交流学習や共同学習のよりいっそうの推進，また特別支援学校卒業後の出身地での生活を円滑化するための居住地交流を推進する必要があるということです。

9. まとめ

以上，述べてきたように，特別支援教育における合理的配慮とは，特別支援教育からインクルーシブ教育への転換を実現するための鍵概念です。それは障害のある子どもたちの支援における環境要因の変更・調整であり，特別支援教育のPlan（計画）－Do（実行）－Check（評価）－Act（改善）のサイクルが具体化するために必要不可欠なものです。

そして合理的配慮には学習環境や学習内容の変更・調整だけでなく，教育における情報保障，さらには心理的安定や災害時の安全，学習機会や体験の確保，そして障害のあるすべての子どもの学びを実現するための教員の専門性の向上と支援体制の構築，学校の施設・設備までもが含まれています。このようにわが国の特別支援教育における合理的配慮とは，教育の営みのあらゆるレベルにおいて障害のある子どもの学びを保障する変更と調整を求めるものとなっています。

【文　献】

1) 上田敏「新しい障害概念と21世紀のリハビリテーション医学――ICIDHからICFへ」『リハビリテーション医学』39巻3号，pp.123-127, 医学書院，2002.
2) 外務省「障害者の権利に関する条約（和文）」http://www.mofa.go.jp/mofaj/fp/hr_ha/page22_000899.html（2016年7月15日）
3) 内閣府「障害者基本法の改正について（平成23年8月）」http://www8.cao.go.jp/shougai/suishin/kihonhou/kaisei2.html（2016年7月15日）
4) 中央教育審議会初等中等教育分科会「共生社会の形成に向けたインクルーシブ教育システム構築のための特別支援教育の推進（報告）」http://www.mext.go.jp/b_menu/shingi/chukyo/chukyo3/044/

attach/1321669.htm（2016年7月15日）
5）国立特別支援教育総合研究所「インクルーシブ教育システム構築支援データベース」https://inclusive.nise.go.jp/?page_id=13（2016年7月15日）

さらに学習したい方への読書ガイド

❶安部博志『発達障害の子のための「すごい道具」——使ってみたら，「できる」が増えた』小学館, 2017.
❷榊原洋一『最新図解発達障害の子どもたちをサポートする本』ナツメ社, 2016.
❸文部科学省初等中等教育局特別支援教育課「教育支援資料——障害のある子供の就学手続と早期からの一貫した支援の充実」2013, http://www.mext.go.jp/a_menu/shotou/tokubetu/material/1340250.htm

補講 07 包括的な不適切な関わり

田中康雄●こころとそだちのクリニックむすびめ

1. 包括的虐待と包括的な不適切な関わりについて

　橋本和明[1]は、「家庭内における児童や配偶者、高齢者、動物などの家族もしくは家族と同様のものに対して向けられた身体的、性的、心理的、経済的な虐待およびネグレクトを指し、施設などでの家庭外での子どもや高齢者、ハンディキャップを持った障害者に対する上記と同様の虐待行為を包括するもの」と包括的虐待を定義しました。さらに橋本[1]は児童虐待とか、高齢者虐待といった各論に拘泥する前に、包括的虐待とすることで、虐待間の関係や移行についての理解を深め、多面的な人間関係の理解を可能にすることができる、さらに関係性を視野に入れたアプローチを可能にすると、言及しました。これは、非常に意味ある指摘であると考えます。

　筆者[2]はここに、いじめや差別、排除を含めたいと思っています。そのうえで、どうしても虐待（abuse）は、ab+useという、間違った使用、乱用という意味になりやすく、相互の関係性を議論するには、不適切な関わりといった意味をもつmaltreatmentのほうがしっくりするように思われます。そのため、ここでは包括的な不適切な関わり（Comprehensive maltreatment）ということを意識しながら、進めていきたいと思います。

2. いじめと差別、排除について

　森田洋司[3]は、いじめとは「同一集団内の相互作用過程において優位にたつ一方が、意識的に、あるいは集合的に、他方にたいして精神的・身体的苦痛をあたえること」であると定義しました。

　さらに中井久夫[4]は、いじめの進行過程を、孤立化、無力化、透明化の三段階の過程から考察しました。

　まず、持続的な支配としての「いじめ」が続くためには、対象者が「選ばれる」と同時に、「孤立化」する必要があるといいます。このとき、選ばれなかった者たちの多くはそっと安堵するはずです。そのとき、この安堵した者たちは、森田ら[5]による加害者側と価値意識を共有し親和性をもつことで身を守る「観客」として、選ばれた者の孤立化をより鮮明にする役割をもちます。

　次いで選ばれた者には、「選ばれし者」としての妥当性が評価されます。クセや態度、体型、学力といったあらゆる社会的価値観に照合され、選出理由が妥当であるかのような判断が下るのです。こうした判断が、すでにいじめる側に一方的に委ねられていることが重要となるのです。つまり、このとき、孤立して選ばれし者は、無力な存在

となるのです。対象者が「無力化」した瞬間です。

　それでも例えば，いじめられている側が反抗すれば，より強い暴力（権威）で抑圧し力の差を誇示する，というイベントが続くでしょう。観客は，自分たちに白羽の矢が立たないように，観客で居続けます。当然のごとく孤立無援のなか，対象者の抵抗力は萎え，無力化がさらに進みます。

　いじめられている者が周囲にいじめの事実を打ち明けないのは，報復を恐れるだけではありません。孤立無援のなか，誰に相談しても無駄という諦めと，一方でより強い者へ助けを求めること自体を情けなく思う意地が残存しているように思います。その意地が無力化の進行に歯止めをかけようとしますが，いじめからの脱却という解決にはほど遠く，結果，無力感がさらに蓄積していきます。

　いじめられている者からクレームが生じないことで，現象自体が「見えなく」なっていきます。周囲の誰もが気がつかない，あるいは気がつかないふりをしていくという事態が続きます。観客は，自らの安全が日常化していき，加害は日常化していきます。この気づかれない状態を，中井は「透明化」と呼びました。

　さらに恐ろしいのは，いじめられているときだけが，いじめられている者が加害者との間で透明でなくなることです。これが周囲から「仲よく遊んでいる」かのような，和やかな，あるいはそうした関係性なのだとやりとりが誤解され，観客からは軽視され無視され続けます。観客にとって，いじめられている者はあくまでも透明化されたままなのです。

　いじめという関係性が衰退していくと，透明化のままで生活し続けることが難しくなり，「時すでに遅し」となることがあります。

　筆者は，ここで透明化をより進めていくことを回避するためには，その場から撤退するか，不登校やひきこもりへ向かうか，自殺することで透明化からの脱却を図ろうとするか，という選択を孤立無援のなか自己決定していくこともあるだろうと思います。

　これをいじめの過程とすると，筆者は，透明化の前に早めにその場から撤退するか，あるいは孤立無援ではない誰かと出会う，誰かと相談する場面をつくり出すことが重要ではないかと考えます。

　佐藤裕[6]は，「『差別』とは本質的に『排除』行為である」という江原由美子[7]の定義から一歩踏み出して，「排除とは，ある者を『他者化』すると同時に別の者を『同化』し，他者と『われわれ』という関係を作り出す行為」と定義しました。さらに佐藤[6]は，差別行為とは「ある基準を持ち込むことによって，ある人（々）を同化するとともに，別のある人（々）を他者化し，見下す行為である」と述べています。佐藤はこうした行為には，必ず「ある意図」が存在するとも指摘しています。

　すると，いじめの過程においては，孤立化の前に，いじめる側が「われわれ」という関係で同化する必要があります。いじめが一定のグループにより実行されるために

は，ある者を排除する意思と実行が，ある意図のもとで存在する必要があるのでしょう。いじめと排除，差別の定義を読み返すと，行為者たちがなにかしら優位に立ち，さらに意識的，意図的に行うことで，はじめて現実化する行為である，という共通点を見出すことができます。

そこには，いじめる側に，いついじめられる側に反転するかという恐れがあったのかもしれませんし，あるいは，かつていじめられる側に立っていたことで，いじめる側に意図的にいち早く立つ必要があったのかもしれません。つまりいじめる側も，何者かによって差別され，排除されている（いた）のではないだろうかと仮定することもできます。

3. 児童虐待について

児童虐待とは，児童虐待の防止等に関する法律の定義によれば主たる保護者が18歳までの子どもに行う行為で，外傷が生じ，または生じるおそれのある暴行といった身体的虐待，わいせつな行為としての性的虐待，放置，監護の怠りであるネグレクト（養育放棄），罵声や罵倒，誹謗中傷から心理的外傷を与える心理的虐待といった四つの行為を主とします。

このほか，両親間で認められるドメスティックバイオレンスを目撃することや，養育者が健康な子どもに故意の行為（口を塞ぐ，毒物を飲ませる，過量に薬物を使用するなど）からつくり出した虚偽の症状を訴え，病院を転々と変えながら不必要な検査，手術，治療，入院を繰り返して，子どもの正常な発達，健康，生育を妨げる行為といった代理ミュンヒハウゼン症候群，幼児を暴力的に揺さぶり，そのために外傷（多くは頭蓋内出血，硬膜下出血，頸部の損傷など）が生じる乳児揺さぶられ症候群，妊娠中の女性が，麻薬・覚醒剤の濫用，喫煙，アルコールの大量摂取などによって胎児の健康を害する行為を，妊娠を知ったうえで行う出生前虐待，さらに親子心中，棄児，置去児といった形態も，虐待行為となります。

虐待がなぜ親子関係のなかで生じるかについて，明確な要因は明らかにされていません。これまでも，親・子ども側にある特性や事情，家族・地域に存在する課題の数々が，複合的に関連して生じると考えられています。

虐待を受け続けた子どもたちには，さまざまな状態が認められます。それは，けがなどの身体的なダメージ，過食・盗食・異食といった摂食行動，虚言や盗み・万引き，いやがらせ，集団不適応，火遊び・放火，いじめ，器物破損・暴力といった反社会的行動，自傷といった行動上の問題，さらに，抑うつ，無表情，無気力，不眠，神経過敏や気分易変，解離症状などといった精神症状などです。

子どもたちの心理的傾向として強調しておくべき点は，対人関係を拒んだり，あるいは好ましくない対人関係を呈したり，虐待する者へのしがみつきといったトラウマ

性の体験により，誤った結びつきが強く認められることです。しがみつき方は，単に依存的な接近だけではなく，挑発や一方的な批判や拒絶を示すこともあります。情緒的には，見捨てられ不安や，行動で示す激しい怒りの感情もあり，関わる側が疲労困憊してしまうことも少なくありません。それでいて，子どもたちは，悪いのはいつも自分といった自己イメージや否定的予測を終始しがちです。

いずれにしても被虐待経験は，心的外傷体験となります。そして「人は暴力による支配で関係をつくる」「理不尽ではあっても，支配者には抵抗できない」などの生きるうえでのさまざまな誤学習がなされ孤独・孤立感を心につくり出してしまいます。

しかし，こうした状況を形成した保護者が，力を行使する絶対的な存在でなく，日々の生活を営むうえで，対人関係における深い悩みや経済的事情を抱え，地域のなかで孤立している弱い立場にいることに筆者は気づくことが少なくありません。ときには，自らも子ども時代に，まさに同じような親子関係のなかで呻吟（しんぎん）していたという場合もあります。

児童虐待問題では，強者であると想定されている保護者が弱者である子どもを力で支配しているとみられがちです。しかし，実際には，弱者を支配しようとする強者自らもまた，より強い者たちによって過去あるいは現在を支配されているという状況が認められる場合もあります。

育ち・育てられるためには，護り・護られる関係性が必要です。児童虐待を防ぐためには，親も子も護る支援システムが必要となります。

その護るためのシステムとして，2000年に施行された「児童虐待の防止等に関する法律」（児童虐待防止法）があります。社会保障法である本法，児童虐待防止法は，児童福祉法とともに2004年，2008年，2011年と改正されてきました。ひとえに，子どもを安全に保護するためのシステム強化といえます。

いわゆるドメスティックバイオレンスの目撃といった間接的な経験も児童虐待として判断したり，警察の援助要請や施設入所後の保護者との面会等の制限や，親権停止および管理権喪失の審判等について児童相談所長の請求権付与，家裁判定による親権喪失に加え，2年を上限とする親権の停止制度の発足，里親等委託中および一時保護中の児童に親権者等がいない場合の児童相談所長の親権代行など，子どもの安全強化を図ろうとし続けています。

児童虐待防止法第1条では，この法律の目的が，「児童虐待が児童の人権を著しく侵害し，その心身の成長及び人格の形成に重大な影響を与えるとともに，我が国における将来の世代の育成にも懸念を及ぼすことにかんがみ，児童に対する虐待の禁止，児童虐待の予防及び早期発見その他の児童虐待の防止に関する国及び地方公共団体の責務，児童虐待を受けた児童の保護及び自立の支援のための措置等を定めることにより，児童虐待の防止等に関する施策を促進し，もって児童の権利利益の擁護に資すること」と明記され，第3条で「何人も，児童に対し，虐待をしてはならない」と宣言

されています。

今後もこうしたシステム強化を図るとともに，可能な限り，保護者を護るシステムもつくっていく必要があると思います。

4. ドメスティックバイオレンス(DV)とその周辺の問題について

　配偶者からの暴力について，2001（平成13）年に施行された民事法である「配偶者からの暴力の防止及び被害者の保護に関する法律」（DV防止法）では，配偶者からの身体に対する暴力またはこれに準ずる心身に有害な影響を及ぼす言動をいい，配偶者からの身体に対する暴力等を受けた後に，その者が離婚をし，またはその婚姻が取り消された場合にあっては，当該配偶者であった者から引き続き受ける身体に対する暴力等を含むものとすると定義されました。

　さらに2013（平成25）年には「配偶者からの暴力の防止及び被害者の保護等に関する法律」と改正され，加害者である配偶者は婚姻の届出をしていないが事実上婚姻関係と同様の事情にある者と，生活の本拠を共にする交際相手，つまり婚姻関係にないが同棲している場合にまで拡大されました。

　具体的には，身体に対する暴力と生命等に対する脅迫を受けている場合，接近禁止命令，退去命令，子に対する接近の禁止命令を所定の手続きを経て申請することができます。

　ドメスティックバイオレンスは，暴力などの身体的虐待や脅しや誹謗中傷といった心理的虐待だけでなく，心理的束縛や外出等を禁止する社会的隔離，お金を家に入れないとか借金を重ねる経済的問題や性的虐待が含まれます。

　これに類似した不適切な関わり状態として，ストーカー被害と，いわゆるデートDVがあります。

　ストーカーとは，非常にしつこい「つきまとい行為」のことで，待ち伏せや，自宅への押しかけ，進路に立ちふさがるというような行為のことです。ときには無言電話や頻回のファックス，不快感を与えるものを送付する場合もあります。

　2000（平成12）年に「ストーカー行為等の規制等に関する法律」が刑法として施行されました。そこでストーカー行為を「特定の者に対する恋愛感情その他の好意の感情又はそれが満たされなかったことに対する怨恨の感情を充足する目的で，当該特定の者又はその配偶者，直系若しくは同居の親族その他当該特定の者と社会生活において密接な関係を有する者に対し」行う八つほどの嫌がらせ，つきまとい行動として定義しました。

　そのうえで，警察から警告や違反行為の禁止命令を行うことが明記されました。2013（平成25）年には執拗な電子メールもつきまとい行為に含め，警察が加害者に

警告した場合，速やかに被害者にその事実を伝え，禁止命令等を行うことのできる公安委員会等を拡大して被害者の不安や被害を食い止められるように改正されました。

デートDVとは，交際中の恋人同士におけるドメスティックバイオレンスのことです。同棲していなければ，「配偶者からの暴力の防止及び被害者の保護等に関する法律」は適用されません。しかし，実際の被害は，暴力や脅しといった身体的・精神的暴力に加え，お金を借りて返さないといった経済的暴力や社会的隔離，性的暴力など，激しい場合があります。

法的に守られない状況にいる場合は，家族や友人，地域の男女参画センターや警察などへ速やかに相談する必要があります。デートDVから逃れても，その後にストーカー被害に遭うこともあります。

5. 障害者虐待について

障害者虐待とは，身体，知的，精神，発達障害などがある方への不適切な関わりです。

18歳以降であれば，養護者からの虐待もここに含まれます。18歳までは児童虐待と理解されます。さらにその障害のある方が利用している障害者福祉施設従事者や，その方が就労している事業主や担当者などからの，身体的虐待，性的虐待，心理的虐待，放置，さらに年金等を渡さない，賃金を支払わないといった経済的虐待に分類されます。

いわゆる障害のある方の生活を守るために，2012（平成24）年に「障害者虐待の防止，障害者の養護者に対する支援等に関する法律」（障害者虐待防止法）が施行されました。第1条で「この法律は，障害者に対する虐待が障害者の尊厳を害するものであり，障害者の自立及び社会参加にとって障害者に対する虐待を防止することが極めて重要であること等に鑑み，障害者に対する虐待の禁止，障害者虐待の予防及び早期発見その他の障害者虐待の防止等に関する国等の責務，障害者虐待を受けた障害者に対する保護及び自立の支援のための措置，養護者の負担の軽減を図ること等の養護者に対する養護者による障害者虐待の防止に資する支援（以下「養護者に対する支援」という。）のための措置等を定めることにより，障害者虐待の防止，養護者に対する支援等に関する施策を促進し，もって障害者の権利利益の擁護に資することを目的とする」と定められました。さらに第3条で「何人も，障害者に対し，虐待をしてはならない」と禁止がうたわれました。

ここで重視すべきことは，児童虐待防止法と異なり，養護者に対する支援が明記されたことです。これは，まさに不適切な関係となり得る両者が，ともに支援されるべき存在であるとの見解にたったものといえないでしょうか。

6. 高齢者虐待について

　高齢者の方に対して，家庭の内外で行われる虐待行為を高齢者虐待といいます。虐待の分類は，身体的虐待，性的虐待，心理的虐待，ネグレクトといった従来の分類に加え，年金や財産に横取りや不正使用といった経済的虐待が含まれます。

　これを防ぐシステムとして，2006（平成18）年に行政法として施行された「高齢者虐待の防止，高齢者の養護者に対する支援等に関する法律」（高齢者虐待防止法）があります。

　それによると対象となる高齢者は65歳以上と定義され，第1条で「この法律は，高齢者に対する虐待が深刻な状況にあり，高齢者の尊厳の保持にとって高齢者に対する虐待を防止することが極めて重要であること等にかんがみ，高齢者虐待の防止等に関する国等の責務，高齢者虐待を受けた高齢者に対する保護のための措置，養護者の負担の軽減を図ること等の養護者に対する養護者による高齢者虐待の防止に資する支援（以下「養護者に対する支援」という。）のための措置等を定めることにより，高齢者虐待の防止，養護者に対する支援等に関する施策を促進し，もって高齢者の権利利益の擁護に資することを目的とする」と定められました。障害者虐待防止法同様に養護者に対する支援が一つの柱になっています。

　また冒頭で，家庭の内外としているのは，高齢者虐待の場が，家庭内の養護者によるものと，養介護施設従事者等による家庭外でのものがあるからです。

　その件数は年々増加傾向にありますが，厚生労働省の見解としては，養護者が虐待をしてしまう要因として，介護疲れ，介護ストレスと経済的困窮に加え，被介護者の障害や疾病をあげ，養介護施設側の発生要因は，教育，知識，介護技術等に関する問題や職員のストレスや感情のコントロールの問題が多いというものでした。

　これをもとに，厚生労働省は，施設従事者等への研修の強化などを提案していますが，家庭内・外に共通している，精神的負担の軽減については，具体的な提案がありません。実は養護者に対する支援あるいは関係者に対する支援こそが，最大の防止策であると思うのですが，実際には最も困難なところでもあるのでしょう。

7. 動物虐待について

　動物に対する不適切な関わり，特に暴力や放置，さらには残虐な殺傷行為に対しては，1974（昭和49）年に施行された「動物の愛護及び管理に関する法律」があります。

　その第1条では，「この法律は，動物の虐待及び遺棄の防止，動物の適正な取扱いその他動物の健康及び安全の保持等の動物の愛護に関する事項を定めて国民の間に動物を愛護する気風を招来し，生命尊重，友愛及び平和の情操の涵養に資するとともに，動物の管理に関する事項を定めて動物による人の生命，身体及び財産に対する侵害並

びに生活環境の保全上の支障を防止し，もって人と動物の共生する社会の実現を図ることを目的とする」と定められました。

　この法律はその後，2005（平成17）年と2012（平成24）年に改正されました。特に2012（平成24）年は，動物取扱業者の適正化，多頭飼育の適正化に加えて，災害時における動物の避難や保護が定められ，終生飼育の努力に加え，動物虐待等を発見した場合の獣医師による通報の努力義務設定を設けました。

　橋本[1]は，「意図的な動物虐待事例のおよそ15%が児童虐待，配偶者虐待，高齢者虐待を含む家庭内での暴力に関連して生じている」との文献を紹介引用しています。さらに「動物虐待は，虐待周辺と近接する諸問題とも深く関係している」と述べ，特に非行との関連に注目しています。

8. 包括的な不適切な関わり

　さまざまな関係性のなかに生じる不適切な関わりを概観しました。

　あらためて私たちは，常に弱い存在に対して，あるいは弱い存在を探し規定しては，攻撃性や暴力を発揮し，支配したがる生物であることが明らかになったように思います。そして，こうした力をあからさまに発揮することで，あらためて相手が弱い存在であることを自覚し，自らが弱い存在ではないことを明らかにしたい，いや，そうしないといられない弱い生物であることも明らかになったように思います。

　個人が自由を謳歌しようとすると，寄る辺のない不安が生じやすいのではないでしょうか。堅い枠組みで生活することは，安心でもありますが，息苦しくもあり，そこからの脱出を試みようと思うのかもしれません。そのなかで，あまりにも枠組みが緩やかすぎると，一気に強迫的な確認と，不確実性に対する不安に圧倒され，個人が確立していかないような，周囲との結びつきのなさに，困惑してしまうことがあるのかもしれません。

　ヤング（Young, J.）[8]によれば，1960年代から70年代にかけて個人主義が台頭すると排除が進行し，コミュニティや家族の結びつきが問題になっていったと言います。続く1980年代から90年代は，社会的排除がいっそう進み，経済危機からの労働市場が再編されたと述べました。また，経済危機よりわずかに早く，犯罪発生率の上昇が認められたとも言います。すると，その犯罪を排除しようとして，さらに排除が進むというのです。

　ヤング[8]は，1960年代後半から，これまで確信と価値に支えられた世界は，リスクと不確実性に満ちた世界，個人的選択と多元性にあふれた世界，という「安心」から「不安」に転回したと述べています。

　不適切な関わりを述べた諸問題のもとは，一方的な関係性で相手を支配しようとする意識ですが，その背景に，双方的なコミュニケーションが成立していない，あるい

は成立のしにくさがあると想定すると，単に「虐待される」一方を支援するだけでなく，「虐待してしまう」もう一方も支援するなかで，この両者がお互い様の関係で双方支え合える，あるいは相手の存在を排除せずに包摂できる世界をつくる必要があるように思えます。

　包括的な不適切な関わりに対しては，互いに向き合い続けることが意味あるような気がします。

【文　献】
1) 橋本和明「第1章「包括的虐待」から見た人間関係の理解」橋本和明編，上里一郎監修『虐待と現代の人間関係——虐待に共通する視点とは（シリーズこころとからだの処方箋）』ゆまに書房，pp.1-50, 2007.
2) 田中康雄「第4章「障害のある人への不当な扱い」に見る現代の人間関係」上里一郎監修，橋本和明編『虐待と現代の人間関係——虐待に共通する視点とは（シリーズこころとからだの処方箋）』ゆまに書房，pp.101-133, 2007.
3) 森田洋司『「不登校」現象の社会学』学文社，1991.
4) 中井久夫「いじめの政治学」『アリアドネからの糸』みすず書房，1997.
5) 森田洋司・清水賢二『新訂版 いじめ——教室の病い』金子書房，1994.
6) 佐藤裕『差別論——偏見理解批判』明石書店，2005.
7) 江原由美子『女性解放という思想』勁草書房，1985.
8) Young, J., *Social Exclusion : Crime and Difference in Late Modernity*, SEGE Publications, 1999.（青木秀夫・伊藤泰郎・岸政彦・村澤真保呂訳『排除型社会——後期近代における犯罪・雇用・差異』洛北出版，2007.）

さらに学習したい方への読書ガイド

❶池田由子『児童虐待——ゆがんだ親子関係』中公新書，1987.
❷西澤哲『子ども虐待』講談社現代新書，2010.
❸上里一郎監修，橋本和明編『虐待と現代の人間関係——虐待に共通する視点とは（シリーズこころとからだの処方箋）』ゆまに書房，2007.

補講 08 精神科医療の歴史

山田和夫 ●東洋英和女学院大学
山田和恵 ●横浜尾上町クリニック

1. はじめに

　精神科医療の歴史は,「陰」と呼ばれるような不幸な歴史を負ってきました。その多くは精神障害に対する理解の乏しさと偏見によっています。これは現代までも続いています。偏見から精神障害者は差別され,隔離拘束され,ときに非人間,社会的に危険人種として処刑された時代もありました。中世の「魔女狩り」と処刑,ナチスドイツによる精神障害者のアウシュビッツでの大量虐殺は最も「陰」の部分です。精神医療史は治療の前にまず「処遇」問題の歴史がありました。現代は処刑こそなくなりましたが,差別は今も続いています。

　精神科医療史は西洋の精神科医療史に代表されます。西洋精神科医療史は大きく六つの時代に区分できます。

(1) **ギリシャ時代**:精神障害を身体疾患と考えました。
(2) **ローマ帝国から中世の時代(4世紀から15世紀半ば)**:キリスト教によって精神障害は悪魔憑きと考えられ,多くの精神障害者が殺害された暗黒の時代です。
(3) **ルネサンスから19世紀半ば**:精神障害は病気であると認識されましたが,有効な治療法や医学体系がなかった時代です。
(4) **19世紀後半から1930年頃**:精神医学体系が築かれました。無意識が発見され,精神分析等の精神療法が確立していきました。
(5) **1930年から1940年代**:種々の身体療法が確立しました。
(6) **1950年代以降現代**:精神障害に対する有効な薬物が発見され,薬物療法が精神科医療の中心となってきた時代です。

2. 西洋の精神科医療史

(1) ギリシャ時代

　ギリシャ時代は,哲学が発展し,真実を見極めようとする姿勢が大きくありました。そのため,精神障害は一種の身体疾患と認識されていました。医聖と呼ばれるヒポクラテス(Hippocrates)が生まれています。ヒポクラテス全集には多くの精神障害の記載が見られますが,「それは身体疾患の一症状として認められていたのであり,精神そのものが病むという認識はなかった。脳という臓器の重要性は強調されているが(神聖病論),人の健康,不健康を支配するのは体液であり,脳はそのメディエーターでしかなかった。」[1]

その病理としてヒポクラテスは体液病理説を主張しました。黒胆汁が増大し身体が冷えた状態をメランコリー（うつ状態）とし，その反対をマニー（躁状態）としました。これは現代にも通ずる考え方です。

(2) ローマ帝国から中世の時代

キリスト教が勢力を得て，精神障害についても宗教的に考えられ「精神障害は病気ではなく悪魔の仕業，神の罰である」と考えられ，迫害を受けるようになりました。いわゆる「中世の暗黒時代」です。多くの精神障害者が社会防衛的な考えから寺院の地下室などに鎖でつながれたり，「魔女狩り」と称して火あぶりにされたり，残虐な扱いをされました。

(3) ルネサンスから19世紀半ば

ルネサンスから宗教改革の時代を迎え，精神障害者も宗教からの呪縛を離れ，人間として扱われるようになりました。15世紀頃から，精神障害者収容所がつくられるようになりましたが，それは医療の対象ではなく，僧院の経営によるものでした。

18世紀になって初めて精神障害者の治療・管理が司祭から医師の手に委ねられることになりました。しかし，その当時は巨大精神科病院による監禁・収容が主体であり，病院内においても鎖でつながれたり，抑制具で身体を拘束されたりしていました。

そういうなかで，パリのビセートル病院の院長だったピネル（Pinel, P.）が，1793年に精神障害者を鎖から解放し，病める人間として扱いました。そして，その流れがヨーロッパ各地に広がり，例えば英国ではテューク（Tuke, W.）が19世紀前半にヨーク療養所を設立し，精神障害者の人間性の尊重・自由・労働を強調し，いわゆる「道徳療法（Moral Treatment）」を始めました。また，コノリー（Conlly, J.）は精神障害者に対して「無拘束の原則」を確立しました。

(4) 19世紀後半から1930年頃

ドイツの精神科医クレペリン（Kraepelin, E.）は，精神科病院で長く精神障害者を観察・記述し，精神医学教科書にまとめ精神医学体系を確立しました。オーストリアのフロイト（Freud, S.）は無意識を発見し，神経症概念を提唱し，治療法として精神分析を確立しました。一方，シモン（Simon, H.）はギュテルスロー病院での経験から作業療法を確立しました。

A. 無意識の発見と神経症の治療史[2]

無意識の発見の歴史を遡ると，メスメル（Mesmer, F. A.）の動物磁気説に至ります。宇宙は磁気を帯びた流体に満たされ，人間の健康はその流体の量や分布によって左右されます。磁気が欠けることによって病気が生じますが，磁気の力を備えているメス

メルが病者の身体に触れると，彼の磁気が病者の身体に流れ，身体やこころの病気を治すことになるという学説を唱えました。

メスメルが人を相手につくり出した現象は，のちにブレイド（Braid, J.）によって催眠現象であることが明らかにされました。催眠研究はさらにシャルコー（Charcot, J. M.），ジャネ（Janet, P.），ブロイアー（Breuer, J.）らに引き継がれて発展し，フロイトに多大な影響を与えました。シャルコーはヒステリー研究を通じて，フロイトの臨床活動にある方向性を与え，ジャネは無意識という言葉を生み出して刺激し，ブロイアーはカタルシス法をフロイトに教えました。

パリのシャルコーのもとから帰ったフロイトは，ブロイアーと共同研究を5年間続け，1893年（37歳）に「ヒステリー現象の心的機制」を，1895年（39歳）に「ヒステリー研究」を出版しました。後者は，精神分析の方法論を最初に提示した独創的著作です。その後，フロイトは催眠療法を捨て，自由連想法を編み出し，1905年（49歳）に精神分析を確立しました。その後，次々と行った症例研究を通して，治療技法ばかりでなく，人間理解としての深層心理学が発達し，学問体系として組織されました。

B. フロイトの精神分析理論

フロイトの精神分析理論の発展は，おおむね次の3期に分けられます。

a 初期精神分析時代（～1897年（41歳））

フランス留学体験から無意識を発見し，神経症の病因として幼児期の性的外傷体験を重視しました。

b 中期精神分析時代（1897年（41歳）～1920年（64歳））

フリース（Fliess, W.）との交流と自己分析によって，無意識の解明法としての夢分析（「夢判断」1900年（44歳））やエディプス・コンプレックス（1897年（41歳））を発見し，精神生活に及ぼす性本能の影響やさまざまな分析概念を提示して，精神分析理論を体系化しました。

c 後期精神分析時代（1920年（64歳）～1939年（83歳））

戦争と親しい者との死別等のなかで，疾病を抱えながら生と死の二大本能論を提示し（「快楽原則の彼岸」1920年），かつ，それまでの心的構造論や不安理論を大幅に修正しました。1939年（83歳）には「モーゼと一神教」を出版し，死ぬ直前まで臨床と研究を怠ることはありませんでした。

(5) 1930年から1949年代

さまざまな身体療法が確立されていきます。

A. マラリア療法というアイディア

マラリアによる発熱療法は精神病を医療によって治療せしめた最初の方法です。精

神医療史において画期的な出来事でした。この業績により1927年ウィーン大学のヤウレック（Jauregg, J. W.）教授は精神医学者として初めてノーベル生理学・医学賞を受賞することになりますが，至極当然のことと思われます。

発熱による精神病の治療は二千数百年前にヒポクラテスやガレヌス（Galenus）によって指摘されていましたが，その実際的応用までには2000年を要したことになります。この歴史的年数も精神医療の陰と光になります。長い陰の時代でした。

進行麻痺はあらゆる精神機能を進行性に荒廃にまで至らせ，これが梅毒の症状の一つであることは1800年頃より推測されていましたが，証明はされていませんでした。それが，1905年ヤウレックが48歳のときに，シャウデン（Schaudinn, F.）とホフマン（Hoffmann, E.）がスピロヘータ・パリダを発見しました。これに続いてワッセルマン（Wassermann, A.）が，1906年に血清学的診断法を確立しました。さらに，ワッセルマンとプラウト（Plaut, F.）が，脳脊髄液検査法を確立しました。1910年にはエールリッヒ（Ehrlich, P.）と秦佐八郎によってその特効薬サルバルサン（Salvarsan）が開発されました。しかしサルバルサンは進行麻痺に対しては有効ではありませんでした。そして最後に野口英世が，1913年ヤウレックが56歳のとき，進行麻痺の患者の脳内でスピロヘータ・パリダを発見し，病因を突き止めました。

1887年ヤウレックは丹毒を併発して進行麻痺が軽快した例を経験しました。その後種々の発熱療法を試みましたが，うまくいきませんでした。それから30年後，たまたま精神病棟に入院してきた患者がマラリア三日熱にかかっていました。発熱の周期が48時間ごとです。このときのことをヤウレックは回顧録のなかで「電光のような考えがひらめいた。すなわちマラリア患者の血液を進行麻痺の患者に接種することである。感染症のなかでこれほど適切なものがほかにあるであろうか」と記しています。

しかしこの療法も死亡例を出し，なかなかうまくいきませんでした。悪戦苦闘の末，1919年理想的な三日熱の病原体が発見され，安全にマラリアによる発熱療法が行えるようになりました。そして1927年70歳のヤウレックに対して「麻痺性痴呆症に対するマラリア接種療法の発見」に対してノーベル生理学・医学賞が精神医学者として初めて授与されました。

B. 電気ショック療法の開発

発熱と同様に，てんかん大発作によって精神病症状が改善することが知られていました。そのため種々の方法で人工的にてんかん大発作を生じさせることでの治療が試みられました。1933年のザーケル（Sakel, M. J.）によるインシュリンショック療法や，1935年のメドウナ（Meduna, L. J.）によるカルジアゾールショック療法などです。

なかでもイタリア・ローマ大学精神科のチェルレッティ（Cerletti, U.）教授とビニ（Bini, L.）助手による電気ショック療法（電気けいれん療法）の開発と成功は精神医

療史に大きく貢献しました。1931年頃より，犬や牛に対して125ボルトの交流電流を頭部に数秒間かけることで安全に人工的に強直間代発作を起こす動物実験を繰り返し試みていました。

　1938年，拘束された精神病患者が警察から送られてきたときに，この患者に対して治療のために最初の電気ショックが行われました。最初の1回目で効果がみられ，20回施行後に完全寛解の状態になりました。この治療経過が論文として報告され，現在まで世界中で最も有効で安全な治療法として応用されています。

　1930年代はさまざまな身体療法が開発された時代でした。

C. ロボトミーの開発

　発熱療法や電気ショック療法が「光」の遺産であれば，ロボトミーは「陰」の遺産です。

　ロボトミーの開発者モニス（Moniz, A. E.）は1874年ポルトガルの大地主の貴族の家に生まれています。コインブラの医学校を卒業後，作家としても政治家としても活躍し，1910年にはポルトガル共和国の樹立に参加し，党首となり，大臣となり，大使にもなりました。ヴェルサイユ条約締結の際は，自国の政府代表でした。

　そのように活躍したモニスは1911年創設されたばかりのリスボン大学神経科の教授に任命されました。1927年には脳の血管造影法を開発しました。神経外科が専門でしたが，ときに精神病患者を治療することがありました。モニスの精神医学は純粋に神経学的でした。カハール（Ramón y Cajal, S.）の組織学的な連合説を心理学の分野に移し替えて，例えば強迫観念は脳内のあるいくつかの結合の異常な固着にしか由来しえず，したがってその結合は断ち切るのが妥当であると考え，このための白質切截器を開発しました。

　この器具によって脳の前頭葉白質の深さに限定した切除を可能にしました。最初の20例の手術について，致命的な合併症は一例も起こしませんでした。1936年モニスはこの手術例を報告し，1／3の症例で精神状態の改善をみたと指摘しました。この報告は大きな衝撃を与え，まず米国，その後日本を含めた世界中で実施されるようになり，一定の成果が得られ，その結果1949年，モニスは精神医学者として2人目のノーベル生理学・医学賞を受賞することになりました。

　しかしこの受賞は誤りでした。このロボトミーによって興奮状態は治まるものの，その後の長期経過をみると，改善ではなく廃人状態を生み出すことが明らかになったのです。前頭葉白質切截術（ロペクトミー；ロボトミー）は「光」から「陰」へと落ちました。

(6) 1950年代以降現代

A. 薬物療法の時代

　1952年に統合失調症治療薬としてクロルプロマジンが発見され，精神障害の症状がドパミン，ノルアドレナリン，セロトニンなどいくつかの神経伝達物質の異常から生じていることがわかり，その異常に対して現代まで多数の薬物が創薬され，治療においても薬物療法が一つの中心になって現代に至っています。

B. ゲールの家庭保護

　ベルギーのゲールでは，13世紀頃から回復期の精神障害者の家庭保護が自然発生的に行われるようになり，コロニーが形成されました。これは，紀元700年頃にアイルランドの王女が父の不倫の愛から逃げようとして，この地で父の追っ手に殺され，その遺骨が精神障害者を癒したという伝説から，精神障害者がゲールに集まるようになり，その障害者たちを住民が家庭で保護するようになって自然発生的に生まれました。

　1852年にベルギー政府は家庭保護制と公的に評価・公認し，精神障害者を家庭で保護する家族に優遇措置を講じ，この仕組みを支援していき，現在まで行われてきています。現在，2万人の住民が2400人の精神障害者を家庭で保護・介護しています[3]。

C. 脱病院化

　1963年米国のケネディ大統領は新しく地域精神衛生法を制定し，精神医療における脱施設化と地域精神医療化という精神医療の大転換を実施しました。イタリアでも新しい精神医療法が施行されて脱入院化運動が盛んになり，1978年，ついには精神病床を，急性期を除き全廃するという革命的な「バザーリア法」が成立しました。これらは，日本以外の他国にも多大な影響を与え，向精神薬の発展も伴い全世界的に脱病院化が進められるようになりました。

　地域精神医療が進むなかで，患者の回復・社会復帰が目指されるようになり，精神科医療において，それまでの医師，看護師だけでなく，臨床心理士，精神保健福祉士，作業療法士などが加わるようになり，多職種による全人的チーム精神医療が実施されるようになりました。それに伴い，社会生活技能訓練（Social Skills Training；SST）や認知行動療法も導入されるようになりました[4]。

3. 日本の精神科医療の歴史

（1）京都岩倉村と精神科病院の起こり

　京都の岩倉村では，11世紀頃から自然発生的に精神障害者の家庭保護が行われるようになりました。それは，後三条天皇の皇女佳子内親王が29歳のとき発狂し，神仏に祈願していたところ，「岩倉の大雲寺の霊泉を飲ませよ」というお告げがあり，それに従って皇女を大雲寺にこもらせ，境内の霊泉を毎日飲ませたところ，その皇女の狂気が治ったという伝説に基づいて，精神障害者が岩倉村に自然に集まり，住民が彼らを家庭保護したというものです[5]。想像するに，その霊泉にはリチウムが含まれていたのではないでしょうか。現代からみても健全な社会的精神医療が自然発生的に行われていました。精神障害に対する偏見の少なさも瞠目に値します。

　しかし，1875（明治8）年京都府の住人から，岩倉で狂人たちが集まり，民間療法を施しているという訴えがあり，京都府は実態調査をしたうえで，同年7月に南禅寺の山内に京都癲狂院を設立し，8月には岩倉村長あてに，狂人を預かることを差し止める旨が通達されました。この京都府癲狂院が日本の最初の精神科病院です[6]。

　ここで注目できるのは，岩倉の地で療養することで精神的な鎮静が得られたという事実が確認されたことです。岩倉村は日本の社会的精神医療のよい遺産となっています。

（2）精神科病院の創設

　日本の精神科病院の歴史は負の遺産を負っています。日本の精神科病院は近年まで，営利目的の民間病院が中心で，隔離・収容型の精神科医療が行われてきました。精神科リハビリテーションのような社会的治療はほとんど行われてこなかったため，長期入院となることが多く，ときには一生涯の入院も稀ではありませんでした。またそのような精神科医療は常態化し，内発的な改革は行われず，何か事件が起きてその実態が明るみに出て，国内外から多くの批判を浴び，改革されてきたという負の歴史を負っています。

　1875（明治8）年7月に京都府によって京都癲狂院が設立されます。京都府は岩倉大雲寺における加持祈禱に頼る精神障害者の治療法の改善の手段として，精神科病院設置を計画しました。京都府立療病院の明石博高らが禅林寺の前管長東山天華の協力を得て，南禅寺方丈内に仮癲狂院を設け，岩倉大雲寺等の患者を収容しました。開院は同年7月25日で，初代院長は真島利民が就任しましたが，資金不足による経営難で1882（明治15）年10月廃院となってしまいます。

　岩倉には地元有志により1884（明治17）年，岩倉癲狂院が設立され，1892（明治25）年に岩倉精神病院となり，1905（明治38）年岩倉病院と改称し，1916（大正5）

年付属看護学校も設立しますが，1945（昭和20）年に廃院となってしまいます。

　呉秀三は岩倉の保養所で行われていた患者預りの伝統を高く評価していました。1934（昭和9）年の時点で，岩倉に集まった精神病患者約800名のうち，岩倉病院に470名，保養所に320名という割合でした。岩倉病院は何度か場所を変えますが，1907（明治40）年までは現在の洛陽病院の場所に，その後現在の京都府営岩倉団地の場所に存在しましたが，1945（昭和20）年終戦の年に廃院となりました。

(3) 東京府癲狂院と相馬事件

　1878（明治11）年，東京市小石川に私立の加藤癲狂院が開院されますが，1898（明治31）年焼失してしまいます。翌1879（明治12）年，現在の上野公園内に東京府癲狂院が設立されます。初代院長は東京府病院長長谷川泰です。その後1881（明治14）年8月に本郷区向ヶ丘へ，1886（明治19）年6月に小石川区巣鴨駕籠町へ移転しました。1887（明治20）年，3代目院長を東京帝国大学医科大学精神病学教室初代教授榊俶が兼任します。1889（明治22）年に東京府巣鴨病院と改称します。

　1901（明治34）年に東京帝国大学精神病理学講座主任教授呉秀三が巣鴨病院院長を兼任し，病院改革を始めます。大きな改革は次のとおりでした。
①拘束具使用禁止。それらをすべて焼却処分する。
②患者の室外運動の自由化──看護職員や家族が付き添い，病院構内での運動を自由化。
③旧来の看護観をもつ看護長などリーダー格の職員を更迭し，看護職員の人員と意識の刷新を図る。
④新しい看護長には医科大学附属病院で看護学講習を聴講させ，看護技術の向上を図る。
⑤患者処遇の改善と治療方針の刷新。
⑥作業療法の積極的活用。
⑦病棟の増改築の実行。

　これは大変な先見性で，精神科医療における人道性の必要性が強く謳われ，社会療法が取り入れられました。しかし残念なことに，この先進的精神科医療は全国には波及しませんでした。

　1919（大正8）年11月7日に荏原郡松澤村に移転し，東京府松沢病院になります。敷地面積は6万坪で，各病棟は□型をしており，閉鎖病棟の患者も中庭には出られる構造になっていました。1943（昭和18）年7月の都制開始とともに現在の東京都立松沢病院になります[7]。

　1883（明治16）年，いわゆる相馬事件が起きます。この事件は，特発性躁暴狂（統合失調症と思われます）のため自宅に監禁され，さらに加藤癲狂院や東京府癲狂院に入院していた奥州旧中村藩主相馬誠胤について，忠臣の錦織剛清が，「うちの殿様は

精神病者ではない。悪者たちに謀られて病院に監禁された」と告訴したことに始まります。

悪者の中心にされたのが相馬家の家令志賀直道（作家の志賀直哉の祖父）であり，院長や東京大学精神科教授もその一味とされます。内務省や国会議員が錦織に同調し，事件はますますセンセーショナルになりました。1892（明治25）年相馬氏は尿崩症で亡くなりますが，錦織はこれも毒殺だと再告訴し，いったん埋葬された遺体を発掘し，検死するという事態にまで及びました。当時，錦織の著書『闇の世の中』が広く読まれ，錦織に味方する者が多くいました。結局，1895（明治28）年錦織が誣告罪で有罪となり，この事件は終わります[8]。

この事件から，精神障害者の監禁に関する法整備の必要性が痛感され，1900（明治33）年に精神病の処遇に関する初めての法律「精神病者監護法」が成立します。しかし，これは公安上の観点が主で，監護義務者による私宅監置が認められ，精神障害者を治療するのではなく，社会から隔離・収容するための法律で，日本の精神科医療の悪弊はここに始まります。また，精神病室の管理が警察の所管となります。その後の保安処分の原点もここにあります。

「無拘束の理念」を提唱した呉は，この精神病者監護法を強く批判し，1902（明治35）年精神病者慈善救治会を結成します。これが現在の日本精神衛生会で，いまでも継続されています。筆者も所属している日本精神衛生会は，呉の強い思いから生まれ，現在まで脈々と続き，さらなる精神科医療の改善を実行していく使命を帯びているように思われます。

（4）精神病院法の成立と道府県立精神科病院の設立

呉は，1918（大正7）年『精神病者私宅監置ノ実況及ビ其統計的観察』を著し，「我邦十何万ノ精神病者ハ実ニ此病ヲ受ケタルノ不幸ノ外ニ，此邦ニ生レタルノ不幸ヲ重ヌルモノト云フベシ。精神病者ノ救済・保護ハ実ニ人道問題ニシテ，我邦目下ノ急務ト謂ハザルベカラズ」と記し，強く訴えかけました。このような努力の結果，1919（大正8）年「精神病院法」が成立します。これはなお取締り保護中心ですが，精神障害者の保護治療への道を開きました。この法律に基づいて，道府県立精神科病院の設立が促進されることになり，1924（大正13）年県立鹿児島保養院（県立鹿児島病院精神科分院として開設（1931年改称）），1926（大正15）年大阪府立中宮病院，1929（昭和4）年神奈川県立芹香院（筆者も以前（昭和58年から昭和61年まで）勤務していました），1931（昭和6）年福岡県立筑紫保養院，1932（昭和7）年愛知県立城山病院（愛知県立精神病院として開設（1947年改称））などが，次々に設立されていきます。その後，公立精神科病院の新設は第二次世界大戦のために中断されますが，敗戦後の1945（昭和20）年に京都府立洛南病院をはじめいくつかの公立精神科病院が設立されていきます。

（5）精神衛生法の成立と精神科病院建設ブーム

　第二次世界大戦後，新憲法のもと，公衆衛生知識も導入されていきました。精神障害者への適切な医療・保護を図るため，また戦後放置されていた多数の精神障害者を収容し，治療する体制を整備するために1950（昭和25）年に議員立法によって「精神衛生法」が制定されます。この法律によって，各都道府県において精神科病院と精神衛生相談所の設立が義務づけられ，必要悪であった私宅監置が廃止となります。精神衛生法は精神病者監護法と精神病院法をまとめて引き継いだ法であり，結果旧2法は廃止となります。

　1954（昭和29）年，厚生省（現・厚生労働省）による全国精神衛生実態調査が行われ，全国の推定精神障害者数は130万人，うち入院を要するものは35万人とされましたが，精神病床はその10分の1にも満たないことが明らかになります。そのため，同年の法改正により，精神科病院の設置および運営について国庫補助することが決められます。この結果，多くの法人が精神科病院建設に名乗りを上げ，営利目的の民間精神科病院の建設ラッシュが巻き起こります。これが日本の精神科病院をダメにした元凶の一つです。

（6）ライシャワー大使刺傷事件と精神衛生法の改正

　1964（昭和39）年にいわゆる「ライシャワー大使刺傷事件」が起きます。これは沼津中央病院に通院，中断していた19歳の統合失調症の青年が，幻覚妄想によって米国のライシャワー（Reischauer, E.）駐日大使を刺傷した事件です。この事件を契機として1965（昭和40）年に精神衛生法の改正が行われます。当初は「精神障害者を野放しにしていてよいのか」といった「保安処分」を求める論調が多くありましたが，脱入院化を推進していったケネディ（Kennedy, J. F.）大統領が指名したライシャワー大使自身がそれを望まず，結果的には精神障害者が地域でケアを受けやすくするために，保健所の精神衛生業務が明確化され，地域精神衛生活動の第一線機関として位置づけられ，訪問事業，相談事業が強化されます。また，外来通院をしやすくするため，通院医療費公費負担制度が導入されます。

（7）宇都宮病院事件と精神保健法の成立

　1984（昭和59）年，看護者が入院患者に暴行を加え死亡させるという宇都宮病院事件が新聞報道によって発覚します。これを受けて翌1985（昭和60）年国際連合と非政府組織（NGO）の合同調査により，人権を軽視し，隔離・収容型の日本の精神科病院の実態が世界中に公にされ，旧態然とした日本の精神科医療が強く批判されます。この批判から厚生省は初めて本格的な精神科医療改革に乗り出し，1987（昭和62）年精神衛生法が，精神障害者の人権に配慮した適正な医療・保護，精神障害者の

社会復帰促進を大きな柱として大幅に改正され,「精神保健法」が成立します[9]。

(8) 社会復帰促進と精神保健福祉法の成立とケネディ駐日大使の就任

　1993（平成5）年，心身障害者対策基本法が改正されて「障害者基本法」が成立しました。これで初めて精神障害者が，身体障害者，知的障害者と並んで，障害者として認知されました。また，この法律の制定によって，ノーマライゼーションがわが国の法体系のなかで明記されることになります。

　障害者基本法成立を受けて，精神障害者に対しても，福祉施設の充実が求められるようになり，1995（平成7）年精神保健法が改正され「精神保健及び精神障害者福祉に関する法律」が成立します。医療上には必要のない，生活の場がないための社会的入院患者が7万2000人もいることが明らかにされ，退院促進，地域での精神科ケアが強く要請され，そのため1997（平成9）年に精神保健福祉士法が公布され，精神保健福祉士が国家資格となります。

　2005（平成17）年に「障害者自立支援法」が成立し，これに伴って精神保健福祉法の改正も行われました。

　2013（平成25）年精神保健福祉法はさらに改正され，保護者制度が廃止されます。また，精神科病院の管理者に，①退院促進のための相談・指導者（精神保健福祉士等）の設置，②地域援助事業者との連携，③退院促進のための体制整備を義務づけ，同法は2014（平成26）年4月1日より施行されました。

　同法の施行と同時に診療報酬改正が行われ，精神保健福祉士の病院内活動と，地域ケアを充実させるために在宅訪問医療が高得点化されたことが大きな特徴です[9]。

　2013（平成25）年，新しい駐日米国大使にあの脱入院化のための精神衛生法を制定したケネディ大統領の長女（Kennedy, C.）が就任しました。彼女は，ヒューマニティが高く親日で倫理感も強く，就任直後に東日本大震災の被災地を訪れています。穏かながら，行動派であり弱者の気持ちに寄り添う心をもっています。

　2014（平成26）年には精神保健福祉法の改正と診療報酬の改正によって，退院促進，地域精神医療の充実がある程度促進されました。

　現在，統合失調症の治療は精神科病院が中心であり，地域ケアは謳われていますがまだまだ十分とはいえません。精神障害者が一般人と同じように自立した健全な社会生活が送れ，幸せな人生が送れるような精神科医療体制を確立していくことが急務です。

【文　献】
1）石井厚『精神医学史ノート』医学出版社, p.7, 2006.
2）山田和夫「神経症の治療史」松下正明責任編集『臨床精神医学講座SI 精神医療の歴史』中山書店,

pp.443-461, 1999.
3) 小阪憲司「精神医学の歴史」新版精神保健福祉士養成セミナー編集委員会編『改訂新版・精神保健福祉士養成セミナー1 精神医学――精神疾患とその治療』へるす出版, pp.1-7, 2014.
4) 中井久夫「西欧精神医学背景史」『新版 分裂病と人類』東京大学出版会, pp.89-238, 2013.
5) 小峯和茂「明治から昭和期における精神病院史」松下正明責任編集『臨床精神医学講座S1 精神医療の歴史』中山書店, pp.311-320, 1999.
6) 加藤伸勝「岩倉を主とした民間における精神医療史」松下正明責任編集『臨床精神医学講座S1 精神医療の歴史』中山書店, pp.237-250, 1999.
7) 金川英雄『日本の精神医療史――明治から昭和初期まで』青弓社, pp.17-62, 2012.
8) 西川薫「相馬事件と精神病者監護法制定の関連――先行研究レビュー」『現代社会文化研究』26号, pp.35-51, 2003.
9) 数川悟「精神障害対策」新版精神保健福祉士養成セミナー編集委員会編『改訂新版・精神保健福祉士養成セミナー2 精神保健学――精神保健の課題と支援』へるす出版, pp.80-107, 2014.

さらに学習したい方への読書ガイド

❶大原健士郎・渡辺昌祐編『精神科・治療の発見』星和書店, 1988.
❷中井久夫『西欧精神医学背景史 新装版』みすず書房, 2015.
❸松下正明責任編集『精神医療の歴史（臨床精神医学講座S1巻）』中山書店, 1999.

おわりに

　数ある類書のなかから，本書を手にとっていただきありがとうございます。

　本書は，主に医学部以外の大学生，大学院生が，はじめて精神医学について学ぼうとするときに，気軽に読めて，おおよそ全貌がつかめるような入門書になることを目指しました。

　本書の編纂過程では，マネージメント力に秀でた近藤氏の舵取りは鋭く，幅広い項目と執筆者を選出することができました。おかげでそれぞれの執筆者の持ち味を堪能する内容になったと思っています。

　初稿の段階で，加筆，リライト，項目の追加等が発生し，多くの執筆者の方々には負担をかけてしまいました。読み手の立場に立つと，これもほしい，あれもほしいと編者が欲張ったためでありますが，編者の見通しの甘さに起因するものです。申し訳ありませんでした。

　しかしその結果，読みやすく，わかりやすく，多面的に理解できる23の講義と8つの補講で構成することができました。執筆者の方々には，編者の無理な依頼，お願いにこたえていただきましたこと，こころから感謝申し上げます。

　精神医学というと，近づきにくく，わかるようでわかりにくいという印象があります。本書がその理解を助けるものになり得たでしょうか，より興味関心が生まれたでしょうか，精神医学の魅力を正しく伝えたものになり得たでしょうか。忌憚なきご叱正を賜れば幸いです。

　本書刊行にあたり，予想以上に時間がかかってしまいました。ひとえに，われわれ編者の怠慢であります。編集担当の澤誠二さんと，その後を引き継がれた堀越良子さんには，この期間多くの負担をかけてしまいましたこと，お詫びいたします。

　さまざまなストレスにさらされ，人間関係のつながりが希薄になろうとする現代社会では，わかりにくさを解決するために，なにかと医療化して理解しようとする印象があります。そのようななかで本書が，こころを知ろうとすることの難しさだけでなく，そこにある人への敬意と尊敬の念を伝えることができれば幸いです。

2017年8月

編者のひとり
田中康雄

索 引

A〜Z・数字

3障害…234
ACT…179
ACTION-J…243
AD→アルツハイマー病
ADHD…25, 127
ARMS…274
BPSD…42
BRIEF…146
CRAFT…60
DARC…58
disease→疾患
DLB→レビー小体型認知症
DSM…17
DSM-5…18
DUI…272
DUP…69, 272
DV→ドメスティックバイオレンス
DV防止法→配偶者からの暴力の防止及び被害者の保護等に関する法律
FTLD→前頭側頭葉変性症
ICD…17
ICD-10…18, 68
ICF…190, 286
ICIDH…190, 286
illness→病い
IMR…180
IPS…182, 195
IQ…126
J-MISP…243
LAI製剤→持続性注射剤
mECT→修正型電気けいれん療法
NaSSA…161
NMDA受容体拮抗薬…44
NOCOMIT-J…243
OT→作業療法士
PSW→精神保健福祉士
PT→理学療法士
SDM…166
SMARPP…58
SNRI…161
SSRI…161
SST…169
ST→言語聴覚士
TALKの原則…244
UHR…274
VD…45
WRAP…181

あ〜お

愛着…261
愛着障害…268
悪循環…119
アスペルガー症候群…127
アセスメント…140, 148, 151
アセチルコリンエステラーゼ阻害薬…44
アセント…167
アタッチメント…261
――安定自律型（Fタイプ）…267
――安定型（Bタイプ）…264
――アンビバレント型（Cタイプ）…264
――回避型（Aタイプ）…264
――軽視型（Dsタイプ）…266
――研究…267
――行動…261
――とらわれ型（Eタイプ）…267
――未解決型（Uタイプ）…267
――無秩序・無方向型（Dタイプ）…265
当たり前の生活…193
アダルト・アタッチメント・インタビュー…265
アディクション…51
アドヒアランス…166
アトモキセチン…163
あなた…9
甘え…261
アミロイドアンギオパチー…43
アリピプラゾール…160

アルコール…52
アルコール依存症…55
アルコール酩酊…52
アルツハイマー型認知症…43
アルツハイマー病…43
アンチスティグマ…284
医学…8
移行…153
医師…200
意識混濁…31
意識障害…31
意識の障害…31
意識変容…31
易刺激性…38
意志決定…23
いじめ…248, 296
縊首…247
異常…3, 15
異常人格…117
依存…174, 261
依存症…51
依存症候群…55
依存症治療…57
依存性パーソナリティ障害…124
一次妄想…35
一次予防…270
逸脱…280
一般病棟…211
遺伝的仮説…69
イネイブリング…60
いま，ここで…256
意味性認知症…46
意欲低下…67
医療化…280
医療観察法→心神喪失等の状態で重大な他害行為を行った者の医療及び観察等に関する法律
医療計画…230
医療経済…277
医療福祉モデル…282
医療法…229
医療保護入院…226, 283

医療モデル…193
岩倉病院…311
岩倉村…311
インクルーシブ教育…289
飲酒パターン…56
陰性症状…67
インテーク…151
インテーク面接…140
インフォームド・コンセント…142, 166
ウエスト症候群…50
宇都宮病院事件…314
うつ病…73
うつ病性興奮…39
うつ病性昏迷…38
運動機能の特異的発達障害…129
運動チック…129
栄養士…204
エインズワース…262
エピソード記憶の障害…44
演技性パーソナリティ障害…123
塩酸ドネペジル…164
援助希求…274
応急入院…226
オランザピン…159
音楽性幻聴…33
音声チック…129

か〜こ

外因…16
概日リズム障害…113
概日リズム睡眠障害…113
解体…66
解体型…64
海馬硬化を伴う内側側頭葉てんかん…49
回避性パーソナリティ障害…123
回復…174
回復期病棟…180
開放処遇の原則…232
外来…177
外来治療…178
解離…91, 99
解離性健忘…32, 92, 100

解離性昏迷…38, 100
解離性障害…90, 96
解離性同一性障害…100
解離性遁走…92, 100
会話…30
会話および言語の特異的発達障害…128
カウンセリング…139
覚せい剤…52
学童期…133
隔離…232, 282
学力の特異的発達障害…128
過剰な医療化…275
過食…109
過食性障害…110
家族療法・家族支援…169
硬い救急…179
カタレプシー…38
価値観という基準…16
葛藤…252
葛藤の解決…253
家庭裁判所…222
カプグラ症候群…34, 46
過眠…112
ガランタミン…164
過量服薬…246
カルバマゼピン…162
簡易鑑定…219
感覚過敏…32
感覚変化…32
環境…2
監禁…282
関係妄想…35, 65
看護師…201
感情…37
感情易変性…37
感情失禁…37
感情鈍麻…37, 67
鑑定…219
観念奔逸…34
鑑別…77, 79
鑑別不能型…64
管理栄養士…204
関連法規…229
緩和ケア…212
記憶…22

記憶錯誤…32
記憶障害…44, 45, 46
記憶の障害…32
偽記憶…32
器質性精神障害…40
記述精神医学…168
記述的・症候学的診断…250
偽神経症性統合失調症…123
起訴…219
基礎医学…8
基礎的環境整備…293
起訴前鑑定…219
起訴前本鑑定…219
吃音…128
喜怒哀楽…37
気分…37
気分安定薬…80, 160
気分エピソード…82
気分・感情の障害…37
気分循環性障害…79
——鑑別…79
——診断…79
——併存症…79
——臨床的特徴…79
気分障害…73
気分変動…82
記銘…32
——の障害…32
客観的な情報…140
逆向健忘…32
虐待…234, 248, 296
虐待行為…298
虐待防止…235
逆転移…176, 258
救急医療機関…246
急性一過性精神病性障害…64
急性期治療…178
急性期病棟…180
急性中毒…52
急性中毒性精神病…53
教育…289
教育内容…290
教育方法…291
境界性パーソナリティ障害…118, 119, 122
境界例…123

索引

偽陽性…275
強直間代発作…48
協働…153
共同意思決定→SDM
京都癲狂院…311
強迫観念…36, 89
強迫行為…89
強迫症…26, 89
強迫神経症…89
強迫性障害…89
強迫性パーソナリティ障害…124
恐怖症…26, 89
恐怖症性不安障害…89
業務独占…230
虚偽性障害…91
局在関連性てんかん…49
拒絶症…38
拒薬…257
近時記憶障害…44
禁治産…223
緊張型…64, 68
緊張病症状…66
緊張病性興奮…39
緊張病性昏迷…38
グアンファシン…164
空想虚言…32
クエチアピン…159
国等による障害者就労施設等からの物品等の調達の推進等に関する法律…236
虞犯少年…222
グリーフワーク…170
グルタミン酸仮説…69
呉秀三…312
クレペリン…306
クロザピン…159
クロルプロマジン…158
群発自殺…246
ケア会議…180
刑事司法…218
軽躁病エピソード…74
刑法…217
傾眠…31
ケースマネジメント…148
ゲートキーパー…244
ゲール…310

外科…8
激越うつ病…39
血管性認知症…45
欠神発作…48
血統妄想…36
解毒…57
ケネディ…310
幻覚…32, 34
元気回復行動プラン→WRAP
幻嗅…33
限局性学習症…128
限局性恐怖症…89
健康教育…270
健康啓発…276
健康増進…270
言語症…128
言語性幻聴…33
言語聴覚士…203
顕在発症後…272
顕在発症前…273
検査結果…143
——フィードバック…143
検査実施者…141
検査内容…142
——の説明と同意…142
幻視…33, 46
現実感喪失…36
幻声…33, 65
幻聴…33, 63, 65, 102
健忘…32, 99
幻味…33
抗うつ薬…160, 161
抗強迫作用…161
後見…223
公衆衛生学…8
構成障害…44
抗精神病薬…158
向精神薬…157, 211
考想化声…33
考想吹入…37, 66
考想奪取…37, 65
考想転移…37
考想伝播…37, 66
交代人格…100
公的スティグマ…275
抗てんかん薬…50, 162

行動…2
——に実況解説を加える幻聴…33
——の異常…119
行動観察…134
行動制限…227, 231
校内環境…292
公認心理師…204
抗認知症薬…164
公判鑑定…219
広汎性発達障害…127
公判前鑑定…219
抗不安作用…161
抗不安薬…165
合理的配慮…286
——の3観点11項目…290
高齢者虐待…302
高齢者虐待の防止, 高齢者の養護者に対する支援等に関する法律…302
高齢者虐待防止法→高齢者虐待の防止, 高齢者の養護者に対する支援等に関する法律
高齢者対策…183
語音症…128
誤記憶…32
ごく当たり前の生活…193
国際疾病分類→ICD
国際障害分類→ICIDH
国際生活機能分類→ICF
国親思想…221
国民基礎年金…239
こころ…2, 9, 21
——のケア…184
呼称変更…62
個人…2
個人精神療法…169
コスト…154
個体…2
誇大妄想…36
ゴフマン…279
言葉のサラダ…34
この国に生まれた不幸…282
此邦ニ生レタルノ不幸…187, 313
小人幻視…33
コミュニケーション症…128
コ・メディカル…199

孤立化…296
コンサルテーション…154, 208
コンサルテーション・リエゾン精神
　医学…208
──思春期…212
──児童期・思春期…212
──小児…212
──で扱う問題…209
昏睡…31
コンプライアンス…166, 257
昏迷状態…38

さ〜そ

ザーケル…308
再飲酒…56
再栄養症候群…108
災害時の精神保健医療…184
猜疑性パーソナリティ障害…121
罪業妄想…35
サイコオンコロジー…212
在宅医療…177
再認…32
──の障害…32
再発予防…270
榊俶…312
作業療法士…201
錯視…46
作話…32
座敷牢…282
させられ体験…36
錯覚…34
査定…148
詐病…91
差別…279, 297
三角関係…259
産後うつ病…114
産褥期…114
産褥精神病…114
三次予防…270
三人称幻聴…33
参与員…220
支援課題…149, 152
自我障害…36, 65
自我体験の障害…36
時間感覚…155

次元モデル…121
自己愛性パーソナリティ障害…123
自己イメージ…259
思考形式の障害…34
思考制止…34
思考途絶…34
思考内容の障害…34
思考の障害…34
自己感覚…254
自己臭症…33
事後重症…238
自殺…243
──のリスク…244
自殺関連行動…212, 242
自殺既遂…242
自殺企図…214, 242
自殺再企図…214
自殺死亡率…245
自殺総合対策推進センター…244
自殺総合対策大綱…182, 243
自殺対策…180, 242
自殺対策関係省庁連絡会議…
　243
自殺念慮…242
自殺未遂…246
自殺未遂者…183
──への支援…246
自殺予防総合対策センター…243
思春期…131, 210
自傷…101
自傷行為…248
自傷他害のおそれ…227
自助グループ…58
姿勢…29
自生思考…36
自責感…171
施設症…67
シゾイドパーソナリティ障害…121
持続性注射剤…70, 164
持続性妄想性障害…64
私宅監置…187
私宅監置法…282
疾患…8, 10
疾患管理教育→IMR
失語…44
実行機能…146

実行機能障害…44
失コントロール感…110
実体的意識性…34
実地指導…232
嫉妬妄想…36
疾病未治療期間→DUI
質問紙による人格などのアセスメン
　ト…144
児童期…133
児童期・思春期における精神医学
　的問題…133
──アセスメント…133
──環境調整…137
──精神療法…138
──治療…136
──治療構造…137
──薬物療法…138
児童虐待…298
児童虐待の防止等に関する法律
　…299
児童虐待防止法→児童虐待の防
　止等に関する法律
児童精神医療…204
指導体制…292
児童福祉法…237
シナプス…157
支配観念…36
自閉症…127
自閉スペクトラム症…23, 127,
　160, 163, 249
嗜癖行動…248
司法精神医学…217
嗜眠…31
シモン…306
社会…2
社会恐怖…89
社会的(語用論的)コミュニケーショ
　ン症…129
社会的障壁…188, 288
社会病質…122
社会復帰調整官…220
若年性ミオクロニーてんかん…49
社交不安症…89
ジャネ…307
シャルコー…307
宗教妄想…36

索引

修正型電気けいれん療法…70
重大な他害行為…220
周辺症状…42
従来型抗うつ薬…160
従来型抗精神病薬…158
就労支援プログラム→IPS
主観的な情報…140
シュナイダーの分類…118
受容性言語障害…128
準禁治産…223
情…22
情意鈍麻…47
昇華…253
障害支援区分…236
障害支援区分判定のプロセス…237
障害者…288
障害者基本法…188, 234, 288, 315
障害者虐待…301
障害者虐待の防止，障害者の養護者に対する支援等に関する法律…234, 301
障害者虐待防止法→障害者虐待の防止，障害者の養護者に対する支援等に関する法律
障害者権利条約…188, 233, 287
障害者雇用…192
障害者雇用促進法→障害者の雇用の促進等に関する法律
障害者差別解消法→障害を理由とする差別の解消の推進に関する法律
障害者自立支援法…188, 236
障害者総合支援法→障害者の日常生活及び社会生活を総合的に支援するための法律
障害者の権利に関する条約…188
障害者の雇用の促進等に関する法律…192, 235
障害者の日常生活及び社会生活を総合的に支援するための法律…188, 236
障害者優先調達推進法→国等による障害者就労施設等からの物品等の調達の推進等に関する法律

障害程度区分…236
障害等級…239
障害認定日…238
障害年金…238, 239
生涯有病率…81
障害を理由とする差別の解消の推進に関する法律…235
症候学…29
症候性全般てんかん…50
症候性てんかん…48
症候性部分てんかん…49
症状…29, 64
情状鑑定…220
症状性・器質性精神障害…40
症状性精神障害…40
状態像…38
情緒不安定性パーソナリティ障害…123
情動…23
衝動行為…39
常同姿態…38
常同症…39
小動物幻視…33
小児期発症流暢症…128
小児欠神てんかん…49
小児のコンサルテーション・リエゾン精神医学…213
──患児…213
──対応…213
──評価…213
小児リエゾン…212
少年鑑別所…222
少年事件…221
少年審判…222
少年法…221
障壁…288
情報管理…155
食行動の変化…47
触法少年…222
初診日…238
初老期…46
自立支援医療…236
自立生活思想…193
支離滅裂…66
心因…16

新オレンジプラン→認知症施策推進総合戦略
人格障害…116
心気障害…91
心気妄想…35
神経原線維変化…43
神経症…86
──の診断…93
──の治療…94
神経性過食症…109
神経性大食症…109
──身体症状…111
──治療…111
──病因…111
──予後…111
神経性無食欲症…106
──身体症状…108
──治療…109
──の症状…107
──病因…109
──有病率…108
──予後…109
神経性やせ症…106
神経伝達物質…157
神経内科学…8
神経発達障害仮説…69
進行性非流暢性失語…46
心神耗弱…218
心神喪失…218
心神喪失等の状態で重大な他害行為を行った者の医療及び観察等に関する法律…220
真正妄想…35
身体因…16
身体科医…211
身体化症…91
身体拘束…232, 283
身体疾患…210
身体症状症…91
身体的原因…16
身体表現性障害…91
身体療法…307
診断…2, 76, 78, 79
心的外傷…92
伸発…128
人物誤認…34

心理…3
心理学的剖検…243
心理教育…80, 131, 203
心理検査…139
心理査定…140
心理社会的治療…70
心理・社会的治療…168
心理・知能検査…139
　——客観性…145
　——実用性…145
　——信頼性…145
　——妥当性…145
　——の種類…143
心理的資質…255
心理的なアプローチ…157
心理の要因…86
診療報酬…230
心理療法…94, 168, 259, 269
睡眠維持障害…112
睡眠覚醒スケジュール障害…113
睡眠覚醒リズム…114
睡眠時驚愕症…113
睡眠時随伴症候群…113
睡眠時無呼吸症候群…112
睡眠時遊行症…113
睡眠障害…112
　——の治療…113
睡眠制限療法…114
睡眠相後退型…113
睡眠導入剤…114
睡眠日誌…113
睡眠薬…165, 249
巣鴨病院…312
スクールカウンセラー…139
スティグマ…275, 279
ストーカー…300
ストーカー行為等の規制等に関する法律…300
ストーリー…152
ストレス脆弱性仮説…69
ストレングス…150, 194
ストレンジ・シチュエーションの8場面…263
ストレンジ・シチュエーション法…262
スーパー救急病棟…179

スボレキサント…165
成因…16
生活技能訓練→SST
生活のしづらさ…190
生活モデル…193
制御能力…218
正常…15
精神医学…8
精神医療審査会…227
精神運動興奮状態…38
精神運動制止…38
精神衛生法…187, 314
精神科医…200
精神科医療史…305
精神科救急…178
精神科救急医療体制…179
精神科デイケア…70
精神科特例…283
精神科訪問看護…182
精神科薬物療法…157
精神科リエゾンナース…208
精神科リハビリテーション…169, 179
精神鑑定…219
精神外科手術…282
精神作用物質…51
精神疾患の診断・統計マニュアル→DSM
精神障害者保健福祉手帳…228
精神遅滞…126
精神的原因…16
精神病院法…313
精神病質…117, 122
精神病者監護法…282, 313
精神病性障害…53
精神病未治療期間→DUP
精神病理…3
精神分析…86, 254, 307
精神分析療法…259
精神分裂病…62
精神保健医療福祉の改革ビジョン…188
精神保健及び精神障害者福祉に関する法律…187, 224, 315
精神保健指定医…201, 224
精神保健審判員…220

精神保健福祉士…201
精神保健福祉センター…228
精神保健福祉法…187, 224
精神保健法…187, 315
精神力動の診断…252
精神力動の精神医学…252
精神療法…94
成年後見制度…223
生物学的アプローチ…157
生物学的治療…157
生物-心理-社会モデル…148
西洋の精神科医療史…305
責任能力…218
積極的同意…167
節酒…59
摂食障害…106
摂食障害身体症状…108
説明と同意…155
セネストパチー…33
セルフスティグマ…275
セルフヘルプ運動…194
セルフヘルプグループ…194
セロトニン…160
前駆期…272
前向健忘…32
全国精神衛生実態調査…314
全生活史健忘…92
選択性緘黙…135
選択的健忘…92
選択的セロトニン再取り込み阻害薬→SSRI
選択的セロトニン・ノルアドレナリン再取り込み阻害薬→SNRI
前頭側頭型認知症…46
前頭側頭葉変性症…46
全般性健忘…92
全般性不安障害…88
全般てんかん…49
全般不安症…88
全般発作…48
せん妄…31, 40, 112
　——と認知症の鑑別…41
躁うつ病…73
爽快気分…37
早期介入…270
早期診断…270

索 引

早期治療…270
早期発見…270
双極I型障害…76
——鑑別…77
——診断…76
——併存症…77
——臨床的特徴…76
双極性障害…73, 160
——児童期発症例…81
——成人発症例…81
——早期発症…81
双極II型障害…78
——鑑別…79
——診断…79
——併存症…79
——臨床的特徴…78
喪失体験…259
早朝覚醒…112
躁病エピソード…73
躁病性興奮…39
双方的なコミュニケーション…303
相馬事件…312
ソーシャルワーク…168
素行症…135
素行障害…135
措置入院…227
卒中発作…45
ソフト救急…179

た〜と

大雲寺…311
体感異常…33
体験症状…31
退行…172
対象喪失…168
対象喪失体験…259
対人関係…255
対人関係トラブル…119
耐性…54
対等性…155
体内時計…113
怠薬…257
代用…128
対話性幻聴…33
多機能型精神科診療所…182

多幸…47
多重人格障害…100
脱施設化…177
脱病院化…310
脱抑制…47
脱抑制型対人交流障害…135
多動性障害…127
谷中輝雄…191
多領域チーム・アプローチ…3, 131
炭酸リチウム…162
断酒…56
単純部分発作…47
断薬…57
治安モデル…282
地域自殺対策推進センター…244
地域生活支援…187
地域精神医療…177
地域包括ケアシステム…177, 196
チーム医療…199
チェルレッティ…308
知覚…22
——の障害…32
知覚変容…32
知・情・意…21
チック症…129
チック障害…129
知の障害…31
知的能力障害…126
知的能力のアセスメント…144
知的発達症…126
知能検査…139
知能の障害…31
地方精神保健福祉審議会…227
治癒…56
注意欠如・多動症→ADHD
注意欠如・多動症治療薬…162
注意障害…40
中核症状…42
注察念慮…36
注察妄想…35
中心側頭部に棘波を有する良性小児部分てんかん…49
中枢刺激薬…51
中枢抑制薬…51
中途覚醒…112

中毒…52
超ハイリスク群→UHR
重複記憶錯誤…46
治療…2, 3
治療プログラム…58
治療臨界期…271
追跡妄想…35
追想…32
——の障害…32
通院治療…177
通信…231
通報…225
——一般人…225
——矯正施設の長…225
——警察官…225
——検察官…225
——保護観察所の長…225
デイケア…169, 181
デイホスピタル…181
適応障害…87, 93
適応の仕方…255
出来高制…230
テスター…141
テストバッテリー…142
デポ剤→持続性注射剤
テューク…306
転移…175, 254
てんかん…47
転換症…90
転換性障害…96
転換ヒステリー…90
てんかん発作…47
——の分類…48
電気けいれん療法…70, 80, 308
投影…259
投影法…144
東京府癲狂院…312
統合失調型パーソナリティ障害…122
統合失調感情障害…64
統合失調症…62, 160, 248
——診断…63
——好発年齢…69
——生涯有病率…68
——長期予後…72
——治療…70

――病因…69
当事者活動…194
当事者研究…66
動物虐待…302
動物の愛護及び管理に関する法律…302
透明化…297
トゥレット症…129, 160
トゥレット障害…129
特異的会話構音障害…128
特発性全般てんかん…49
特発性てんかん…48
特発性部分てんかん…49
ドパミン…158
ドパミン仮説…69
ドメスティックバイオレンス…300
トラウマ…92, 99
トラウマ関連障害患者…103

な～の

内因…17
内科…8
内的作業モデル…262
ナルコレプシー…112
ニーズ…152
二次妄想…35
二次予防…270
二人称幻聴…33
日本の精神科医療の歴史…311
入院期間…284
入院措置の解除…227
入院治療プログラム…58
入眠障害…112
任意後見制度…223
任意入院…226
認知…22
認知機能障害…40
認知機能の変動…46
認知・行動のパターン…255
認知行動療法…80, 111, 169
認知症…31, 41
認知症施策推進総合戦略…184
認知症の行動・心理的症状→BPSD
認知的能力のアセスメント…144

認定看護師…201
ネットワーク支援…152
念慮…36
ノイローゼ…86
脳…2
脳科学…21, 27
脳血管障害…45
脳神経外科学…8
農薬…247
ノーマライゼーション…193
ノルアドレナリン…160
ノルアドレナリン作動性・特異的セロトニン作動性抗うつ薬→NaSSA

は～ほ

パーキンソン病…45, 158
パーソナリティ…116
パーソナリティ障害…116
――鑑別診断…119
――経過…118
――診断…119
――治療…120
――分類…121
――予後…118
パーソナリティの評価…254
配偶者からの暴力の防止及び被害者の保護等に関する法律…300
排除…280, 297
破瓜型…64, 67
白質病変…45
曝露反応妨害法…26
バザーリア法…310
長谷川泰…312
発症…3
発症リスク精神状態→ARMS
発達…3
発達障害…23, 126, 164, 246
――支援…130
――治療…130
――評価…130
発達性協調運動症…129
発達という基準…15
発達に関するアセスメント…144

発病予防…274
発明妄想…36
ハード救急…179
話し方…30
パニック症…87
パニック障害…87
パニック発作…87
パラ・メディカル…199
バルプロ酸…162
パレイドリア…46
パレンス・パトリエ…221
ハロペリドール…158
反響言語…39, 47
反響動作…39
反抗挑戦性障害…136
反抗挑発症…136
犯罪少年…222
反社会性パーソナリティ障害…122
反社会的行動…47
判断基準…15
判断能力…217
反応性愛着障害脱抑制型…135
反応性愛着障害抑制型…135
反応性アタッチメント障害…135
被愛妄想…36
ピアサポート…194
被影響体験…36
被害感…173
被害関係妄想…35, 65
被害念慮…36
被害妄想…35, 65
非可逆性…56
光療法…80
ひきこもり…67
非器質性睡眠障害…112
ピクノレプシー…49
非自殺的な自傷行為…248, 249
――への対応…249
非社会性パーソナリティ障害…122
微小妄想…35
被毒妄想…35
ビニ…308
ピネル…306
ヒポクラテス…305
憑依妄想…36
評価…148

索引

描画法…144
病気不安症…91
病識…62
病識欠如…64
表出…29
表出症状…29
表出性言語障害…128
表情…30
病状, 精神状態, 適正のアセスメント…144
広場恐怖…89
貧困妄想…35
ビンスワンガー病…45
不安…87
不安症…26
不安神経症…89
不安性パーソナリティ障害…123
普及啓発…270
複雑部分発作…47
複数の支援対象者…153
服装…29
不全寛解…71
物質依存症…55
不適切な関わり…296
不適切な感情…37
不登校…148
部分てんかん…49
部分発作…47
不眠…112
フラッシュバック…100
プランニング…149, 151
振る舞い…29
プレイセラピー…139
フレゴリ症候群…34
ブロイアー…307
フロイト…86, 252, 307
ブロナンセリン…159
分離不安症…135
分離不安障害…135
分類…17
平均という基準…15
閉鎖病棟…283
併存症…77, 79
併存診断…128
べてるの家…66
偏見…280

弁識能力…218
ベンゾジアゼピン…165
保安処分…314
防衛機制…255
包括的な地域生活支援→ACT
包括的な不適切な関わり…296
包括払い制…230
報酬…23, 53
法定後見制度…223
法定雇用率…235
訪問看護ステーション…182
ボウルビィ…261
保健指導…270
保険診療…230
保護更生…221
保護室…283
保佐…224
保持…32
補助…224
ボランティア…194

ま〜も

マクロ救急…179
松沢病院…312
マラリア療法…307
慢性…56
ミオクロニー発作…48
ミクロ救急…179
未受診…273
身だしなみ…29
見立て…211
未治療期間…272
ミルタザピン…161
民間リハビリ施設入所…58
民事司法…222
無意識…254
無言…38
夢遊病…113
村八分…280
無力化…297
無力感…258
名称独占…231
メスメル…306
メチルフェニデート…162
メドウナ…308

メマンチン…165
面会…231
面接…133
妄想…34, 65
妄想型…64, 67
妄想気分…35
妄想知覚…35, 65
妄想着想…35
妄想反応…35
妄想様観念…35
もうろう状態…31
モーニング…170
モーニングワーク…170
　──抗議の段階…171
　──ショックの段階…171
　──絶望の段階…172
　──離脱の段階…172
モニス…309
物盗られ妄想…35, 44
模倣行動…47
森田療法…169
問診…140

や〜よ

ヤウレック…308
夜間せん妄…112
夜驚症…113
薬剤師…203
薬物依存症…56
薬物療法…65, 70, 80, 95, 157, 257, 310
役割期待…258
やせ願望…106
病い…8, 10
柔らかい救急…179
優格観念…36
遊戯療法…169
有形幻視…46
幼児期…133
陽性症状…65
要素幻聴…33
抑うつエピソード…75
抑うつ気分…37
抑うつ神経症…87
予防…3

予防医学…270

ら〜ろ

ライシャワー大使刺傷事件…314
ラクナ梗塞…45
ラベリング…280
ラメルテオン…165
ラモトリギン…162
乱用…54
リエゾン…208
理学療法士…202
リカバリー…177
力動精神医学…168, 252
力動的なアセスメント…256
離人感・現実感喪失症…93
離人・現実感喪失症候群…93, 101
離人症…36, 93, 101
リスクとベネフィット…273
リストカット…101, 247
リスペリドン…159
離脱…54
リバスチグミン…164
リハビリテーション…270
リワーク・プログラム…195
臨床医学…8
臨床心理士…204
臨床的特徴…76, 78, 79
礼容…29
レストレスレッグス症候群…112
レッテル貼り回避…275
レビー小体…45
レビー小体型認知症…45
連合弛緩…34
レンノックス・ガストー症候群…50
連発…128
老人斑…43
ローランドてんかん…49
ロボトミー…309
ロボトミー手術…282

わ

わたし…9

執筆者一覧

【編著者】

近藤直司	大正大学人間学部臨床心理学科／**はじめに・講義 15・補講 2**
田中康雄	こころとそだちのクリニックむすびめ／**講義 1・補講 5・補講 7・おわりに**
本田秀夫	信州大学医学部附属病院子どものこころ診療部／**こころの医学の多軸的理解と本書の読み方・講義 12・講義 13**

【執筆者】

岡田 俊	名古屋大学医学部附属病院親と子どもの心療科／**講義 2・補講 16**
岡村 泰	東京都立松沢病院精神科／**講義 3**
針間博彦	東京都立松沢病院精神科／**講義 3・補講 4**
埴原秋児	長野県立こころの医療センター駒ヶ根／**講義 4**
松本俊彦	国立精神・神経医療研究センター精神保健研究所薬物依存研究部／**講義 5・講義 9**
宮田量治	山梨県立北病院／**講義 6**
義村さや香	京都大学大学院医学研究科人間健康科学系発達障害支援医学講座／**講義 7**
十一元三	京都大学大学院医学研究科人間健康科学系臨床認知神経科学分野／**講義 7**
生地 新	北里大学大学院医療系研究科医療人間科学群発達精神医学／**講義 8**
西園マーハ文	白梅学園大学子ども学部発達臨床学科／**講義 10**
白波瀬丈一郎	慶應義塾大学医学部精神・神経科学教室／**講義 11**
川俣智路	北海道教育大学大学院教育学研究科高度教職実践専攻／**講義 14**
渡辺俊之	東海大学健康科学部社会福祉学科／**講義 17**
阿瀬川孝治	医療法人三精会・汐入メンタルクリニック／**講義 18**
坂本智代枝	大正大学人間学部社会福祉学科／**講義 19**
森岡由起子	大正大学心理社会学部臨床心理学科／**講義 20**
三上克央	東海大学医学部専門診療学系精神科学／**講義 21**
須藤武司	東海大学医学部専門診療学系精神科学／**講義 21**
安藤久美子	聖マリアンナ医科大学医学部神経精神科学／**講義 22**
新保祐光	大正大学人間学部社会福祉学科／**講義 23**
小石誠二	山梨県立精神保健福祉センター／**補講 1**
三上謙一	北海道教育大学保健管理センター／**補講 3**
三角純子	東京都立松沢病院精神科／**補講 4**
安達 潤	北海道大学大学院教育学研究院／教育心理学分野臨床心理学講座／**補講 6**
山田和夫	東洋英和女学院大学人間科学部人間科学科／**補講 8**
山田和恵	横浜尾上町クリニック／**補講 8**

（所属は第 1 刷発行時）

編者略歴

近藤直司（こんどう・なおじ）

大正大学心理社会学部臨床心理学科教授。東海大学医学部卒。神奈川県立精神医療センター芹香病院，山梨県立精神保健福祉センター所長（山梨県中央児童相談所副所長を兼任），山梨県都留児童相談所所長，東京都立小児総合医療センター児童・思春期精神科部長を経て，2014年より現職。日本思春期青年期精神医学会，運営委員。

主な著書

『青年のひきこもり』（共編，岩崎学術出版社，2000）

『アセスメント技術を高めるハンドブック 第2版』（単著，明石書店，2015）

『青年のひきこもり・その後』（単著，岩崎学術出版社，2017）

『ひきこもり問題を講義する』（単著，岩崎学術出版社，2019）

田中康雄（たなか・やすお）

医療法人社団倭会 こころとそだちのクリニック むすびめ 院長。北海道大学名誉教授。獨協医科大学卒。道内の精神科病院勤務を経て国立精神・神経センター精神保健研究所児童思春期研究室長，北海道大学大学院教育学研究院教授等を経て，2012年より現職。

主な著書

『軽度発達障害』（単著，金剛出版，2008）

『支援から共生への道』（単著，慶應義塾大学出版会，2009）

『発達支援のむこうとこちら』（単著，日本評論社，2011）

『生活障害として診る発達障害臨床』（単著，中山書店，2016）

『支援から共生への道Ⅱ』（単著，慶應義塾大学出版会，2016）

本田秀夫（ほんだ・ひでお）

信州大学医学部子どものこころの発達医学教室教授。東京大学医学部卒。横浜市総合リハビリテーションセンター，横浜市西部地域療育センター長，山梨県立こころの発達総合支援センター所長などを経て，2018年より現職。日本自閉症協会理事。特定非営利活動法人ネスト・ジャパン代表理事。

主な著書

『自閉症スペクトラム――10人に1人が抱える「生きづらさ」の正体』（単著，SB新書，2013）

『発達障害の早期発見・早期療育・親支援』（編著，金子書房，2016）

『なぜアーティストは生きづらいのか？――個性的すぎる才能の活かし方』（共著，リットーミュージック，2016）

『知的障害・発達障害のある子どもの住まいの工夫ガイドブック――危ない！困った！ を安全・安心に』（共著，中央法規出版，2016）

こころの医学入門
医療・保健・福祉・心理専門職をめざす人のために

2017年9月15日　初　版　発　行
2021年2月1日　初版第2刷発行

編集	近藤直司・田中康雄・本田秀夫
発行者	荘村明彦
発行所	中央法規出版株式会社
	〒110-0016 東京都台東区台東3-29-1 中央法規ビル
	営業　　　　　　TEL 03-3834-5817　FAX 03-3837-8037
	取次・書店担当　TEL 03-3834-5815　FAX 03-3837-8035
	URL　　https://www.chuohoki.co.jp/
印刷・製本	株式会社アルキャスト
装丁・本文デザイン	箕浦 卓

ISBN978-4-8058-5495-2

落丁本・乱丁本はお取り替えいたします。
定価はカバーに表示してあります。
本書のコピー、スキャン、デジタル化等の無断複製は、
著作権法上での例外を除き禁じられています。
また、本書を代行業者等の第三者に依頼して
コピー、スキャン、デジタル化することは、
たとえ個人や家庭内での利用であっても著作権法違反です。
本書の内容に関するご質問については、
下記URLから「お問合わせフォーム」に
ご入力いただきますようお願いいたします。
https://www.chuohoki.co.jp/contact/